食管良性疾病
现代外科手术方法与技术

Benign Esophageal Disease

Modern Surgical Approaches and Techniques

主编　Natan Zundel〔美〕

W. Scott Melvin〔美〕

Marco G. Patti〔美〕

Diego Camacho〔美〕

主译　李志刚　孙益峰　李春光

上海科学技术出版社

图书在版编目（ＣＩＰ）数据

食管良性疾病：现代外科手术方法与技术／（美）纳坦·尊德尔等主编；李志刚，孙益峰，李春光主译. -- 上海：上海科学技术出版社，2023.7
书名原文：Benign Esophageal Disease:Modern Surgical Approaches and Techniques
ISBN 978-7-5478-6200-1

Ⅰ. ①食… Ⅱ. ①纳… ②李… ③孙… ④李… Ⅲ. ①食管疾病－外科手术 Ⅳ. ①R655.4

中国国家版本馆CIP数据核字(2023)第093002号

First published in English under the title
Benign Esophageal Disease: Modern Surgical Approaches and Techniques
edited by Natan Zundel, William Melvin, Marco G. Patti and Diego Camacho
Copyright © Springer Nature Switzerland AG, 2021
This edition has been translated and published under licence from
Springer Nature Switzerland AG.
上海市版权局著作权合同登记号 图字：09-2022-0789号

食管良性疾病：现代外科手术方法与技术

主编　Natan Zundel ［美］
　　　W. Scott Melvin ［美］
　　　Marco G. Patti ［美］
　　　Diego Camacho ［美］
主译　李志刚　孙益峰　李春光

上海世纪出版（集团）有限公司
上海科学技术出版社 出版、发行
（上海市闵行区号景路159弄A座9F-10F）
邮政编码201101　www.sstp.cn
上海盛通时代印刷有限公司印刷
开本 889×1194　1/16　印张 11.5
字数 280千字
2023年7月第1版　2023年7月第1次印刷
ISBN 978-7-5478-6200-1/R·2774
定价：198.00元

本书如有缺页、错装或坏损等严重质量问题，请向印刷厂联系调换

内容提要

　　本书为美国杰克森北方医学中心（Jackson North Medical Center）Natan Zundel 教授等主编的有关食管良性疾病的专著，主要阐述食管功能障碍性疾病，食管憩室、食管穿孔等食管良性疾病的病理过程与外科治疗方式。在过去几十年里，由于诊断技术的进步，外科医师对食管疾病有了更深入的认识。随着内镜、微创技术的不断进步和发展，食管外科手术治疗理念和手术方法也发生了巨大的变化，新技术、新方法带来了手术疗效的显著改善，相应的围手术期并发症发生率和患者死亡率也显著下降。本书紧跟时代发展，引入了大量新的理论，介绍了针对食管良性疾病的各种新的诊断方法、治疗方式及其潜在并发症。

　　本书编者均为美国乃至全世界食管外科领域的权威专家。作为一本食管外科领域的前沿专著，本书将为食管外科等相关学科的医务工作者提供有益的帮助。

译者名单

主　译　李志刚　孙益峰　李春光

译　者（按姓氏笔画排序）

王　强　海军军医大学第二附属医院（上海长征医院）

王知非　浙江省人民医院

毛金磊　浙江省人民医院

甘向峰　中山大学附属第五医院

华　荣　上海市胸科医院

孙益峰　上海市胸科医院

苏瑜琛　上海市胸科医院

李　伟　海军军医大学第二附属医院（上海长征医院）

李　斌　上海市胸科医院

李志刚　上海市胸科医院

李春光　上海市胸科医院

杨　洋　上海市胸科医院

何　毅　上海市胸科医院

张　伟　海军军医大学第二附属医院（上海长征医院）

张　杰　上海市胸科医院

张　鹏　天津医科大学总医院

顾海勇　上海市胸科医院

黄博轩　上海市胸科医院

曹庆东　中山大学附属第五医院

章　宏　上海市胸科医院

蒋　勇　上海市胸科医院

谢俊涛　上海市胸科医院

潘　杰　上海市胸科医院

编者名单

主 编

Natan Zundel
Jackson North Medical Center
University at Buffalo
Miami, FL
USA

Marco G. Patti
Department of Surgery and Medicine
University of North Carolina
Chapel Hill, NC
USA

W. Scott Melvin
Montefiore Medical Center
Albert Einstein College of Medicine
Bronx, NY
USA

Diego Camacho
Montefiore Medical Center
Albert Einstein College of Medicine
Bronx, NY
USA

编 者

Juan S. Barajas-Gamboa
Department of General Surgery, Digestive Disease
Institute, Cleveland Clinic Abu Dhabi, Abu Dhabi,
United Arab Emirates

Naomi Berezin
General Surgery, Montefiore Medical Center/
Albert Einstein College of Medicine, Bronx, NY,
USA

Italo Braghetto
Department of Surgery, Hospital "Dr. José J. Aguirre",
University of Chile, Santiago, RM, Chile

Andrew M. Brown
Department of Surgery, Stony Brook University
Hospital, Stony Brook, NY, USA

Vitor Ottoboni Brunaldi
Gastrointestinal Endoscopy Unit, Gastroenterology
Department, University of São Paulo Medical School,
Sao Paulo, Brazil

Elias Chousleb
Department of General Surgery, The Bariatric and
Sleeve Gastrectomy Center at Jackson North, Miami,
FL, USA

John Cole Cowling
Division of Minimally Invasive and Elective
General Surgery, Department of Surgery, McGovern
Medical School, University of Texas Health Science
Center at Houston, Houston, TX, USA

Alejandro Cracco
Cleveland Clinic Florida — Weston, Weston, FL, USA

Marco Di Corpo
Department of Surgery, University of North Carolina, Chapel Hill, NC, USA

Francesca M. Dimou
Department of Surgery, Weill Cornell Medicine/ New York Presbyterian Hospital, New York, NY, USA

David Faugno-Fusci
Department of General Surgery, University Hospitals of Cleveland, Cleveland, OH, USA

Melissa M. Felinski
Division of Minimally Invasive and Elective General Surgery, Department of Surgery, McGovern Medical School, University of Texas Health Science Center at Houston, Houston, TX, USA

Jon C. Gould
Department of Surgery, Medical College of Wisconsin, Milwaukee, WI, USA

Kelly R. Haisley
Gastrointestinal and Minimally Invasive Surgery, The Oregon Clinic, Portland, OR, USA

Brian Hodgens
Department of Surgery, University of Hawaii, Honolulu, HI, USA

Sammy Ho
Montefiore Medical Center, Bronx, NY, USA

Terence Jackson
Department of General Surgery, University Hospitals of Cleveland, Cleveland, OH, USA

Michael Jureller, MD
General Surgery, Montefiore Medical Center/ Albert Einstein College of Medicine, Bronx, NY, USA

Owen Korn
Department of Surgery, Hospital "Dr. José J. Aguirre", University of Chile, Santiago, RM, Chile

Matthew Kroh
Department of General Surgery, Digestive Disease Institute, Cleveland Clinic Abu Dhabi, Abu Dhabi, United Arab Emirates
Cleveland Clinic Lerner College of Medicine, Cleveland Clinic, Cleveland, OH, USA

Kathleen L. Lak
Department of Surgery, Medical College of Wisconsin, Milwaukee, WI, USA

Jeffrey Marks
Department of General Surgery, University Hospitals of Cleveland, Cleveland, OH, USA

Jose Melendez-Rosado
Eisenman & Eisenman M.D., Advanced Gastro Consultants, Lake Worth, FL, USA

W. Scott Melvin, MD
Department of Surgery, Montefiore Medical Center, Bronx, NY, USA

Dean Mikami
Department of Surgery, The Queen's Medical Center, Honolulu, HI, USA

Derek Moore
University of Massachusetts Medical School — Baystate Medical Center, Springfield, MA, USA

Erin Moran-Atkin, MD
General Surgery, Montefiore Medical Center/Albert Einstein College of Medicine, Bronx, NY, USA

Christopher R. Morse
Division of Thoracic Surgery, Department of Surgery, Massachusetts General Hospital, Boston, MA, USA

Manoel Galvao Neto
Surgery Department, ABC University, Sao Paolo, Brazil

Kamil Nurczyk
Departments of Surgery and Medicine, University of North Carolina, Chapel Hill, NC, USA

Georgios Orthopoulos
University of Massachusetts Medical School —
Baystate Medical Center, Springfield, MA, USA

Brett Parker
Providence Portland Medical Center, The Oregon
Clinic GMIS, Portland, OR, USA

Marco G. Patti
Departments of Surgery and Medicine, University
of North Carolina University of North Carolina,
Chapel Hill, NC, USA

Audrey C. Pendleton, MD
Department of Surgery, Montefiore Medical Center,
Bronx, NY, USA

Alfons Pomp
Department of Surgery, Weill Cornell Medicine/
New York Presbyterian Hospital, New York, NY,
USA

Jeffrey L. Ponsky
Digestive Disease and Surgery Institute, Cleveland
Clinic, Cleveland, OH, USA
Cleveland Clinic Lerner College of Medicine of
Case Western Reserve University, Cleveland, OH,
USA

Aurora D. Pryor
Department of Surgery, Stony Brook University
Hospital, Stony Brook, NY, USA

David W. Rattner
Division of General and Gastrointestinal Surgery,
Massachusetts General Hospital, Boston, MA, USA

Kevin Reavis
Division of Minimally Invasive Surgery, The
Oregon Clinic, Portland, OR, USA

John R. Romanelli
University of Massachusetts Medical School —
Baystate Medical Center, Springfield, MA, USA

Reid Sakamoto
Department of Surgery, John A. Burns School of
Medicine, Honolulu, HI, USA

Shinil K. Shah
Division of Minimally Invasive and Elective
General Surgery, Department of Surgery, McGovern
Medical School, University of Texas Health Science
Center at Houston, Houston, TX, USA
Michael E. DeBakey Institute for Comparative
Cardiovascular Science and Biomedical Devices,
Texas A&M University, College Station, TX, USA

Ariel Shuchleib
Department of General Surgery, ABC Medical
Center, Mexico City, Mexico

Andrew T. Strong
Digestive Disease and Surgery Institute, Cleveland
Clinic, Cleveland, OH, USA
Cleveland Clinic Lerner College of Medicine of
Case Western Reserve University, Cleveland, OH,
USA

Lee L. Swanström
Gastrointestinal and Minimally Invasive Surgery,
The Oregon Clinic, Portland, OR, USA

Samuel Szomstein
Cleveland Clinic Florida — Weston, Weston, FL, USA

Thomas C. Tsai
Division of General and Gastrointestinal Surgery,
Massachusetts General Hospital, Boston, MA, USA

Sara Welinsky
Columbia University Medical Center, New York,
NY, USA

Erik B. Wilson
Division of Minimally Invasive and Elective
General Surgery, Department of Surgery, McGovern
Medical School, University of Texas Health Science
Center at Houston, Houston, TX, USA

Aric Wogsland
Department of General Surgery, University
Hospitals of Cleveland, Cleveland, OH, USA

Natan Zundel
Department of Surgery, University at Buffalo,
Miami, FL, USA

中文版前言

　　食管良性疾病是食管疾病的重要组成部分，其发病率并不低。国内外专家学者对其病理、生理、功能学检查及相关治疗手段进行了广泛而深入的研究，随着微创技术及内镜技术的进步，食管良性疾病的治疗理念和治疗手段也在不断更新。我国相关医务工作者长期以食管癌作为研究和防治的重点，对于食管良性疾病，特别是食管功能障碍性疾病，未能给予相应的重视，有关研究和报道较少，存在学科知识普及教育不完善、学科间交流不足等问题，导致对这类疾病的认识不足，这类疾病误诊、误治现象较普遍，治疗效果欠佳，食管良性疾病的整体诊疗水平与国际上尚存在较大差距。

　　上海市胸科医院作为国内食管疾病的专科治疗单位，十分重视食管良性疾病的外科治疗，且自 2015 年食管亚专科成立以来，更加重视食管良性疾病的科普宣传、疾病诊疗及先进技术的应用，并先后多次召开以食管良性疾病为主题的学术会议，引入了机器人、磁性括约肌增强器等先进设备、先进治疗手段，对食管良性疾病的治疗有很大的促进和引领作用。

　　为了更好地促进食管良性疾病的治疗，上海市胸科医院组织翻译了由 Natan Zundel 等主编的《食管良性疾病：现代外科手术方法与技术》（*Benign Esophageal Disease: Modern Surgical Approaches and Techniques*）一书。本书聚焦食管良性疾病在诊断和治疗方面的新技术、新手段，特别是对食管良性疾病的发病基础和临床研究进展进行了详尽阐述。本书丰富了食管良性疾病的诊疗理念，对国内该领域的发展将起到积极推动作用。

李志刚　孙益峰　李春光

2023 年 4 月于上海

英文版前言

在过去的几十年里，随着食管微创技术的不断进步和发展，食管外科手术也发生了巨大的变化。由于诊断技术的进步，食管外科领域对食管疾病有了更多的认识，也发展出了一些更好的外科操作技术。

从开放手术到腹腔镜、机器人和内镜手术，技术的革新带来了手术疗效的显著改善，并降低了食管外科手术的发病率和死亡率。

正如人们所期待的那样，随着我们解决问题能力的提高，我们将面临新的挑战，如内镜或其他手术的并发症或二次手术问题。

这本书的重点是食管良性疾病的诊断和治疗，大量国际知名专家合作编写了这本由前沿技术汇合而成的著作。

本书关注的重点是一种非常普遍的疾病——胃食管反流病（GERD）。本书描述了针对GERD疾病的不同诊断方法、治疗方式及其潜在并发症，如 Barrett 食管、食管狭窄、裂孔疝或短食管导致的解剖异常等。我们还讨论了原发性食管运动障碍，如贲门失弛缓症和食管憩室。针对这些疾病的不同治疗设备和手段，本书在不同章节中进行介绍和阐释。

我很荣幸能与 Camacho 医师、Melvin 医师和 Patti 医师一起编撰这本书，因为他们是美国乃至全世界胃肠外科领域的先驱。我很荣幸能和一群很优秀的人一起工作，并成为朋友。

首先，我要感谢我的家人对这本书的支持；其次，感谢所有参与我们这个出版项目的作者；最后，感谢编辑团队——Richard Hruska、Lillie Gaurano、Kevin Wright 和 Daniel Dominguez 的辛勤工作。

Natan Zundel
Miami, FL, USA

目　录

第 1 章

胃食管反流病的诊断与评估
Gastroesophageal Reflux Disease:
Workup and Evaluation

Marco Di Corpo, Kamil Nurczyk, and Marco G. Patti

李志刚　潘杰　译

一般考虑

胃食管反流病（gastroesophageal reflux disease，GERD）是常见的良性胃肠道疾病之一，其发病率有逐年上升的趋势，这可能与肥胖患者的增多有关[1]。胃内容物通过有功能障碍的胃食管交界处（gastroesophageal junction，GEJ）反流入食管继发胃食管反流，最常见的症状是胃灼热，常伴有反流和（或）吞咽困难[2]。一些患者可能症状并不典型，可表现为食管外症状，如咽喉炎、声音嘶哑、咳嗽、哮喘等。

临床表现

症状

GERD 患者可表现出典型的食管相关症状或食管外症状（表 1.1）。

有证据表明，经验性应用质子泵抑制剂（proton pump inhibitors，PPI）治疗有胃灼热和反流症状的 GERD 具有一定价值，即"PPI 试验"，具体方法为高剂量应用 PPI 14 天。进行这个试验的前提条件是，应用 PPI 后症状得到控制则可确诊 GERD。2013 年，美国胃肠病学院（American College of Gastroenterology，ACG）发表的指南建议将 PPI 试验作为诊断方法，将用药后症状的缓解程度作为评估 GERD 严重程度的指标[3]。

相反，Patti 等[4]研究表明，经食管测压和 24 小时 pH 监测，在以症状和内镜为基础诊断为 GERD 的 800 例患者（不包括经活检证实为 Barrett 食管的患者）中，30% 的患者食管酸暴露正常。这些结果后来被 Bello 等[5]在一项类似的研究中证实，在 134 例基于症状和内镜诊断为 GERD 的腹腔镜抗反流手术（laparoscopic anti-

M. Di Corpo
Department of Surgery, University of North Carolina, Chapel Hill, NC, USA

K. Nurczyk · M. G. Patti (✉)
Departments of Surgery and Medicine, University of North Carolina, Chapel Hill, NC, USA
e-mail: marco_patti@med.unc.edu

© Springer Nature Switzerland AG 2021
N. Zundel et al. (eds.), *Benign Esophageal Disease*,
https://doi.org/10.1007/978-3-030-51489-1_1

表 1.1　胃食管反流病（GERD）的相关症状

部　位	临 床 表 现
食管	胃灼热
	反流
	吞咽困难
胃	胀气
	早饱
	嗳气
	恶心
肺	误吸
	哮喘
	喘息
	咳嗽
	呼吸困难
耳、鼻、咽喉	癔球症
	反酸
	声嘶
心	胸痛

reflux surgery，LARS）患者中，24 小时 pH 监测显示 42%（56 例）的患者反流评分正常。其中 2 例经高分辨率测压（high-resolution manometry，HRM）诊断为Ⅱ型贲门失弛缓症。

基于这些研究和类似的数据，2017 年发布的世界胃肠病学组织（World Gastroenterology Organization，WGO）指南[6]提出，由于缺乏敏感性和特异性，不推荐使用 PPI 试验作为诊断方法。

临床评估

鉴于上述证据，GERD 患者应在手术治疗前进行彻底的客观评估。

内镜检查

通常首先进行内镜检查，特别是当存在吞咽困难时，用以排除并发症（如狭窄）或其他情况，如嗜酸性食管或食管癌[7, 8]。然而，食管、胃、十二指肠镜（EGD）存在两个主要的

局限：① 约 2/3 的 GERD 患者不伴有食管炎；② 检查者对于轻度食管炎的诊断存在较大的主观性偏差[9]。为了对 EGD 结果进行分类，Lundell 等[10]引入了"洛杉矶（Los Angeles，LA）"分级系统。根据食管腐蚀的严重程度，黏膜破损分为 A、B、C、D 四级（表 1.2）。

表 1.2　食管炎洛杉矶分级系统

食管炎洛杉矶分级系统	
A 级	黏膜破损≤ 5 mm，且无融合性病变
B 级	黏膜破损＞ 5 mm，且无融合性病变
C 级	黏膜破损融合性病变≥ 2 处，但＜ 75% 食管周径
D 级	融合性病变≥ 75% 食管周径

然而，不同的检测者对较低的 LA 分级有较大差异性[11]。因此，食管诊断顾问委员会建议，内镜检查后有必要进行更深入的检查，如 24 小时 pH 监测，以明确 GERD 存在与否[12]。

钡剂检查

钡剂检查可用于评估吞咽过程中咽、食管和胃食管交接区的解剖和其功能特征，但诊断 GERD 的敏感性和特异性较低。Bello 等[6]在发现确诊 GERD 患者中，钡剂反流征阳性的患者只有不到 50% 的患者经 pH 检测确诊为 GERD。此外，荷兰[13]的一项研究将钡剂检查与 24 小时 pH 阻抗监测诊断 GERD 进行了对比，得出了相类似的结果（敏感性 46%，特异性 44%）。

另外，钡剂检查可以提供关于食管和 GEJ 解剖相关的有价值的信息，有助于确定裂孔疝的存在、大小和类型。此外，还可以评估胃食管反流并发症，如 Schatzki 环或狭窄[3, 14]（图 1.1）。

食管测压

食管测压提供了 LES 的准确位置（对于 pH 导管的正确定位很重要）及其压力和舒张信息。另外，食管测压可显示食管蠕动的特征，用于排除贲门失弛缓症，以及选择合适的抗反流手术（图 1.2）。

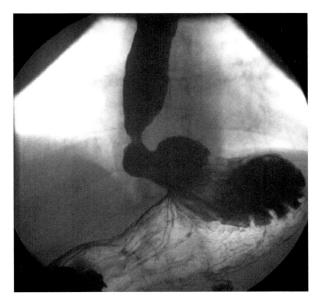

图 1.1　钡剂检查显示食管裂孔疝

动态 pH 监测

24 小时动态 pH 监测被认为是诊断胃食管反流病的金标准，据报道，其敏感性和特异性约为 90%[3, 15]。这是唯一能够客观确定食管酸暴露的检查手段，因此，使用抑酸药物后食管 pH 正常，则诊断不出胃食管反流[14]。食管 pH 评估可以使用 24 小时经鼻探针或 48 小时无线探针[16]。记录 6 个参数：反流次数、反流最长持续时间、反流持续超过 5 分钟的次数、pH < 4.0 的时间占总时间百分比、仰卧位时 pH < 4.0 的时间占比和直立位时 pH < 4.0 的时间占比。根

据这些数据生成 DeMeester 评分，当最终综合评分超过 14.7[17]（表 1.3）时视为异常。此外，该检查还可以确定患者的症状与实际反流发作之间的时间相关性。在分析追踪时，如果报告的症状在反流发作后 2 分钟内出现，则认为是阳性[18]。同时，两者之间的正相关是腹腔镜抗反流术后治疗成功的预测因素[19]，典型症状患者比非典型症状患者更敏感[20]。

为减少假阳性和假阴性率，pH 导管应放置在 LES 近端，距离 LES 上界 5 cm 处，所以最好是先进行测压确定 LES 的确切位置，再测食管 pH。Molena 等[21] 报道使用"阶梯法"定位 pH 探头时，其准确性仅为 25%（将 pH 导管经鼻放

表 1.3　pH 监测的正常值

动态 24 小时 pH 监测的正常值	
pH < 4.0 的总时间占比	5%
直立位时 pH < 4.0 的时间占比	8%
平卧位时 pH < 4.0 的时间占比	4%
反流发作次数	47
反流持续时间 > 5 分钟的次数	3.5
最长持续时间	20
综合评分 *	14.7

注：* 综合评分表示患者各项数值偏离 6 个参数的正常平均值的程度。可单用这一个数字来显示患者异常的程度。

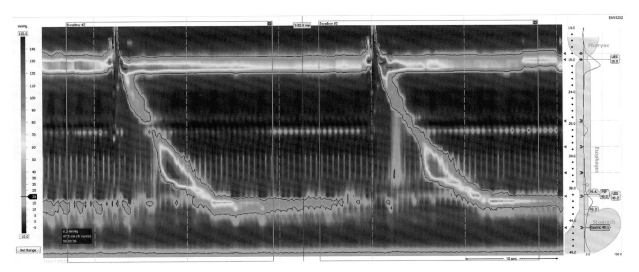

图 1.2　正常 HRM

入胃内，确认胃内 pH 后，探针缓慢抽回，直到测得 pH > 4.0）。患者应在研究前停用抗酸药物（PPI 为 7 天，H$_2$ 受体阻滞剂为 3 天），并鼓励他们继续正常的生活方式和饮食（图 1.3）。

基于食管诊断顾问委员会[12]和 ACG 指南[3]的证据，建议对以下情况进行动态 pH 监测。

- 难治性胃食管反流患者。
- 有 GERD 症状和 EGD 阴性表现的患者。
- EGD 表现为 LA 评分"A"或"B"的患者。
- 拟行 LARS 治疗的患者。
- LARS 后症状持续或复发的患者。

将传统的 pH 监测和阻抗技术相结合，可以对非酸性、弱酸性或酸性的食管反流事件进行综合评估，将为难治性食管反流患者提供关键的诊断信息[19, 22]。与传统的 pH 监测相反，pH 阻抗检查可以用于抗反流药物治疗后。然而，对于以下患者，LARS 的适应证尚不明确：① 经过 PPI 或 H$_2$ 受体阻滞剂治疗后仍存在非酸性反流的患者；② pH 监测结果为阴性但 pH 阻抗检查发现反流次数异常的患者[12, 23]（图 1.4）。

胃排空测定

并不是所有接受 LARS 治疗的胃食管反流患者都要求进行胃排空测定，但它能够为有恶心或腹胀等症状的患者提供有价值的诊断信息，尤其是合并有糖尿病或结缔组织疾病的患者[12]（图 1.5）。

鉴别诊断

胃灼热并不是 GERD 特有的临床表现，肠易激综合征、贲门失弛缓症、胆石症、冠状动脉疾病或精神疾病可能都会出现该症状。食管测压和 pH 监测对于确定胃食管反流是否存在及反流是否直接引起症状至关重要。

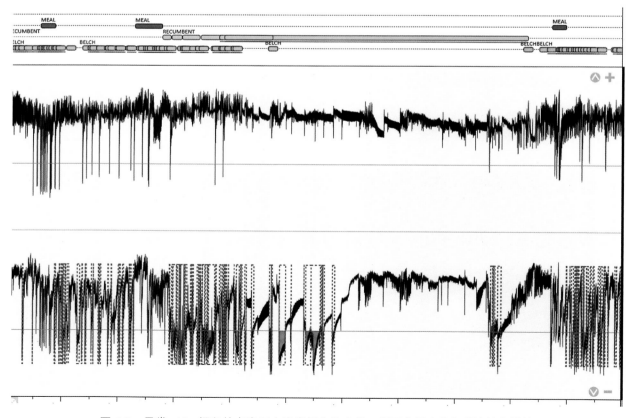

图 1.3　异常 pH。橙色的点表示由患者报告的症状，用于分析症状与反流的相关性

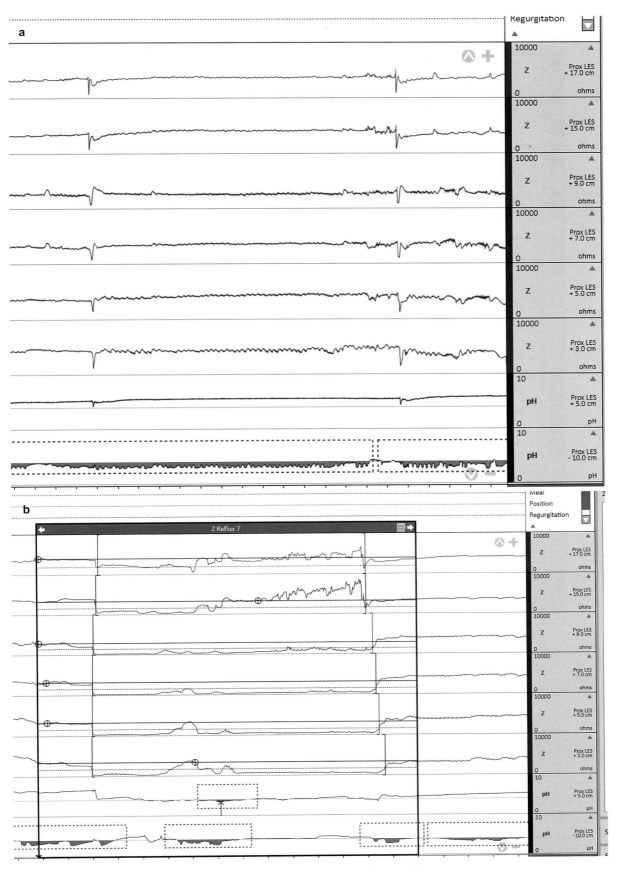

图 1.4　a. 正常 pH 阻抗；b. 异常 pH 阻抗

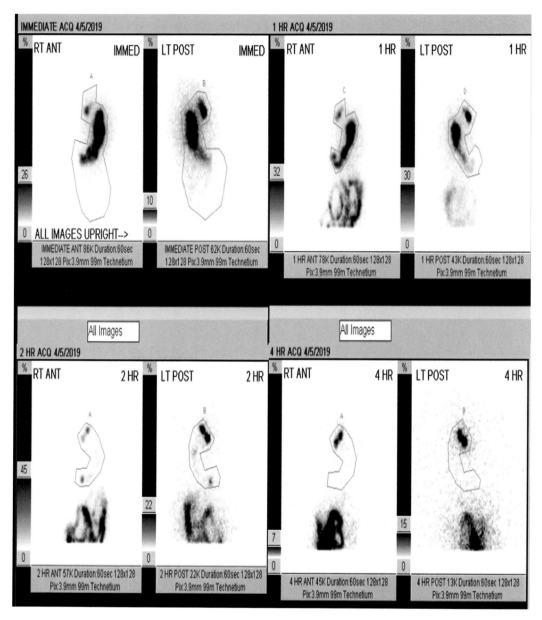

图 1.5 正常胃排空测定结果

并发症

食管炎是最常见的并发症。消化性狭窄比较少见，特别是在如今质子泵抑制剂普及的时代。在 pH 监测发现反流的患者中，10%～15% 存在

Barrett 食管。一些患者可能最终发展为高度不典型增生或腺癌。呼吸系统并发症包括慢性咳嗽、哮喘、吸入性肺炎，甚至肺纤维化。声带和牙齿损伤也有可能发生。

参考文献

[1] El-Serag HB, Sweet S, Winchester CC, Dent J. Update on the epidemiology of gastro-oesophageal reflux disease: a systematic review. Gut. 2014; 63(6): 871−80.

[2] Vakil N, van Zanten SV, Kahrilas P, Dent J, Jones R. The Montreal definition and classification of Gastroesophageal reflux disease: a global evidence-based consensus. Am J

Gastroenterol [Internet]. 2006; 101(8): 1900−20.

[3] Katz PO, Gerson LB, Vela MF. Guidelines for the diagnosis and management of gastroesophageal reflux disease. Am J Gastroenterol. 2013; 108(3): 308−28.

[4] Patti MG, Diener U, Tamburini A, Molena D, Way LW. Role of esophageal function tests in diagnosis of gastroesophageal reflux disease. Dig Dis Sci. 2001; 46(3): 597−602.

[5] Bello B, Zoccali M, Gullo R, Allaix ME, Herbella FA, Gasparaitis A, et al. Gastroesophageal reflux disease and antireflux surgery — what is the proper preoperative work-up? J Gastrointest Surg. 2013; 17(1): 14−20.

[6] Hunt R, Armstrong D, Katelaris P, Afihene M, Bane A, Bhatia S, et al. World gastroenterology organisation global guidelines. J Clin Gastroenterol. 2017; 51(6): 467−78.

[7] Vakil NB, Traxler B, Levine D. Dysphagia in patients with erosive esophagitis: prevalence, severity, and response to proton pump inhibitor treatment. Clin Gastroenterol Hepatol. 2004; 2(8): 665−8.

[8] Shaheen NJ, Weinberg DS, Denberg TD, Chou R, Qaseem A, Shekelle P. Upper endoscopy for gastroesophageal reflux disease: best practice advice from the clinical guidelines committee of the American College of Physicians. Ann Intern Med. 2012; 157(11): 808−17.

[9] Ates F, Vaezi MF. New approaches to management of PPI-refractory gastroesophageal reflux disease. Curr Treat Options Gastroenterol. 2014; 12(1): 18−33.

[10] Lundell LR, Dent J, Bennett JR, Blum AL, Armstrong D, Galmiche JP, et al. Endoscopic assessment of oesophagitis: clinical and functional correlates and further validation of the Los Angeles classification. Gut. 1999; 45(2): 172−80.

[11] Nasseri-Moghaddam S, Razjouyan H, Nouraei M, Alimohammadi M, Mamarabadi M, Vahedi H, et al. Inter- and intra-observer variability of the Los Angeles classification: a reassessment. Arch Iran Med. 2007; 10(1): 48−53.

[12] Jobe BA, Richter JE, Hoppo T, Peters JH, Bell R, Dengler WC, et al. Preoperative diagnostic workup before antireflux surgery: an evidence and experience-based consensus of the esophageal diagnostic advisory panel. J Am Coll Surg.

2013; 217(4): 586−97.

[13] Saleh CMG, Smout AJPM, Bredenoord AJ. The diagnosis of gastro-esophageal reflux disease cannot be made with barium esophagograms. Neurogastroenterol Motil. 2015; 27(2): 195−200.

[14] SAGES Guidelines Committee. Guidelines for surgical treatment of gastroesophageal reflux disease (GERD). www.sages.org. 2001 [cited 2019 Apr 4]. pp. 1−44.

[15] Fuchs KH, DeMeester TR, Albertucci M. Specificity and sensitivity of objective diagnosis of gastroesophageal reflux disease. Surgery. 1987; 102(4): 575−80.

[16] Lacy BE, Dukowicz AC, Robertson DJ, Weiss JE, Teixeira P, Kelley ML. Clinical utility of the wireless pH capsule. J Clin Gastroenterol. 2011; 45(5): 429−35.

[17] Johnson LFDT. Twenty-four-hour pH monitoring of the distal esophagus. A quantitative measure of gastroesophageal reflux. Am J Gastroenterol. 1974; 62(4): 325−32.

[18] Savarino E, Bredenoord AJ, Fox M, Pandolfino JE, Roman S, Gyawali CP. Expert consensus document: advances in the physiological assessment and diagnosis of GERD. Nat Rev Gastroenterol Hepatol. 2017; 14(11): 665−76.

[19] Vela MF. Non-acid reflux: detection by multichannel intraluminal impedance and pH, clinical significance and management. Am J Gastroenterol. 2009; 104(2): 277−80.

[20] Patel A, Sayuk GS, Kushnir VM, Chan WW, Gyawali CP. GERD phenotypes from pH-impedance monitoring predict symptomatic outcomes on prospective evaluation. Neurogastroenterol Motil. 2016; 28(4): 513−21.

[21] Molena D, Patti MG, Diener U, Way LW. Esophageal manometry is a prerequisite for pH monitoring. Gastroenterology. 2000; 118(4): A1228.

[22] Frazzoni M, de Bortoli N, Frazzoni L, Tolone S, Savarino V, Savarino E. Impedance-pH monitoring for diagnosis of reflux disease: new perspectives. Dig Dis Sci. 2017; 62(8): 1881−9.

[23] Francis DO, Goutte M, Slaughter JC, Garrett CG, Hagaman D, Holzman MD, et al. Traditional reflux parameters and not impedance monitoring predict outcome after fundoplication in extra-esophageal reflux. Laryngoscope. 2011; 121(9): 1902−9.

第 2 章

胃食管反流病的内镜治疗
Endoscopic Therapies for GERD

John Cole Cowling, Shinil K. Shah, Erik B. Wilson, and Melissa M. Felinski

李志刚　潘杰　章宏　译

引言

胃食管反流病（GERD）的病因有很多，包括腹内压增加、食管裂孔疝导致胃食管交接部（gastroesophageal junction，GEJ）解剖结构异常、食管下括约肌（lower esophageal sphincter，LES）功能障碍等。胃食管反流的临床表现涵盖了轻度胃灼热到糜烂性食管炎。慢性反流可能导致组织学改变，如 Barrett 食管，使罹患食管癌的风险增加。

胃食管反流病需要综合治疗。一线治疗包括饮食、生活方式调整和减肥。药物治疗主要是抑酸药物，包括质子泵抑制剂（PPI）。PPI 的使用在近年来显著增加。近年，虽然医学技术取得了巨大进展，但仍有多达 40% 使用 PPI 的患者有持久性 GERD 症状[2]。通常认为腹腔镜辅助下部分（Toupet）或完全（Nissen）胃底折叠术（若指征明确，应同时行裂孔疝修补术）是治疗胃食管反流病的金标准术式，适用于那些药物治疗失败或希望停药的患者。更新的手术选择包括磁性括约肌增强，将在本书其他章节进行讨论。

在胃食管反流患者中，有一部分人由于担心长期使用 PPI 药物的不良反应（如骨质疏松症、感染相关并发症或对维生素和矿物质吸收的影响[3]）而希望停止药物治疗，但与此同时也担心手术带来的创伤或并发症〔麻醉、出血、切口疝和

J. C. Cowling · E. B. Wilson · M. M. Felinski
Division of Minimally Invasive and Elective General Surgery, Department of Surgery, McGovern Medical School, University of Texas Health Science Center at Houston, Houston, TX, USA

S. K. Shah (✉)
Division of Minimally Invasive and Elective General Surgery, Department of Surgery, McGovern Medical School, University of Texas Health Science Center at Houston, Houston, TX, USA

Michael E. DeBakey Institute for Comparative Cardiovascular Science and Biomedical Devices, Texas A&M University, College Station, TX, USA
e-mail: shinil.k.shah@uth.tmc.edu

© Springer Nature Switzerland AG 2021
N. Zundel et al. (eds.), *Benign Esophageal Disease*,
https://doi.org/10.1007/978-3-030-51489-1_2

（或）术后吞咽困难和胀气的风险］。可选择内镜治疗（无切口），旨在解决胃食管反流并避免上述治疗的不良后果。在本章中，我们将讨论和评估胃食管反流可用的内镜治疗方法，包括经口胃底折叠技术、射频（radiofrequency，RF）治疗，以及一些更新的、正在进行临床研究的治疗方式。虽然磁性括约肌增强有时被纳入内镜治疗的范畴，但本书会单独用一个章节进行详细介绍。

经口无切口胃底折叠术

EsophyX（EndoGastric Solutions，Redmond，Washington）是一种用于经口无切口胃底折叠（transoral incisionless fundoplication，TIF）手术的一次性内镜设备。EsophyX 器械于 2007 年被美国食品药品管理局（Food and Drug Administration，FDA）批准，随后被修订为 EsophyX2 和升级版（EsophyX Z）。自引入该设备以来，该式式的技术层面也发生了变化。

这套设备的作用是创建一个向后 180°~270° 的胃底折叠来恢复希氏角（the angle of His）。理论上与手术形成的部分胃底折叠效果相当。用 SerosaFuse 聚丙烯 H 型固定器将贲门与食管远端于胃食管交界处上方 1~3 cm 处固定。具体操作是内镜医师将固定器触发后松开，即完成固定。完成包绕需要 18~20 个固定器[4]。在整个过程中，需要由一个经验丰富的内镜医师来操作 EsophyX 设备，以及一个助手协助操作内镜，手术通常在手术室气管全麻下进行。该设备也能用于 < 2 cm 的滑动裂孔疝患者，运用此设备时，将内镜向远端推进后再进行吻合，可回纳胃底折叠术中出现的小型滑动疝。

行经口无切口胃底折叠术的禁忌证包括：肥胖（BMI > 35 kg/m²）、食管溃疡、狭窄、Barrett 食管炎长度 > 2 cm、食管裂孔疝 > 2 cm、LA 分级 C 级或 D 级食管炎、明显的食管蠕动障碍、既往食管或胃手术、消化性溃疡、胃出口梗阻、胃轻瘫、妊娠（或计划在 12 个月内妊娠）、免疫抑制、门脉高压、凝血功能障碍等。曾有食管 / 胃手术史是相对禁忌证[5]。此外，裂孔疝应为易复性疝（滑动性），其他类型的裂孔疝，包括 < 2 cm 的，都应列为该手术的相对禁忌证。

已经在几个随机对照试验中对使用 EsophyX2 设备的 TIF 手术进行了研究。TEMPO 研究检测了胃食管反流及其食管外症状，如喉炎、哮喘、咳嗽和牙齿腐蚀等，将患者随机分为三组，分别为先前对 PPI 治疗部分反应组、TIF 组和最大剂量 PPI 组。虽然 PPI 治疗可能解决胃灼热症状，但通常药物治疗对反流或食管外症状不起作用。研究入组的所有患者均有胃食管反流症状 > 1 年，接受 PPI 治疗 > 6 个月，有 > 2 cm 的裂孔疝，PPI 停药 48 小时后 pH 异常。6 个月随访时，接受 TIF 治疗的患者中 62%（24/39）的人反流或食管外症状消失，而 PPI 治疗组仅有 5%（1/21）的患者症状改善。此外，90%（35/39）的 TIF 术后患者未行 PPI 治疗。食管酸暴露的评估也有相似的结果，TIF 组 54%（21/39）的患者术后食管酸暴露正常，而最大剂量 PPI 组为 52%（11/21）。这提示腔内治疗有助于改善胃食管反流症状的事实，但与 PPI 类似，它们并不总是使食管酸暴露正常化。试验结束时，PPI 组的 21 例患者进行了随后的 TIF 治疗。在这些患者中，TIF 后 6 个月，71% 的患者停用了 PPI（与上述的 90% 相比），33%（7/21）的患者食管酸暴露正常化[6]。在这组患者中，65%（13/20）的患者反流和食管外症状得到了缓解。5 年的随访显示，接受 TIF 治疗的患者中，只有 34%（15/44）的患者每天接受 PPI 治疗，研究中所有患者的总体胃食管反流疾病健康相关生活质量（GERD-HRQL）评分从 22.2 分下降到 6.8 分（P < 0.001）[7]。

RESPECT 通过试验对比了 TIF 与模拟手术加 PPI 药物应用对胃食管反流的处理效果。试验随机将 87 例患者分配到使用 EsophyX2 手术（图 2.1）加安慰剂治疗的 TIF 手术组，42 例在全身麻醉下进行模拟内镜手术检查加 PPI 治疗组。纳入标准与 TEMPO 试验相似，患者在 PPI 治疗 6 个月后仍有持续症状，pH 检测异常，裂孔疝大小 < 2 cm。6 个月的随访显示，TIF 组有 67%（58/87）的患者消除了反流，模拟内镜

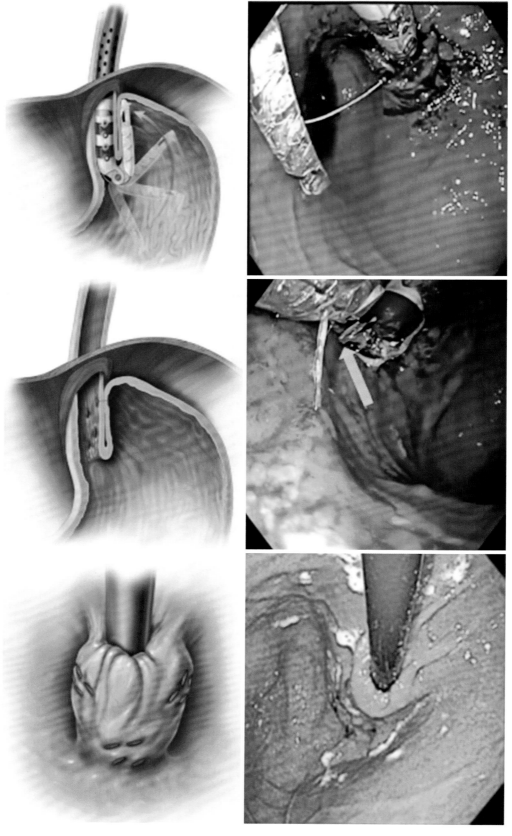

图 2.1   使用 EsophyX2 设备的经口胃底折叠术（Endogastric Solutions，Redmond，WA）（图
片的使用已经过许可[8]）

手术 /PPI 组有 45%（19/42）的患者消除了反流（$P=0.023$）。此外，接受 TIF 手术的患者在所有检测的参数中均显示食管酸暴露显著降低。DeMeester 评分从 33.6 分下降到 23.9 分（$P<0.001$）。在模拟内镜手术 /PPI 组，pH 评分没有改善，DeMeester 评分从 30.9 分增加到 32.7 分。在 TIF 组术后随访内镜检查的食管炎患者中，77% 的患者的食管炎得到治愈。

Hakansson 等也进行了一项类似的研究，将患者随机分为 TIF 组和没有加用 PPI 药物的模拟内镜手术组。在 6 个月随访时，59% 的 TIF 患者无须 PPI 治疗，而模拟内镜手术组只有 18%。此外，在 6 个月的随访 pH 测试中，食管酸暴露有显著差异，TIF 组中 69% 的患者酸暴露正常化，而模拟内镜手术组只有 20%[9]。

最后，Witteman 等将 PPI 控制良好的 GERD 患者随机分为 TIF 治疗组或继续 PPI 治疗组，作出以下假设：使用药物治疗后症状得到控制的患者将受益于内镜治疗。6 个月时，有 55%（20/37）接受 TIF 的患者的 GERD-HRQL 评分改善超过 50%，相比较，PPI 组仅 5%（1/20）。此外，有 74% 的患者在 TIF 手术后停用了 PPI。然而，在随访 12 个月时，只有 39% 的患者停止服药。该研究的结论是，TIF 治疗在短期内是成功的，但长期反流控制效果不显著[10]。

在评价关于 TIF 的文献时，有几个问题需要考虑。自首次报道该手术以来，仪器设备和技术都进步了很多。但大多数研究没有长期随访的报道[11]。在长期随访中，出现了很多治疗失败的病例；然而，在评价 TIF 器械的研究中，一个相当一致的主题是，最初有反应的患者往往也是长期表现良好的患者。越来越多的研究报道了这种手术的长期效果。在 8 年随访中，Chimukangara 等证实 GERD-HRQL 评分较基线下降。值得注意的是，只有 40%（23/57）的患者被纳入了长期随访，在长期随访中，73% 的患者每天在服用抗酸药物[12]。Testoni 等对 50 例患者进行了 6 年随访。在第 6 年（14 例患者），只有 14.3% 的患者完全停止使用 PPI。大多数患者（50%）将

剂量减少了一半，35.7% 的患者恢复了全剂量 PPI[13]。需要认识到，尽管大多数患者减少了他们的 PPI 剂量，但仍有近 40% 的患者在长期随访（4～6 年）中需要 PPI 治疗。因为没有对照组情况、pH 检测或内镜检查结果等，对这些数据目前没有详细解释，不清楚这些患者是否有复发性反流的客观证据[4]。

最近，有几个研究小组发表了将传统的裂孔疝修补术（裂孔疝 > 2 cm）与 TIF 手术相结合的研究，这种操作的基本原理是降低术后胀气的风险，这主要是相对于 Nissen 胃底折叠术相关嗳气的历史数据来说的。迄今为止，尚无研究直接评价传统的食管裂孔疝修补术 +TIF 手术与部分（Toupet）胃底折叠术的疗效对比。最近的一项回顾性分析显示，行腹腔镜裂孔疝修补术和 TIF 的患者的 GERD-HRQL 评分、反流症状指数评分和平均 pH 评分均有改善。然而，只有 53%（29/55）的患者获得了术前和术后随访的资料；在平均 296 天的随访中，只有 76% 的患者内镜下食管裂孔疝修补术 /TIF 完好[14]。目前尚不清楚症状评分和平均 pH 评分的改善是否来自腹内食管长度的恢复和（或）膈脚闭合，以及这些初步的阳性结果是否会持续，是否与正式胃底折叠手术长期随访结果相匹配。

对于解剖结构适于内镜下治疗的患者，TIF 是一个很好的选择。与传统腹腔镜 Nissen 胃底折叠术相比，该手术的优点与大多数内镜治疗相似，严重并发症的发生率非常低[4]，而且明显降低了术后胀气和吞咽困难的发生率。但这些优势可能比不上部分（Toupet）胃底折叠，因为最近的研究显示，部分胃底折叠术后胀气和吞咽困难与完全 Nissen 胃底折叠术相比更少[15]。与其他内镜治疗相似，获益最多的患者都有以下特点：没有食管裂孔疝（或非常小）[13, 14]，有典型的胃酸反流症状，并且对 PPI 药物反应良好。那些非典型症状和 PPI 无应答者往往反应较弱。固定器使用数量的增加似乎也与更好的长期反应相关[13]。先前 TIF 术后症状复发而行二次 TIF 的情况也有相关文献报道[16]。

MUSE 胃底折叠术

MUSE（Medigus ultrasonic surgical endostapler）是另一种内镜治疗设备，用于腔内的胃底折叠。它与 EsophyX 设备的不同之处在于吻合钉，与缝合线 / 紧固件不同，它是用来构建部分胃底折叠的。该手术于 2015 年获得 FDA 批准，同样是在手术室进行气管插管，全身麻醉下进行。MUSE 是一种一次性内镜设备，使用 5 个 B 形 4.8 mm 钛钉来形成胃底折叠。该装置的纵杆内包含钉筒，内镜的尖端包含钉砧，在吻合时用来弯曲吻合钉。该装置纵杆内还包含一个超声设备，以测量组织厚度和确认校准钉盒和钉砧之间的衔接。在胃食管交界处近端 3 cm 处钉合，在一次成钉后，内镜向另外一个方向旋转以后进行另一次成钉，以形成内镜下部分胃底折叠（图 2.2）。MUSE 手术的禁忌证与 TIF 相似，包括 BMI < 21 kg/m² 或 > 35 kg/m²，食管狭窄或静脉曲张，非滑动性的裂孔疝或裂孔疝 > 3 cm，以及对 PPI 治疗无反应的患者。

由于这是一种较新的术式，可引用的数据很少。迄今为止，该设备还没有完成任何随机试验。最初的试点研究包括 13 例服用高剂量 PPI 药物的患者。11 例患者随访 5 年，5 例患者完全停用 PPI，3 例患者减少了 50% 的 PPI 用量，3 例患者恢复了每天使用 PPI 药物。另外，13 例患者中的 11 例患者的 GERD-HRQL 评分下降超过 50%[17]。

一项多中心前瞻性研究中，共纳入 66 例接受该手术的患者，其结果显示，术后随访 6 个月，64.6%（42/66）的患者不再服用 PPI，56% 恢复服药的患者中，药物剂量减少了 50%。此外，73%（48/66）的患者的 GERD-HRQL 评分改善大于 50%。在 6 个月的 pH 检测中，食管酸暴露也显著改善。但随访过程中，LES 压力无显著差异。严重不良事件发生率较低，包括纵隔气肿和（或）气胸、胸腔积液、食管瘘和上消化道出血（4/24）。在最初的 24 例患者之后，对设备和方案进行了修改，从而在随后的 48 例患者中没有发生此类严重不良事件[18]。

Kim 等报道的 MUSE 手术的结果，可能是在接受此类手术的患者中最好的结果。他们对 37 例患者进行了为期 4 年的随访（来自前瞻性研究），发现分别有 84% 和 69% 的患者在 6 个月和 4 年停用了 PPI。这些患者的 GERD-HRQL 评分（PPI 停药）也有显著改善，从基线时的平均评分 29 分下降到 6 个月时的 8.9 分和 4 年时的 5.3 分[19]。

Lankarani 等报道了 71 例接受 MUSE 手术的患者的最新研究结果。47 例患者随访 1 年，15 例患者随访 2 年，GERD-HRQL 评分改善超过 50%。此外，70% 和 69% 的患者分别在 1 年和 2 年停止或减少了 50% 的 PPI 用量。在 2 年评估的患者中没有出现新的并发症。在有 pH 监测数据的患者中，25 例中的 4 例患者食管酸暴露正常（24 小时食管 pH ≤ 4.0 的百分比）[20]。

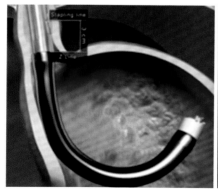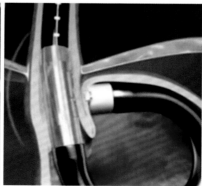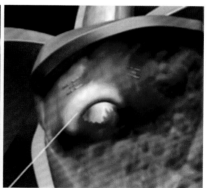

图 2.2　MUSE 胃底折叠术（图片的使用已经过许可[17]）

内镜下热能射频治疗（Stretta 法）

Stretta（Mederi Therapeutics，Greenwich，CN）射频治疗是一种内镜设备，在热能射频治疗过程中，该治疗设备使用时间最长，于 2000 年获得了 FDA 的许可。它通过对食管固有肌层发送射频能量来降低 LES 的顺应性，同时减少 LES 松弛扩张的次数。Stretta 区别于其他治疗的另一个优点是它可以在门诊对患者进行适度镇静后使用。此外，与其他经口胃底折叠技术相比，它不改变外部解剖结构。

该装置包括一个尖端有气囊的导管，该气囊充气后可以控制压力，一个冲洗通道和四个电极针，在 Z 线和贲门附近，4 个电极针在多个治疗水平向组织输送能量（图 2.3）。射频发生器需要一个接地垫，提供单极电流，并为操作者提供组织温度的持续反馈，并通过灌洗进行调节。该设备允许肌层最大加热到 85℃，浆膜最大加热到 50℃。

其确切的作用机制尚不清楚，但有一种理论认为，该手术可以消融迷走神经传入通路，从而减少一过性 LES 舒张次数。另一种理论是 LES 肌肉组织对传递到组织的热量的反应发生了改变，从而导致顺应性下降。无论哪种方式，研究都无法证明用测压仪测量的 LES 压力有显著变化[21]。

Stretta 的禁忌证类似于上述其他的胃食管反流内镜手术，包括年龄＜ 18 岁、妊娠、裂孔疝＞ 2 cm、贲门失弛缓症、吞咽时 LES 松弛不完全，以及美国麻醉师协会（American Society of Anesthesiologist，ASA）评分为 4 分的患者。相对禁忌证包括 LES 附近的植入物、pH 检查正常、PPI 无反应、Barrett 上皮化生、吞咽困难、食管出血、胀气、严重的食管炎、凝血功能障碍、使用抗凝或抗血小板治疗的患者及有严重并发症的患者。

已经对 Stretta 术式进行了一些随机试验研究，并且有较长的使用历史。Corley 等将患者随机分为 Stretta 组（n=35）和模拟手术组（n=29）。6 个月随访结果显示，Stretta 术式更优，其中 61% 的患者降低了 PPI 用量；而模拟手术组则为 33%。此外，61% 接受 Stretta 手术的患者，其 GERD-HRQL 评分下降超过 50%。然而，该研究并没有能够证明两者在食管酸暴露方面的差异[22]。

Coron 等报道了一组包含 43 例患者的研究，比较了 23 例接受 Stretta 治疗的患者和 20 例仍接受 PPI 治疗的患者。6 个月随访时，78%（18/23）的 Stretta 治疗的患者中，能够停止或减少 PPI 剂量的患者大于 50%，而 PPI 组只有 40%（P=0.01）。然而，这些差异并没有持续到 12 个月。两组患者 GERD-HRQL 及其他生活质量指标均无差异。6 个月时食管酸暴露也没有差异。研究组的不良事件包括一过性腹痛、吞咽疼痛和 2 例一过性发热。

Abdel Aziz 等进行了一项三臂临床试验与 1～2 次 Stretta 手术和假手术的比较，每组 12 名患者。在随机接受第二次手术的患者中，只有那些在 4 个月时 GERD-HRQL 评分没有超过 75% 改善的患者继续接受第二次手术，这类患者有

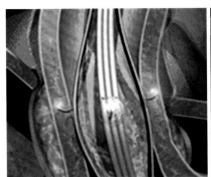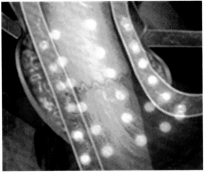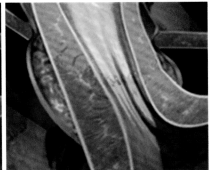

图 2.3　Stretta 术式；图示球囊导管、治疗区域及治疗后外观（图片的使用已经过许可[39]）

10/12。在 1 年的随访中，HRQL 评分、LES 压力、pH 评分和每日 PPI 使用都有改善（$P <$ 0.01）。与假手术相比，两个治疗组的 GERD-HRQL 评分均有统计学意义的改善。其中接受了第二次手术中的 2 例患者，并发胃轻瘫[24]。

Fass 等最近发表了 Stretta 的系统综述和 meta 分析。他们评估了 28 项研究（2 468 例患者），包括 4 项随机对照研究。平均随访时间约为 25.4 个月。Stretta 与健康相关生活质量（HRQL）评分、胃灼热评分改善显著相关，糜烂性食管炎发生率降低 24%，$P < 0.001$。这项 meta 分析也显示，该手术显著降低了食管酸暴露（$P < 0.001$），增加了平均 LES 基础压力（但无统计学意义）[25]。

值得注意的是，这些结果似乎与另一项对接受 Stretta 治疗的患者进行随机对照试验的 meta 分析相矛盾[26]。Lipka 等将食管 pH 正常化作为主要终点，结果显示无差异[26]。有几点值得一提，在 4 个随机试验中，结果衡量指标并不统一，因此与任何给定终点相比，实际参与比较的患者数很低[25]。大多数接受腔内抗反流治疗的患者（或服用 PPI 药物的患者）食管 pH 并未见正常化。大多数关于 Stretta 的研究，包括已发表的随机试验，报道了 pH 暴露的改善。3 项研究中有 2 项报告了 LES 压力的改善及生活质量分数的提高。与大多数腔内抗反流手术相似，Stretta 的严重不良事件报告率非常低（在大于15 000 例手术中仅有 26 例）[27]。

Stretta 在腹腔镜下 Nissen 胃底折叠合并难治性症状的患者中有相关治疗的描述[28]，在袖状胃切除术后的反流患者中也有描述。然而，在 15 例患者的小队列样本研究中，初步公布的结果显示，术前和术后生活质量评分没有变化，只有 20% 的患者能够停止 PPI 治疗。此外，66.7% 的患者在 6 个月随访时报告并不满意[29]。

新术式

抗反流黏膜切除术（anti-reflux mucosectomy, ARMS）和贲门结扎抗反流术（cardia ligation anti-reflux procedure, CLEAR）是两个新的术式。虽然关于这些手术的数据很少，但它们被描述为一种处理胃食管反流患者的新的、不断发展的内镜治疗方案。

Inoue 等最初报道了一例 Barrett 食管内镜黏膜切除术（endoscopic mucosal resection, EMR）后 GERD 症状明显改善的病例。他对 10 例患者进行了随访，这些患者 EMR 范围为 270° 环周，长度为 3 cm（食管 1 cm，贲门 2 cm，ARMS 术式）。结果显示，DeMeester 评分和 pH 评分改善，瓣阀分级（Hill 分级）从 3.2 降低到 1.2。2 例患者出现狭窄，需要球囊扩张。我们认为，在黏膜切除术后愈合过程中，贲门的收缩是 GEJ 狭窄和瓣阀收缩的原因，改善了 GERD 症状[30]。

另一项研究报道了 19 例接受 ARMS 治疗的难治性胃食管反流的患者，随访 6 个月时，GERD-HRQL 评分显著改善，68%（13/19）的患者脱离 PPI 治疗。有 3 例患者出现早期吞咽困难，需要球囊扩张，1 例患者因切除过深导致肌肉损伤，用内镜缝合平台修复。6 例无反应的患者中有 3 例接受了正规的抗反流手术[31]。

CLEAR 术式是 ARMS 术式的演变。该手术使用多个连续的贲门束结扎（270°），没有黏膜切除导致的组织坏死和随后的瘢痕。该手术旨在达到与 ARMS 相似的生理愈合。据报道，该技术已用于 2 例患者，并取得了良好的效果。1 例患者因复发进行了二次手术，但其症状较轻。该手术技术简单，也减少了 ARMS 发生穿孔和出血的风险[32]。

应该注意的是，这两种方法都还是研究性的，需要在设计良好的临床试验的背景下进行。

结论

内镜治疗是胃食管反流治疗的重要组成部分，其他还包括调整生活方式、药物治疗、磁性括约肌增强、腹腔镜裂孔疝修补部分或完全胃底折叠术，以及对病态肥胖患者行减重手术（Roux-en-Y 胃旁路）等。正如大多数功能性疾病的治疗一样，不同术式适应证的选择对于良好的结果是至关重要的。美国胃肠内镜协会（American

Society of Gastrointestinal Endoscopy，ASGE）和美国胃肠内镜外科医师协会（the Society of American Gastrointestinal and Endoscopic Surgeons，SAGES）都建议对考虑行内镜治疗胃食管反流患者进行仔细选择[33, 34]。

内镜下治疗胃食管反流效果最好的患者包括内镜下解剖良好（没有或有非常小的 < 2 cm 的滑动裂孔疝）[13, 14]、典型症状、对 PPI 治疗完全缓解、体质指数正常的患者[35]。那些有非典型症状（特别是反流）的患者也可能受益于内镜治疗，例如，接受正规胃底折叠术后出现复发症状，但没有证据证实食管裂孔疝复发的患者，内镜腔内治疗可能是有价值的。所有内镜治疗的一个共同问题是治疗效果往往随着时间的推移而下降。随访时间最长的是 Stretta，在 10 年随访过程中，

大约只有 1/2 的患者完全脱离抗酸药物[36]。

详细的检查非常重要。内镜检查包括内镜对食管胃交界处解剖的详细描述，包括 Hill 瓣阀分级，上消化道系列 / 钡剂研究，以及不典型症状或对 PPI 药物无反应患者的 pH 探针检测。对于内镜治疗胃食管反流的患者，并无必要对每个人行测压检查，但对于有食管运动障碍病史或影像学检查提示有此类疾病的患者，如贲门失弛缓症，应考虑测压。

在与考虑行内镜下胃食管反流治疗的患者谈话时，关于预期治疗结果与文献有关长期结果的交代是很有必要的。腔内治疗并不仅是治愈反流的手段，更是一个综合管理反流患者的补充工具。正规的腹腔镜下部分或完全胃底折叠术治疗失败的患者也可接受腔内治疗[37, 38]。

参考文献

[1] Rotman SR, Bishop TF. Proton pump inhibitor use in the U.S. ambulatory setting, 2002−2009. PLoS One. 2013; 8(2): e56060. https://doi.org/10.1371/journal.pone.0056060.

[2] Fass R. Proton pump inhibitor failure — what are the therapeutic options? Am J Gastroenterol. 2009; 104 Suppl 2: S33−8. https://doi.org/10.1038/ajg.2009.50.

[3] Safety of Long-Term PPI Use. JAMA. 2017; 318(12): 1177−8. https://doi.org/10.1001/jama.2017.13272.

[4] Huang X, Chen S, Zhao H, Zeng X, Lian J, Tseng Y, Chen J. Efficacy of transoral incisionless fundoplication (TIF) for the treatment of GERD: a systematic review with meta-analysis. Surg Endosc. 2017; 31(3): 1032−44. https://doi.org/10.1007/s00464-016-5111-7.

[5] Bell RC, Hufford RJ, Fearon J, Freeman KD. Revision of failed traditional fundoplication using EsophyX transoral fundoplication. Surg Endosc. 2013; 27(3): 761−7. https://doi.org/10.1007/s00464-012-2542-7.

[6] Trad KS, Barnes WE, Simoni G, Shughoury AB, Mavrelis PG, Raza M, Heise JA, Turgeon DG, Fox MA. Transoral incisionless fundoplication effective in eliminating GERD symptoms in partial responders to proton pump inhibitor therapy at 6 months: the TEMPO Randomized Clinical Trial. Surg Innov. 2015; 22(1): 26−40. https://doi.org/10.1177/1553350614526788.

[7] Trad KS, Barnes WE, Prevou ER, Simoni G, Steffen JA, Shughoury AB, Raza M, Heise JA, Fox MA, Mavrelis PG. The TEMPO Trial at 5 years: Transoral Fundoplication (TIF 2.0) is safe, durable, and cost-effective. Surg Innov. 2018; 25(2): 149−57. https://doi.org/10.1177/1553350618755214.

[8] Hunter JG, Kahrilas PJ, Bell RC, Wilson EB, Trad KS, Dolan JP, Perry KA, Oelschlager BK, Soper NJ, Snyder BE, Burch MA, Melvin WS, Reavis KM, Turgeon DG, Hungness ES, Diggs BS. Efficacy of transoral fundoplication vs omeprazole for treatment of regurgitation in a randomized controlled trial. Gastroenterology. 2015;

148(2): 324−333 e325. https://doi. org/10.1053/j.gastro. 2014.10.009.

[9] Hakansson B, Montgomery M, Cadiere GB, Rajan A, Bruley des Varannes S, Lerhun M, Coron E, Tack J, Bischops R, Thorell A, Arnelo U, Lundell L. Randomised clinical trial: transoral incisionless fundoplication vs. sham intervention to control chronic GERD. Aliment Pharmacol Ther. 2015; 42(11−12): 1261−70. of gastroesophageal reflux disease. Am J Gastroenterol.2015; 110(4): 531−42. https://doi.org/10.1111/apt.13427.

[10] Witteman BP, Conchillo JM, Rinsma NF, Betzel B, Peeters A, Koek GH, Stassen LP, Bouvy ND. Randomized controlled trial of transoral incisionless fundoplication vs. proton pump inhibitors for treatment https://doi.org/10.1038/ajg.2015.28.

[11] Richter JE, Kumar A, Lipka S, Miladinovic B, Velanovich V. Efficacy of laparoscopic nissen fundoplication vs transoral Incisionless fundoplication or proton pump inhibitors in patients with gastroesophageal reflux disease: a systematic review and network meta-analysis. Gastroenterology. 2018; 154(5): 1298−1308 e1297. https://doi.org/10.1053/j. gastro.2017.12.021.

[12] Chimukangara M, Jalilvand AD, Melvin WS, Perry KA. Long-term reported outcomes of transoral incisionless fundoplication: an 8-year cohort study. Surg Endosc.2019; 33(4): 1304−9. https://doi.org/10.1007/s00464-018-6403-x.

[13] Testoni PA, Testoni S, Mazzoleni G, Vailati C, Passaretti S. Long-term efficacy of transoral incisionless fundoplication with Esophyx (Tif 2.0) and factors affecting outcomes in GERD patients followed for up to 6 years: a prospective single-center study. Surg Endosc. 2015; 29(9): 2770−80. https://doi.org/10.1007/s00464-014-4008-6.

[14] Ihde GM 2nd, Pena C, Scitern C, Brewer S. pH scores in hiatal repair with transoral incisionless fundoplication. JSLS. 2019; 23: 1. https://doi.org/10.4293/JSLS.2018.00087.

[15] Hakanson BS, Lundell L, Bylund A, Thorell A. Comparison of

laparoscopic 270 degrees posterior partial fundoplication vs total fundoplication for the treatment of gastroesophageal reflux disease: a randomized clinical trial. JAMA Surg. 2019; https://doi.org/10.1001/jamasurg.2019.0047.

[16] Nicolau AE, Lobontiu A. Transoral Incisionless Fundoplication TIF 2.0 with "EsophyX Z(R)" device for GERD: seven years after endo lumenal fundoplication. World's first case report. Chirurgia (Bucur). 2018; 113(6): 849−56. https://doi.org/10.21614/chirurgia.113.6.849.

[17] Roy-Shapira A, Bapaye A, Date S, Pujari R, Dorwat S. Trans-oral anterior fundoplication: 5-year follow-up of pilot study. Surg Endosc. 2015; 29(12): 3717−21. https://doi.org/10.1007/s00464-015-4142-9.

[18] Zacherl J, Roy-Shapira A, Bonavina L, Bapaye A, Kiesslich R, Schoppmann SF, Kessler WR, Selzer DJ, Broderick RC, Lehman GA, Horgan S. Endoscopic anterior fundoplication with the Medigus Ultrasonic Surgical Endostapler (MUSE) for gastroesophageal reflux disease: 6-month results from a multi-center prospective trial. Surg Endosc. 2015; 29(1): 220−9. https://doi.org/10.1007/s00464-014-3731-3.

[19] Kim HJ, Kwon CI, Kessler WR, Selzer DJ, McNulty G, Bapaye A, Bonavina L, Lehman GA. Long-term follow-up results of endoscopic treatment of gastroesophageal reflux disease with the MUSE endoscopic stapling device. Surg Endosc. 2016; 30(8): 3402−8. https://doi. org/10.1007/s00464-015-4622-y.

[20] Lankarani A, Costamagna G, Boskoski I, Nieto J, Lehman GA, Kessler WR, Selzer DJ, Neuhaus H, Beyna T, Mehta S, Shah S, Rey J, Haber GB, Kiesslich R, Starpoli AA, Abu Dayyeh BK, Stavropoulos SN, Caca K, Chang KJ, Fanti L, Testoni PA. Updated results from an international multi-center registry study for endoscopic anterior fundoplication. Gastrointest Endosc. 2018; 87(6S): AB282.

[21] Franciosa M, Triadafilopoulos G, Mashimo H. Stretta radiofrequency treatment for GERD: a safe and effective modality. Gastroenterol Res Pract. 2013; 2013: 783815. https://doi. org/10.1155/2013/783815.

[22] Corley DA, Katz P, Wo JM, Stefan A, Patti M, Rothstein R, Edmundowicz S, Kline M, Mason R, Wolfe MM. Improvement of gastroesophageal reflux symptoms after radiofrequency energy: a randomized, sham-controlled trial. Gastroenterology. 2003; 125(3): 668−76.

[23] Coron E, Sebille V, Cadiot G, Zerbib F, Ducrotte P, Ducrot F, Pouderoux P, Arts J, Le Rhun M, Piche T, Bruley d, Varannes S, Galmiche JP, Consortium de Recherche Independant sur le Traitement et L'exploration du Reflux Gastro-oesophagien, et al. Clinical trial: radiofrequency energy delivery in proton pump inhibitor-dependent gastro-oesophageal reflux disease patients. Aliment Pharmacol Ther. 2008; 28(9): 1147−58. https://doi. org/10.1111/j.1365-2036.2008.03790.x.

[24] Aziz AM, El-Khayat HR, Sadek A, Mattar SG, McNulty G, Kongkam P, Guda MF, Lehman GA. A prospective randomized trial of sham, single-dose Stretta, and double-dose Stretta for the treatment of gastroesophageal reflux disease. Surg Endosc. 2010; 24(4): 818−25. https://doi.org/10.1007/s00464-009-0671-4.

[25] Fass R, Cahn F, Scotti DJ, Gregory DA. Systematic review and meta-analysis of controlled and prospective cohort efficacy studies of endoscopic radiofrequency for treatment of gastroesophageal reflux disease. Surg Endosc. 2017; 31(12): 4865−82. https://doi.org/10.1007/s00464-017-5431-2.

[26] Lipka S, Kumar A, Richter JE. No evidence for efficacy of radiofrequency ablation for treatment of gastroesophageal reflux disease: a systematic review and meta-analysis. Clin Gastroenterol Hepatol. 2015; 13(6): 1058−1067 e1051. https://doi.org/10.1016/j.cgh.2014.10.013.

[27] Richardson WS, Stefanidis D, Fanelli RD. Society of American gastrointestinal and endoscopic surgeons response to "no evidence for efficacy of radiofrequency ablation for treatment of gastroesophageal reflux disease: a systematic review and meta-analysis". Clin Gastroenterol Hepatol. 2015; 13(9): 1700−1. https://doi.org/10.1016/j.cgh.2015.02.007.

[28] Noar M, Squires P, Khan S. Radiofrequency energy delivery to the lower esophageal sphincter improves gastroesophageal reflux patient-reported outcomes in failed laparoscopic Nissen fundoplication cohort. Surg Endosc. 2017; 31(7): 2854−62. https://doi.org/10.1007/s00464-016-5296-9.

[29] Khidir N, Angrisani L, Al-Qahtani J, Abayazeed S, Bashah M. Initial experience of endoscopic radiofrequency waves delivery to the lower esophageal sphincter (stretta procedure) on symptomatic gastroesophageal reflux disease post-sleeve gastrectomy. Obes Surg. 2018; 28(10): 3125−30. https://doi.org/10.1007/s11695-018-3333-6.

[30] Inoue H, Ito H, Ikeda H, Sato C, Sato H, Phalanusitthepha C, Hayee B, Eleftheriadis N, Kudo SE. Anti-reflux mucosectomy for gastroesophageal reflux disease in the absence of hiatus hernia: a pilot study. Ann Gastroenterol. 2014; 27(4): 346−51.

[31] Hedberg HM, Kuchta K, Ujiki MB. First experience with banded Anti-reflux Mucosectomy (ARMS) for GERD: feasibility, safety, and technique (with video). J Gastrointest Surg. 2019; https://doi.org/10.1007/s11605-019-04115-1.

[32] Chuttani R, De Moura DT, Cohen J. Clear: Cardia ligation anti-reflux procedure for gerd. Gastrointest Endosc. 2017; 85(5S): AB110.

[33] Committee ASoP, Muthusamy VR, Lightdale JR, Acosta RD, Chandrasekhara V, Chathadi KV, Eloubeidi MA, Fanelli RD, Fonkalsrud L, Faulx AL, Khashab MA, Saltzman JR, Shaukat A, Wang A, Cash B, JM DW. The role of endoscopy in the management of GERD. Gastrointest Endosc. 2015; 81(6): 1305−10. https://doi.org/10.1016/j.gie.2015.02.021.

[34] Dunkin B, Eubanks S, Marks J, Marohn M, Park A, Ponsky J, Rattner D, Rosenthal R, Shah P, Smith CD, Soper N, Swanstrom L, Thaler K. Position statement on endolumenal therapies for gastrointestinal diseases. SAGES. 2009. https://www.sages.org/publications/guidelines/position-statement-on-endolumenal-therapies-for-gastrointestinal-diseases/.

[35] Mayor MA, Fernando HC. Endoluminal approaches to gastroesophageal reflux disease. Thorac Surg Clin. 2018; 28(4): 527−32. https://doi.org/10.1016/j.thorsurg.2018.07.008.

[36] Noar M, Squires P, Noar E, Lee M. Long-term maintenance effect of radiofrequency energy delivery for refractory GERD: a decade later. Surg Endosc. 2014; 28(8): 2323−33. https://doi.org/10.1007/s00464-014-3461-6.

[37] Bell RC, Kurian AA, Freeman KD. Laparoscopic anti-reflux revision surgery after transoral incisionless fundoplication is safe and effective. Surg Endosc. 2015; 29(7): 1746−52. https://doi.org/10.1007/s00464-014-3897-8.

[38] Ashfaq A, Rhee HK, Harold KL. Revision of failed transoral incisionless fundoplication by subsequent laparoscopic Nissen fundoplication. World J Gastroenterol. 2014; 20(45): 17115−9. https://doi.org/10.3748/wjg.v20.i45.17115.

[39] Kethman W, Hawn M. New approaches to gastroesophageal reflux disease. J Gastrointest Surg. 2017; 21(9): 1544−52. https://doi.org/10.1007/s11605-017-3439-5.

第 3 章

磁性括约肌增强器
Magnetic Sphincter Augmentation

Kathleen L. Lak and Jon C. Gould

孙益峰　李春光　译

引言

胃食管反流病（GERD）是美国最常见的胃肠道疾病，总发病率为 10%～25%[1]。胃食管反流病的病理生理很复杂，可能与胃食管交界处的抗反流屏障功能失效有关[2]。其症状令患者十分痛苦，并可导致食管组织损伤。胃食管反流病的并发症包括反流性食管炎、食管狭窄、Barrett 食管或食管腺癌。美国每年诊断、处理和治疗胃食管反流病需要花费超过 100 亿美元的卫生保健费用，另外还有约 750 亿美元的间接费用[4]。

抑酸药物是 GERD 患者的一线和主要治疗方法[3]。药物抑酸的作用机制是降低反流液的酸含量和 pH，并相应改善临床症状和反流性食管炎[3]。质子泵抑制剂（PPI）能有效地改变反流的性质，但不能完全抑制反流。非酸性反流（包括胆汁和其他胃内容物）常持续存在[5]。PPI 治疗可导致许多不良事件的发生，包括梭状芽孢杆菌感染、骨质疏松和病理性骨折、痴呆、肾功能不全、心肌梗死和维生素 B_{12} 缺乏等[6]。

尽管持续进行药物治疗，但许多胃食管反流患者对反流症状的控制仍不满意[7, 8]。对于药物难以控制的胃食管反流症状、出现胃食管反流并发症、因费用问题或担心不良反应而希望停止抑酸药治疗等情况的患者，应考虑给予手术干预。腹腔镜 Nissen 胃底折叠术（LNF）是治疗胃食管反流的主要外科手段，已证明是治疗难治性胃食管反流病的一种有效的替代疗法[9]，术后患者具有更高的生活质量。尽管有抗反流手术指征的人数很多，但只有不到 1% 的此类患者接受了这种手术[10]。对于许多患者来说，胃底折叠术潜在不良反应包括吞咽困难、腹胀和不能打嗝或呕吐等，是阻碍患者接受此手术的主要原因。此外，已有研究表明，在接受胃底折叠术的患者中，大约有 10% 的患者因手术失败需行二次手术[11]。磁性括约肌增强器（magnetic sphincter augmentation，MSA）是治疗胃食管反流的一种有前景的新手术方法，与胃底折叠术相比，具有许多潜在的优势。LINX® 抗反流系统（Torax Medical，Inc.，Shoreview，MN，USA）是一种

K. L. Lak · J. C. Gould (✉)
Department of Surgery, Medical College of Wisconsin, Milwaukee, WI, USA
e-mail: jgould@mcw.edu

© Springer Nature Switzerland AG 2021
N. Zundel et al. (eds.), *Benign Esophageal Disease*,
https://doi.org/10.1007/978-3-030-51489-1_3

用于治疗胃食管反流的磁性括约肌增强装置，于2012 年获得美国食品药品管理局（FDA）的批准。

设计和应用

LINX® 磁性括约肌增强器是由一个个钛珠环绕组成，两颗珠子之间由一根钛丝连接。钛丝从珠子两端的小孔穿过，在钛线上独立滑动。磁珠包括钕铁硼磁芯和钛合金外壳。在静止状态下，磁珠间磁力相互吸引增强了食管下括约肌（LES）的张力，同时生理性吞咽食团时具有灵活的扩张性。该装置的设计利用磁珠间的相互吸引力，增加 LES 张力，从而控制反流。然而，较高的生理性压力，如吞咽、呕吐或打嗝时，则能够克服磁珠间磁性吸引力而顺利完成通过。

MSA 装置的外科放置可在日间病房进行。在全身麻醉下经腹腔镜将该装置置于食管胃交界处。与胃底折叠术不同，MSA 装置的放置仅需在食管裂孔处游离出腹段食管，并且不需要切断胃短动脉的分支或游离胃底。利用测量工具在合适的位置测量食管外周，以选择合适大小的MSA 装置。MSA 器械应放置在胃食管连接处，注意装置不要对食管组织造成明显的压迫，通常置于食管和迷走神经后干之间。该手术技术较胃底折叠术简单，易于复制。

适应证和禁忌证

LINX®MSA 装置适用于药物治疗无效的胃食管反流患者。对于已知或怀疑对镍、不锈钢、钛或铁材料过敏的患者禁用。FDA 尚未对体质指数（BMI）大于 35 kg/m^2、Barrett 食管、食管炎 C 级或 D 级（LA 分类标准）或有显著食管运动性障碍疾病的患者进行安全性和有效性评估[10]。当前一代的 LINX® 装置可应用于不高于1.5 特斯拉的 MRI。

早期研发

LINX® 装置在获得 FDA 的批准前进行了近十年的开发和动物实验[12, 13]。该装置首先在动物模型（猪）中初步证明了其安全性和可行性。植入该设备的动物能够正常进食，体重适当增加，也没有发生装置腐蚀事件。继该研究后，2008 年发表了一项针对该术式的可行性临床试验[14]。在这项前瞻性多中心试验中，41 例患者在食管胃交界处置入 MSA 装置。纳入标准包括有明显临床反流症状的患者，至少部分经过质子泵抑制剂的治疗，食管酸暴露异常，食管收缩能力正常。排除标准包括食管裂孔疝 > 3 cm、食管炎 C 级或 D 级、BMI > 35 kg/m^2。本研究中所有患者的临床症状均有显著改善，80% 的患者 pH 恢复正常。

上市后应用及长期随访

在 1 年和 2 年的随访后，前瞻性临床试验结果进行了相应的更新。在所有患者中，分别有90% 和 86% 的患者完全停止使用 PPI 药物[15]。该可行性试验进一步表明，MSA 植入后没有移位、侵蚀或导致黏膜损伤的病例，证实了其安全性。术后，46% 的患者会出现吞咽困难，在没有任何干预的情况下，90 天内会自行缓解。进行 GERD 健康相关生活质量（GERD-HRQL）评分分析，发现术后 1 年和 2 年 GERD-HRQL评分分别下降 85% 和 90%[15]。随访 5 年，未见迟发性并发症的报道[16]。难治性吞咽困难基线时为 5%，术后 5 年为 6%；嗳气基线时为 52%，术后 5 年随访下降为 8.3%。经过 5 年的随访，MSA 装置明显地改善了患者 GERD 症状，并伴有很少的并发症。

MSA 上市后的早期经验被许多出版物发表。Lipham 等报道了前 1 000 例入组植入 MSA装置的患者安全情况[17]。术中/围手术期并发症发生率为 0.1%，再手术率为 3.4%。在这项研究中，装置取出最常见的原因是吞咽困难。另一项关于 MSA 装置移除的研究纳入了 164 例患者，其中 6.4% 的患者移除了 MSA 装置（其中2 例移除原因为装置腐蚀）[18]。在该单中心研究中，最常见的移除原因除吞咽困难外为复发性反流或胃灼热。该研究的作者强调，即使腐蚀到食管腔内，MSA 装置也可以相对容易地被取出。

　　Bell 等设计了一项前瞻性随机对照试验，该试验旨在评估 MSA 装置在每天进行一次 PPI 治疗的中度至重度胃食管反流患者中的使用情况[19]。患者被随机分为 2 个治疗组，即加药治疗（每天 2 次 PPI 给药）组和手术放置 MSA 装置组。6 个月后，手术组中 81% 的患者 GERD-HRQL 评分改善大于 50%，而每天 2 次 PPI 给药组中 GERD-HRQL 评分的改善率仅为 8%（P < 0.001）。外科治疗组有 89% 的患者反流得到改善，而在药物治疗组中，仅 10% 的患者得到改善。MSA 植入后 6 个月，手术组 91% 的患者不再接受 PPI 治疗。虽然已经对药物治疗与 MSA 植入术进行了随机分组比较的研究，并发表了临床研究结果，但尚未有 MSA 手术与腹腔镜下胃底折叠术的比较。最接近的比较研究是由 Reynolds 等发起的，为比较腹腔镜 Nissen 胃底折叠术和腹腔镜 MSA 植入术 1 年后两组患者的症状改善程度，根据术前疾病的严重程度，两组患者用倾向性评分来匹配[20]。研究结果显示，两种手术有相似的反流症状改善率、患者满意度和术后吞咽困难的发生率。在打嗝或呕吐能力方面，两种术式有显著差异，MSA 优于胃底折叠术。MSA 患者术后不能打嗝的发生率为 8.5%，呕吐无力发生率为 4.3%，而胃底折叠术组患者不能打嗝和不能呕吐的发生率分别为 25.5% 和 21.3%（P = 0.004）。两组患者术后第一年需要内镜扩张的发生率没有显著差异。

　　磁力环植入术涉及材料本身的固有成本，这一点腹腔镜下胃底折叠术并不涉及。一般来说，大多数 MSA 患者在手术当天出院，而多数胃底折叠术患者需在医院住一晚。与 MSA 手术相比，胃底折叠的手术时间通常更长。为比较 MSA 植入术与胃底折叠术的成本，Reynolds 等研究发现，两者之间平均花费无明显差异（MSA∶LNF =

48 491 美元∶50 111 美元；P = 0.506）。这表明 MSA 以较低的医院费用提供了与胃底折叠术类似的有效性和安全性。

　　随着 MSA 上市后的经验逐步增加，外科医师已经扩大了其适应证，而且对于一些没有经过 FDA 上市前研究的症状患者，也在尝试植入该设备进行治疗。被列为谨慎植入 MSA 装置的患者，植入后显示了良好的效果。对于食管裂孔疝甚至 Barrett 食管的结果亦已报道[22-24]。尽管最初的 MSA 植入技术要求在食管裂孔处进行尽可能小的游离，并强调保留膈食管韧带，但该技术已经发展到可以进行完整的食管裂孔游离。Tatum 等比较了"最小范围游离"时 MSA 植入的临床结果和行食管裂孔完全解剖并分离膈膜和韧带的 MSA 植入的临床结果[24]。完整游离裂孔的患者反流复发率及再手术率均降低。Rona 等回顾性研究了 192 例 MSA 植入患者，其中 27.1% 的裂孔疝 ≥ 3 cm。在中位随访时间为 12 个月时，与疝 < 3 cm 或无疝的患者相比，裂孔疝 ≥ 3 cm 的患者 PPI 复用率和 GERD-HRQL 评分更低[23]。在该研究中，在症状改善和对吞咽困难的干预方面没有差异。这些作者认为，对于那些合并或不合并大的裂孔疝的患者，MSA 治疗的短期结果是相似的。

结论

　　胃食管反流是美国最常见的胃肠疾病。抗酸药物治疗在许多患者中并不完全有效，对长期药物治疗的担忧正在逐渐增加。尽管如此，在符合手术条件并能从中受益的患者中，实际接受抗反流手术的患者只占非常小的一部分，主要原因为腹腔镜下胃底折叠术的有创性、不良反应和失败率。MSA 植入是一种新颖的、有前景的选择，与胃底折叠术不良反应相比，其有明显的优点。MSA 植入术安全有效，是胃食管反流患者的重要选择。

参考文献

[1] Dent J, El-Serag HB, Wallander MA, Johansson S. Epidemiology of gastro-oesophageal reflux disease: a systematic review. Gut. 2005; 54(5): 710−7.

[2] Stefanidis D, Hope WW, Kohn GP, et al. Guidelines for surgical treatment of gastroesophageal reflux disease. Surg Endosc. 2010; 24(11): 2647−69.

[3] Kahrilas PJ, Shaheen NJ, Vaezi MF, Institute AGA, Committee CPaQM. American Gastroenterological Association Institute technical review on the management of gastroesophageal reflux disease. Gastroenterology. 2008; 135(4): 1392−413, 1413.e1391−95.

[4] El-Serag HB. Time trends of gastroesophageal reflux disease: a systematic review. Clin Gastroenterol Hepatol. 2007; 5(1): 17−26.

[5] Vela MF, Camacho-Lobato L, Srinivasan R, Tutuian R, Katz PO, Castell DO. Simultaneous intraesophageal impedance and pH measurement of acid and nonacid gastroesophageal reflux: effect of omeprazole. Gastroenterology. 2001; 120(7): 1599−606.

[6] Maes ML, Fixen DR, Linnebur SA. Adverse effects of proton-pump inhibitor use in older adults: a review of the evidence. Ther Adv Drug Saf. 2017; 8(9): 273−97.

[7] Dean BB, Gano AD, Knight K, Ofman JJ, Fass R. Effectiveness of proton pump inhibitors in nonerosive reflux disease. Clin Gastroenterol Hepatol. 2004; 2(8): 656−64.

[8] Sharma N, Agrawal A, Freeman J, Vela MF, Castell D. An analysis of persistent symptoms in acid-suppressed patients undergoing impedance-pH monitoring. Clin Gastroenterol Hepatol. 2008; 6(5): 521−4.

[9] Anvari M, Allen C, Marshall J, et al. A randomized controlled trial of laparoscopic Nissen fundoplication versus proton pump inhibitors for the treatment of patients with chronic gastroesophageal reflux disease (GERD): 3-year outcomes. Surg Endosc. 2011; 25(8): 2547−54.

[10] Telem DA, Wright AS, Shah PC, Hutter MM. SAGES technology and value assessment committee (TAVAC) safety and effectiveness analysis: LINX. Surg Endosc. 2017; 31(10): 3811−26.

[11] Zhou T, Harnsberger C, Broderick R, et al. Reoperation rates after laparoscopic fundoplication. Surg Endosc. 2015; 29(3): 510−4.

[12] Ganz RA, Gostout CJ, Grudem J, Swanson W, Berg T, DeMeester TR. Use of a magnetic sphincter for the treatment of GERD: a feasibility study. Gastrointest Endosc. 2008; 67(2): 287−94.

[13] committee. GaUDPottMDa. LINX Reflux Management PMA briefing. 2012. Accessed 25 Jan 2019.

[14] Bonavina L, Saino GI, Bona D, et al. Magnetic augmentation of the lower esophageal sphincter: results of a feasibility clinical trial. J Gastrointest Surg. 2008; 12(12): 2133−40.

[15] Bonavina L, DeMeester T, Fockens P, et al. Laparoscopic sphincter augmentation device eliminates reflux symptoms and normalizes esophageal acid exposure: one- and 2-year results of a feasibility trial. Ann Surg. 2010; 252(5): 857−62.

[16] Saino G, Bonavina L, Lipham JC, Dunn D, Ganz RA. Magnetic sphincter augmentation for gastroesophageal reflux at 5 years: final results of a pilot study show long-term acid reduction and symptom improvement. J Laparoendosc Adv Surg Tech A. 2015; 25(10): 787−92.

[17] Lipham JC, Taiganides PA, Louie BE, Ganz RA, DeMeester TR. Safety analysis of first 1000 patients treated with magnetic sphincter augmentation for gastroesophageal reflux disease. Dis Esophagus. 2015; 28(4): 305−11.

[18] Asti E, Siboni S, Lazzari V, Bonitta G, Sironi A, Bonavina L. Removal of the magnetic sphincter augmentation device: surgical technique and results of a single-center cohort study. Ann Surg. 2017; 265(5): 941−5.

[19] Bell R, Lipham J, Louie B, et al. Laparoscopic magnetic sphincter augmentation versus double-dose proton pump inhibitors for management of moderate-to-severe regurgitation in GERD: a randomized controlled trial. Gastrointest Endosc. 2019; 89(1): 14−22.e11.

[20] Reynolds JL, Zehetner J, Wu P, Shah S, Bildzukewicz N, Lipham JC. Laparoscopic magnetic sphincter augmentation vs laparoscopic Nissen fundoplication: a matched-pair analysis of 100 patients. J Am Coll Surg. 2015; 221(1): 123−8.

[21] Reynolds JL, Zehetner J, Nieh A, et al. Charges, outcomes, and complications: a comparison of magnetic sphincter augmentation versus laparoscopic Nissen fundoplication for the treatment of GERD. Surg Endosc. 2016; 30(8): 3225−30.

[22] Alicuben ET, Tatum JM, Bildzukewicz N, et al. Regression of intestinal metaplasia following magnetic sphincter augmentation device placement. Surg Endosc. 2019; 33(2): 576−9.

[23] Rona KA, Reynolds J, Schwameis K, et al. Efficacy of magnetic sphincter augmentation in patients with large hiatal hernias. Surg Endosc. 2017; 31(5): 2096−102.

[24] Tatum JM, Alicuben E, Bildzukewicz N, Samakar K, Houghton CC, Lipham JC. Minimal versus obligatory dissection of the diaphragmatic hiatus during magnetic sphincter augmentation surgery. Surg Endosc. 2019; 33(3): 782−8.

第4章

胃食管反流病的外科治疗
Surgical Therapy for GERD

Ariel Shuchleib, Elias Chousleb, and Natan Zundel

王知非　毛金磊　译

引言

抗反流手术有着悠久的历史。1936年，Rudolph Nissen 进行了第一次胃底折叠术。然而，他这么做并不是为了防止反流，而是为了"保护"远端食管切除术后的吻合口。1951年，Allison 第一次描述了一种旨在防止反流的手术，几年之后的1955年，抗反流的 Nissen 胃底折叠术出现了[1]。

然而，直到20世纪90年代，抗反流手术才随着腹腔镜手术的诞生而普及。在这10年期间，根据美国全国住院患者样本（nationwide inpatient sample，NIS）的数据，美国开展的手术逐步增加，1999年开展了31 695例，而从那以后，胃底折叠术稳定下降。下降的原因可能是药物疗效的提高、新型内镜和外科手术或对术后长期效果的担忧[2]。

在本章中，我们会回顾胃食管反流的病理生理、术前评估、目前的外科治疗与其疗效。

临床表现和病理生理

胃食管反流病最常见的临床表现是胸痛、反流、吞咽困难或睡眠障碍等典型症状。然而，不同系统如耳鼻喉、肺部、心脏和口腔的多种非典型症状可能都与胃食管反流病有关。一些常见的非典型症状有喉炎、声音嘶哑、喉咙痛、鼻窦炎、耳炎、哮喘、慢性咳嗽、支气管炎/肺炎、胸痛、口腔问题和口臭等。据估计，美国有60%的哮喘患者的病因可能有与反流有关[3]。

胃食管交界处功能不全

胃食管交界处（GEJ）是一个有着多种不同

A. Shuchleib (✉)
Department of General Surgery, ABC Medical Center, Mexico City, Mexico

E. Chousleb
Department of General Surgery, The Bariatric and Sleeve Gastrectomy Center at Jackson North, Miami, FL, USA

N. Zundel
Department of Surgery, University at Buffalo, Miami, FL, USA

© Springer Nature Switzerland AG 2021
N. Zundel et al. (eds.), *Benign Esophageal Disease*,
https://doi.org/10.1007/978-3-030-51489-1_4

抗反流机制的复合体，其中任何一个功能障碍都会导致反流病。

一过性食管下括约肌松弛

一过性食管下括约肌松弛（transient lower esophageal sphincter relaxations，TLESR）是一种可以清除胃内气体和打嗝的机制。

— 当这种情况发生时，食管下括约肌（LES）松弛，对膈膜、膈脚的刺激受到抑制，食管的纵向括约肌松弛。

— 当这一事件发生时，有 93% 的可能会发生胃酸反流。

食管下括约肌低压

— 定义为食管下括约肌压力小于 10 mmHg。

— 这是一种不常见的反流病因，在紧张或重度 LES 压力降低时可能会发生反流。

胃食管反流交界处的解剖学破坏

— 如果食管下括约肌与横膈膈脚不对齐，抗反流机制的效果会明显减弱，导致胃食管反流病的发生。

— 最常见的是在食管裂孔疝之后。较大的食管裂孔疝患者的食管下括约肌压力更弱，食管蠕动也更弱。

产酸增加

在大多数胃食管反流病患者中，酸的产生是正常的。然而，在某些高分泌状态的人群中，如佐林格–埃利森（Zollinger-Ellison）综合征患者，酸水平的增加超过了保护机制，导致了严重的反流。

当酸、胆汁和消化酶与食管接触时，可能会导致一些并发症，如 Barrett 食管甚至是食管癌[5]。

食管动力和酸清除功能受损

暴露于胃酸后，需要做食管清除以限制症状和损害。长时间接触 pH < 4.0 的液体会导致严重的黏膜损伤。食管动力障碍或 LES 压力降低

（小于 30 mmHg）可能是 GERD 的一个促进因素；然而，反流本身可能导致食管动力恶化。当反流得到纠正、恶性循环被打破时，食管动力可以得到一些改善，特别是在患有严重食管炎的患者中[4, 6]。

肥胖

肥胖是发生 GERD 的一个重要危险因素。肥胖并不是单一的机制，而是多种因素的组合。中心性肥胖导致腹内压增加，腹内压的增加降低了突破抗反流机制的阈值。肥胖还增加了患者发生裂孔疝的易感性。

在此基础上，肥胖人群的食管运动障碍患病率增加，静息 LES 压力降低，食管蠕动减弱，一过性食管下括约肌松弛数量增加[7]。Jacobson 等对 10 000 名以上的女性进行了一项研究，发现体质指数与反流症状几乎呈线性相关[8]。

袖状胃切除术

肥胖在全球范围内持续上升，如今袖状胃切除术是最常用的手术方式。据估计，袖状胃切除术占所有减肥手术的近 60%。这个手术重要的问题之一是潜在的胃食管反流。有许多关于袖状胃切除术与复发或重度的胃食管反流的关系，以及发生 Barrett 食管的论文[9]。

对于袖状胃切除术后发生的胃食管反流病，一些可能的机制是胃顺应性不足、腔内压力增加、胃底切除、LES 压力降低，以及如果由于手术技术问题（如袖状胃扭曲或狭窄）出现部分梗阻，则会进一步增加胃内压力[10]。

术前体检

为了讨论可能的手术治疗，准确诊断 GERD 是非常重要的，因为单凭症状的诊断，特异性将低至 30%[11]。内镜检查是所有患者都应该做的检查。黏膜病变不仅可以为我们提供诊断信息，而且可以帮助我们进行相关的病理检测，如 Barrett 食管、幽门螺杆菌、嗜酸性食管炎，甚至

是腺癌。这个检查的另一个好处是可以进行组织活检，进而进行深入的诊断[12]。

- 吞钡试验：它非常清楚地显示解剖结构。这个检查可以识别裂孔疝或特殊情况，如食管过短。除此之外，在射线检查中可以看出反流的程度[13]，以及对食管运动的估计。

- 24 小时 pH 监测：这仍然是诊断 GERD 的金标准。然而，在我们的实践中，除非我们对诊断结果有所疑问，否则不会常规进行这项检查[12]。

- 测压（+/-）阻抗：重要的是，通过这项检查，我们能够评估食管动力。然而，有一些证据表明，对胃底折叠术采取这项个体化的检测方法不会获益[14, 15]。

外科干预措施

胃底折叠术

胃食管反流病最常见的手术是胃底折叠术。关于这一过程有许多技术变化，但最常见的技术是 270° 胃底折叠术（Toupet）和全胃底 360° 折叠术（Nissen）。

多年来，已经进行了多项前瞻性研究，比较了手术和药物治疗 GERD 的效果，并获得了良好的随访，其结果表明，手术治疗是一种很好的选择，而且在许多情况下，比药物治疗更有效。前瞻性研究倾向于手术治疗，在测压、pH 测量和问卷调查方面都有客观和主观的发现，特别是在对质子泵抑制剂有部分反应的患者[16-18]。

当评价慢性疾病的手术效果时，重要的是长期的效果和随访。Marandani 随机将 137 例患者分为开放 Nissen 或 Toupet 胃底折叠术两组，并对他们进行了 18 年的随访。80%～90% 的患者症状得到了控制[19]。同样，Campanello 在瑞典对他的患者进行了腹腔镜胃底折叠术后的 5 年、10 年和 20 年的跟踪调查，发现 87% 的患者对手术后的结果感到满意，84% 的患者会向他们的亲人推荐手术[20]。

多项研究已经将部分胃底折叠术与全胃底折叠术进行了比较，然而关于哪种术式更好还没有达成明确的共识。

一些作者提倡个体化治疗的方法，即对食管动力良好的患者进行全胃底折叠术，对有动力问题的患者进行部分胃底折叠术，但这也一直是一个有争议的主题[21-25]。

为了比较这两种手术，Hajibandeh 等[21]进行了一项 meta 分析，其中包括 3 项随机对照试验（RCT），共有 220 例患者接受了 Nissen 胃底折叠术或 Toupet 胃底折叠术。在 Nissen 组，发生吞咽困难比 Toupet 组更多，其 OR = 10.32（95%CI = 3.47～30.67，$P < 0.000\ 1$），尽管后者术前食管动力障碍 / 吞咽困难的发生率较高。这项研究没有提供关于胃灼热或反流的数据，也没有提供客观的反流数据。

Wang 将连续 80 例患者随机分为 Nissen 组或 Toupet 组两组。对患者进行食管、胃、十二指肠镜检查、测压和 pH 测定。最后两项研究是在术后重复进行的。最后一次随访时，Nissen 组 DeMeester 评分由（43.0 ± 42.1）分降至（10.37 ± 3.10）分，Toupet 组由（42.58 ± 39.38）分降至（12.03 ± 2.18）分（$P < 0.05$）。在两组中，LES 压力在 7～18 mmHg，均有显著的增加，食管功能也有了很大的改善。在他们的研究中，尽管 Nissen 组的 DeMeester 评分在统计学上有显著差异，但临床症状相似，唯一与临床相关的是全胃底折叠组吞咽困难的发生率增加[26]。

Broeders[23]对 7 项随机对照试验（其中 3 项用于 Hajibandeh 研究）进行了不同的 meta 分析，发现两组患者在酸暴露、食管炎、症状复发和满意度方面没有差异。然而，Nissen 组吞咽困难（RR 1.6）、手术再干预（RR 2.1）、食管扩张（RR 2.4）和打嗝无力（RR 2.0）的发生率更高。在他们看来，Toupet 手术应该是首选治疗。

相反，Patti[22]对 357 例随访 70 个月的患者进行了回顾性研究。前 235 例根据测压结果接受个体化的手术。有食管动力障碍的患者行部分胃底折叠术，动力正常的患者行全胃底折叠术。术后，接受部分胃底折叠术的患者 DeMeester 评分为（46 ± 56）分，而接受 Nissen 折叠术的患者为（24±33）分。接受部分胃底折叠术患者的反流症状也较高，与全胃底折叠术分别为33%和15%。最后，Nissen组吞咽困难的发生率略高，与部分胃底折叠术分别为11%和8%。

在接下来的122例患者中，他们做了Nissen测试，而不考虑测压得分，最后，他们对食管动力部分较弱的患者和食管动力较弱的患者进行了比较。术后部分胃底折叠臂DeMeester评分为（46±56）分 *vs.*（10±8）分，反流为33% *vs.* 13%，吞咽困难8% *vs.* 9%。根据结果，研究者推荐360°手术，而不考虑术前的测压。

最近的一项meta分析比较了前180°折叠术和全胃底折叠术，这项研究回顾了6项RCT对531例患者的影响。他们的发现结果是相似的，DeMeester评分和症状缓解，两组中倾向于Nissen组。随访时间小于60个月的患者吞咽困难发生率相似，随访时间较长的患者吞咽困难发生率较低（RR=0.67，95%CI=0.49～0.9，P=0.009）。然而，两组患者所需的内镜扩张次数、胀气症状和不能打嗝的次数相似。两组的主要区别在于前180°折叠术组因症状复发需要再次手术（RR=3.58，95%CI=1.30～9.88，P=0.01）[27]。

Hopkins随机将191例患者分为前部90°胃底折叠术或全胃底折叠术，他用问卷对患者进行了10年的跟踪调查。他发现两组患者总体满意度相似，但前部90°胃底折叠术组的胃灼热评分和服用PPI的必要性更高，而Nissen组吞咽困难的程度更高[28]。

SAGES指南将前部胃底折叠术与Toutpet进行了比较，发现PPI的使用率在统计学上显著增加，食管酸暴露增加，再次手术次数增加，对前部胃底折叠术的满意度较低，但对吞咽困难没有任何改善。出于这个原因，他们得出结论，GERD不应推荐前部胃底折叠手术[13]。

虽然胃底折叠术是一种安全的手术，但也会发生并发症，再次手术后，胃或食管损伤更常见，其发生率约为1%[29, 30]。

如果发生胸膜损伤（大约2%），就会发生胸腹痛，有时麻醉团队会注意到二氧化碳的突然

增加。这通常不会有明显的临床反应，通过过度通气，在拔管和观察前给予正压。术后可给予吸氧和胸部X线检查，但不是常规需要。

脾脏是胃底折叠术中最易损伤的实体器官，它的损伤是由胃底折叠手术时的直接损伤或过度牵引造成的。2.4%的病例会发生这种损伤，其后果各不相同，从无关紧要的小撕裂到脾脏血肿和撕裂伤，或者到需要中转开腹和（或）脾切除术的大出血[5]。

在腹腔镜Nissen胃底折叠术出现之前，通常使用经胸入路。然而，它的受欢迎程度已经显著下降，现在我们很少看到任何关于该入路的文章。由于Belsey Mark Ⅳ对于反流或小型食管裂孔疝的发病率较高，该手术几乎只适用于大型食管裂孔/食管旁疝、重大腹部手术、二次手术、食管运动障碍和极端短食管[31]。

目前比较腹腔镜Nissen胃底折叠术（LNF）和Belsey Mark Ⅳ的证据不多，但在某些具有精确适应证的病例中，Belsey Mark Ⅳ有一定的作用。Mayo诊所的一个研究小组最近公布了他们在2002—2011年接受手术的118例大型食管旁疝（>50%的胃）患者的经验。他们将这些患者与大约在同一时间接受腹腔镜Nissen胃底折叠术（LNF）的患者进行了匹配。在生活质量评分方面，两组的复发率相似。然而，LNF组患者的食管瘘（6.8% *vs.* 0）和再次手术（9.3% *vs.* 2.5%）发生率更高[32]。

食管延长术

Collis胃成形术（Collis gastroplasty）本身并不是一种抗反流的手术，而更多的是在做胃底折叠术时的一种辅助治疗。对于它的应用目前有很大的争论。第一个争议点是它的指征。这项手术是在腹内没有足够的食管时使用的。短食管本身的存在受到了一些作者的质疑[33]。关于这一术式的担忧是胃的不动节段可能会阻碍食管排空并产生吞咽困难[34]，在新食管中会留下壁细胞，从而可能导致反流增加，最后是关于吻合线并发症的担忧。

在需要缝合的患者和不需要缝合的患者之间进行胃底折叠术的比较可能是不准确的，因为需要胃底折叠术的患者已经患有晚期疾病，而这种疾病首先会导致食管较短。最重要的是，在一些研究中，Collis 组的需要缝合率更高[35]。

在 Zehetner 研究中，在进行 Collis 术后，仅有 2 例新发吞咽困难病例。吞咽困难的发生率从 58% 下降到 16%[34]。Weltz 等进行了一项回顾性研究，将 149 例接受 Collis 胃成形术和抗反流手术的患者和 331 例仅接受抗反流手术的患者的结果进行了比较。正如预期的那样，Collis 组的手术时间更长。然而，在 12 个月时，两组的 30 天再入院时间、并发症和生活质量是相同的[35]。

腹腔镜磁力环置入术

食管下括约肌有两种防止反流的机制，即膈脚和固有肌肉括约肌的收缩。2012 年，FDA 批准了一种磁力装置，该装置在上述机制失效时增加 LES 的压力并减少反流。

LINX® 抗反流系统（Torax Medical，Inc.，ShoReview，MN，USA）是一种围绕食管连接在一起的钛珠磁链，可增加 LES 的压力。当食物团块通过时，磁珠就会分离，但由于胃内压较低，磁铁可以防止回流。当胃内压进一步增加时，该装置会打开以允许打嗝或呕吐。

目前，该设备适用于食管动力正常、无食管炎或显著食管裂孔疝的病理性反流患者。

Ganz 报道了连续 100 例患者，并进行了 3 年的随访。他发现，94% 的患者对这一手术感到满意，84% 的患者不再使用 PPI 药物。5 年后，他进行了一项随访研究，结果仍然很好，没有出现重大并发症[36]。

放置该装置后最常见的不良事件是 45%～68% 的患者出现吞咽困难。然而，在大多数情况下，随着时间的推移，它会自行消失，或需要间断使用类固醇类药物，在某些情况下，需要食管扩张。在美国，5 年后吞咽困难的患病率下降到 6%，磁力环取出率从 3% 到 6% 不等，其原因是持续性吞咽困难、吞咽疼痛和胸痛，而最令人担忧的是磁力环移位和侵蚀食管[37]。

根据 Alicuben 的报道，全世界只有 29 例磁力环侵蚀食管的报道，占放置设备的 0.3%。如果设备侵蚀到胃中，在大多数情况下，可以通过内镜或腹腔镜手术将其移除[38]。

胃旁路手术

胃旁路手术是治疗胃食管反流病非常久远的手术之一。它最早是由 Mason 博士在 1967 年描述的[39]。在接下来的几十年里，旁路和反流之间的关系得到了广泛的研究。

肥胖患者不进行胃底折叠术的主要原因之一是，该类人群的胃食管反流复发率接近 30%[40]，而且对体重没有任何重大影响，可能会使减肥或症状复发的二次手术变得非常困难，而且发病率更高。SAGES 指南建议对 BMI > 35 kg/m² 的患者进行减肥手术而避免胃底折叠术，并建议进一步研究对 BMI 在 30～35 kg/m² 的患者进行减肥手术是否需要胃底折叠术[13]。

胃旁路手术纠正反流的机制是多方面的。首先，正如本章前面提到的，肥胖是 GERD 的一个重要风险因素，所以当患者体重减轻时，反流就会减少。此外，由于胃容积减小，壁细胞数量显著减少，进而影响到产酸。最后，使用标准的分流手术，为了让酸或胆汁到达胃或食管，空肠吻合部位距离屈氏韧带至少 100 cm。

在 152 例患者中，转流术后胃灼热、水疹、喉炎、喘息和吸入等症状均有统计学和临床显著改善。他们的 PPI 消耗量从 44% 降到 9%，H₂ 受体阻滞剂的偶尔使用率从 60% 降到 10%[40]。

在最近的一项随机对照研究中，217 例肥胖患者被分配到胃旁路手术组或袖状胃切除手术组，并进行了 5 年的随访。两组患者的体重减轻情况相同。然而，胃旁路手术组 60% 的患者反流消退，而袖状胃切除手术患者的反流消退率为 25%[41]。

目前进行胃旁路手术组的术后死亡率接近 0.16%，其主要是由于肺栓塞，瘘发生率为 1%，出血率为 0.4%。长期并发症，如内疝，可能高达 16%。然而，如果用不可吸收的缝线缝合肠系膜缺损，发生率会显著降低。最后，吻合口溃疡的发生率为 4.5%，尤其是吸烟或有胃瘘的患者[42]。

食管下括约肌电动刺激术（EndoStim）

LES 电刺激可以增加括约肌的张力，而不影响食管的蠕动。2012 年，Rodriguez 等在人体上进行了第一次研究，证明通过置入一种刺激 LES 的装置，可以增加静息压力，减少反流[43]。

LES 刺激器装置方式（EndoStim St Louis.Mo）的工作原理是在腹腔镜下将两个电极相隔 1.5 cm 放置在食管胃交界处的前壁上，这些电极连接到置入式脉冲发生器，然后放在皮下袋中。

脉冲发生器可以通过无线调整和编程[44]。这个设备可在白天提供多达 12 次 30 分钟的电刺激治疗，而这些治疗可以在用餐前或用餐后或患者出现症状时进行编程。

到目前为止，已经发表了小样本病例研究，随访 3 年，结果令人满意，改善了反流，发病率很低[45]；然而，病例数量仍然太少，随访时间相对较短，不能向普通人群推荐这种疗法。

袖状胃切除手术后的反流

正如本章所述，袖状胃切除手术是世界上最常见的减肥手术，它与胃食管反流有关，袖状胃切除手术后反流的处理可能很复杂。这里有一个关于如何处理它的流程图（图 4.1）。

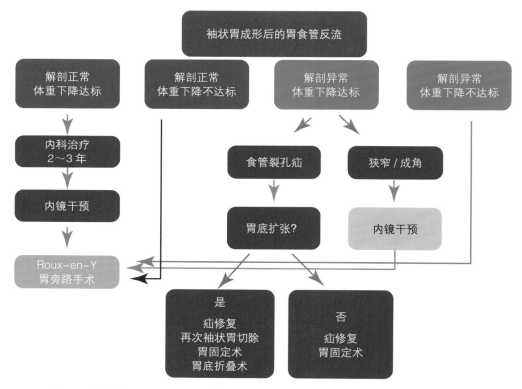

图 4.1　资料来源：Chousleb 等。胃袖状切除术后的胃食管反流病（GERD）。回顾文献并提出处理流程（注：2020 年经作者许可）

参考文献

[1] Stylopoulos N, Rattner DW. the history of hiatal hernia surgery: from Bowditch to laparoscopy. Ann Surg. 2005; 241(1): 185-93.

[2] Finks J, Wei Y, et al. The rise and fall of antireflux surgery in the United States. Surg Endosc. 2006; 20: 1698-701.

[3] Vaezi MF. Atypical manifestations of gastroesophageal

reflux disease. MedGenMed. 2005; 7(4): 25.

[4] Kahrilas PJ. Pathophysiology of reflux esophagitis. In: Grover S, editor. UpToDate. Waltham, MA: UpToDate Inc. https://www.uptodate.com. Accessed on 25 Dec 2019.

[5] Flores L, Krause C, et al. Novel therapies for gastroesophageal reflux disease. Curr Probl Surg. 2019; 56(12): 100692.

[6] Katada N, Moriya H, et al. Laparoscopic antireflux surgery improves esophageal body motility in patients with severe reflux esophagitis. Surg Today. 2014; 44(4): 740−7.

[7] Chang P, Friedenberg F. Obesity & GERD. Gastroenterol Clin North Am. 2014; 43(1): 161−73.

[8] Jacobson B, Somers SC, et al. Body-mass index and symptoms of gastroesophageal reflux in women. N Engl J Med. 2006; 354(22): 2340−8.

[9] Chousleb E, Zundel N, et al. Gastroesophageal Reflux Disease (GERD) post Sleeve Gastrectomy. Review of the literature and proposal of a management algorithm. On: the perfect sleeve 2020.

[10] Stenard F, Iannelli A. Laparoscopic sleeve gastrectomy and gastroesophageal reflux. World J Gastroenterol. 2015; 21(36): 10348−57.

[11] Csendes A, Rencoret G, et al. Relationship between gastroesophageal reflux symptoms and 24 h esophageal pH measurements in patients with normal or minimally abnormal upper endoscopies. Rev Med Chil. 2004; 132: 19−25. (in Spanish).

[12] Melillo R, Herbella F. Preoperative workup, patient selection, surgical technique and follow-up for a successful laparoscopic Nissen fundoplication. Mini-invasive Surg. 2017; 1: 6−11.

[13] SAGES Guidelines for surgical treatment of gastroesophageal reflux disease (GERD). 2010.

[14] Fibbe C, Layer P, et al. Esophageal motility in reflux disease before and after fundoplication: a prospective, randomized, clinical, and manometric study. Gastroenterology. 2001; 121: 5−14.

[15] Yang H, Watson DI, et al. Esophageal manometry and clinical outcome after laparoscopic Nissen fundoplication. J Gastrointest Surg. 2007; 11: 1126−33.

[16] Anvari M, Allen C, et al. A randomized controlled trial of laparoscopic Nissen fundoplication versus proton pump inhibitors for treatment of patients with chronic gastroesophageal reflux disease: One-year follow-up. Surg Innov. 2006; 13: 238−49.

[17] Mahon D, Rhodes M, et al. Randomized clinical trial of laparoscopic Nissen fundoplication compared with proton-pump inhibitors for treatment of chronic gastro-oesophageal reflux. Br J Surg. 2005; 92: 695−9.

[18] Mehta S, Bennett J, et al. Prospective trial of laparoscopic Nissen fundoplication versus proton pump inhibitor therapy for gastroesophageal reflux disease: seven-year follow-up. J Gastrointest Surg. 2006; 10: 1312−6; discussion 1316−1317.

[19] Maradani J, Lundell L, et al. Total or posterior partial fundoplication in the treatment of GERD: results of a randomized trial after 2 decades of follow-up. Ann Surg. 2011; 253: 875−8.

[20] Campanello M, Westin E, et al. Quality of life and gastric acid-suppression medication 20 years after laparoscopic fundoplication. ANZ J Surg. 2020; 90(1−2): 76−80.

[21] Hajibandeh S, Hajibandeh S, et al. Impact of Toupet versus Nissen fundoplication on dysphagia in patients with gastroesophageal reflux disease and associated preoperative esophageal dysmotility: a systematic review and meta-analysis. Surg Innov. 2018; [epub ahead of print].

[22] Patti MG, Fisichella PM, et al. Impact of minimally invasive surgery on the treatment of esophageal achalasia: a decade of change. J Am Coll Surg. 2003; 196(5): 698−703.

[23] Broeders J, Mauritz F, et al. Systematic review and meta-analysis of laparoscopic Nissen (posterior total) versus Toupet (posterior partial) fundoplication for gastro-oesophageal reflux disease. Br J Surg. 2010; 97: 1318−30.

[24] Fernando HC, Luketich JD, et al. Outcomes of laparoscopic Toupet compared to laparoscopic Nissen fundoplication. Surg Endosc. 2002; 16: 905−8.

[25] Håkanson BS, Lundell L, et al. Comparison of laparoscopic 270° posterior partial fundoplication vs total fundoplication for the treatment of gastroesophageal reflux disease: a randomized clinical trial. JAMA Surg. 2019; 154(6): 479−86.

[26] Wang B, Zhang W, et al. A Chinese randomized prospective trial of floppy Nissen and Toupet fundoplication for gastroesophageal disease. Int J Surg. 2015; 23: 35e40.

[27] Du X, Wu JM, et al. Laparoscopic Nissen (total) versus anterior 180° fundoplication for gastroesophageal reflux Disease A meta-analysis and systematic review. Medicine (Baltimore). 2017; 96(37): e8085.

[28] Hopkins RJ, Irvine T, et al. Long-term follow-up of two randomized trials comparing laparoscopic Nissen 360° with anterior 90° partial fundoplication. Br J Surg. 2020 Jan; 107(1): 56−63.

[29] Hunter JG, Smith CD, et al. Laparoscopic fundoplication failures: Patterns of failure and response to fundoplication revision. Ann Surg. 1999; 230(4): 595−604; discussion 604−6.

[30] Watson DI, de Beaux AC. Complications of laparoscopic antireflux surgery. Surg Endosc. 2001; 15(4): 344−52.

[31] Coosemans W, De Leyn P, Deneffe G, Van Raemdonck D, Lerut T. Laparoscopic antireflux surgery and the thoracic surgeon: what now? Eur J Cardiothorac Surg. 1997; 12(5): 683−8.

[32] Laan DV, Agzarian J, et al. A comparison between Belsey Mark IV and laparoscopic Nissen fundoplication in patients with large paraesophageal hernia. J Thorac Cardiovasc Surg. 2018; 156(1): 418−28.

[33] Madan AK, Frantzides CT, et al. The myth of the short esophagus. Surg Endosc. 2004; 18(1): 31−4.

[34] Zehetner J, DeMeester S, et al. Laparoscopic wedge fundectomy for Collis gastroplasty creation in patients with a foreshortened esophagus. Ann Surg. 2014; 260(6): 1030−3.

[35] Weltz AS, Zahiri HR, et al. Patients are well served by Collis gastroplasty when indicated. Surgery. 2017; 162(3): 568−76.

[36] Ganz RA, Edmundowicz SA, et al. Long-term outcomes of patients receiving a magnetic sphincter augmentation device for gastroesophageal reflux. Clin Gastroenterol Hepatol. 2016; 14: 671−7.

[37] Richter JE. Laparoscopic magnetic sphincter augmentation: potential applications and safety are becoming more clear-but the story is not over. Clin Gastroenterol Hepatol. 2020; 18(8): 1685−7.

[38] Alicuben ET, Bell RCW, et al. Worldwide experience with Erosion of the magnetic sphincter augmentation device. J Gastrointest Surg. 2018; 22(8): 1442−7.

[39] Mason EE, Ito C. Gastric bypass in obesity. Surg Clin N Am. 1967; 47: 1345−51.

[40] Frezza EE, Ikramuddin S, et al. Symptomatic improvement in gastroesophageal reflux disease (GERD) following

laparoscopic Roux-en-Y gastric bypass. Surg Endosc. 2002; 16: 1027−31.

[41] Peterli R, Wölnerhanssen BK, et al. Effect of laparoscopic sleeve gastrectomy vs laparoscopic roux-en-Y gastric bypass on weight loss in patients with morbid obesity the SM-BOSS randomized clinical trial. JAMA. 2018; 319(3): 255−65.

[42] Higa KD, Ho T, et al. Laparoscopic Roux-en-Y gastric bypass: 10-year follow-up. Surg Obes Relat Dis. 2011; 7: 516−25.

[43] Rodriguez L, Rodriguez P, et al. Short-term electrical stimulation of the lower esophageal sphincter increases sphincter pressure in patients with gastroesophageal reflux disease. Neurogastroenterol Motil. 2012; 24: 446−50.

[44] Paireder M, Kristo I. Electrical lower esophageal sphincter augmentation in patients with GERD and severe ineffective esophageal motility — a safety and efficacy study. Surg Endosc. 2019; 33: 3623−8.

[45] Rodríguez L, Rodriguez PA. Electrical stimulation therapy of the lower esophageal sphincter is successful in treating GERD: long-term 3-year results. Surg Endosc. 2016; 30(7): 2666−72.

第 5 章

手术治疗后复发的症状

Recurrence of Symptoms After Surgical Therapies

Sammy Ho and Sara Welinsky

顾海勇　译

　　胃食管反流病（GERD）是门诊常见的疾病，在西方国家发病率不断上升，在北美的发病率是 18.1%～27.8%[1]。尽管胃食管反流病最常用的药物治疗包括质子泵抑制剂（PPI）或组胺拮抗剂，但有创技术如腹腔镜 Nissen 胃底折叠术或内镜下经口无切口胃底折叠术（TIF）为难以控制症状的胃食管反流病提供了治疗选择。对于哪种不同的治疗方案是更好的，目前还没有达成共识。

　　腹腔镜 Nissen 胃底折叠术是胃食管反流病手术治疗的金标准。多项研究比较了药物治疗和腹腔镜下胃底折叠术后反流复发的疗效。文献中强调了各种各样的结果，有研究表明，手术治疗的短期效果很好，但长期疗效各有差异[2]。一项随机对照试验通过评估治疗失败的时间，比较了腹腔镜 Nissen 胃底折叠术和质子泵抑制剂治疗，发现外科和内科干预的 3 年缓解率相似，外科治疗患者为 90%，内科治疗患者为 93%（P=0.25）[3]。在另一项随机对照试验

中，手术组无胃灼热症状的天数更多，手术组治疗失败率为 11.8%，药物治疗组治疗失败率为 16%[1]。

　　相比之下，多项大型队列研究表明，腹腔镜 Nissen 胃底折叠术术后复发的风险较高[4]。一项平均随访时间为 5.9 年的队列研究显示，37% 的患者术后服用抑酸药物，17% 的患者术后从未停止服药，83% 的患者在平均 2.5 年时重新开始服药[5]。另一项大型队列研究使用瑞典全国范围的登记资料调查了 2 655 例术后患者，结果显示，17.7% 的患者有复发性胃食管反流疾病，需要长期用药或进行二次抗反流手术[4]。与复发症状相关的危险因素包括年龄较大者和女性等。

　　尽管通常认为腹腔镜 Nissen 胃底折叠术是一种成功的胃食管反流病治疗方式，但其术后复发症状并不少见，3%～6% 的患者将接受第二次手术[6]。在大多数情况下，腹腔镜手术的失败可归因于以下原因之一：① 手术指征错误；

S. Ho
Montefiore Medical Center, Bronx, NY, USA

S. Welinsky (✉)
Columbia University Medical Center, New York, NY, USA

© Springer Nature Switzerland AG 2021
N. Zundel et al. (eds.), *Benign Esophageal Disease*,
https://doi.org/10.1007/978-3-030-51489-1_5

② 术前检查错误；③ 未执行适当的手术步骤。如果胃灼热症状可以通过药物控制，通常可以避免再次手术。但如果症状持续，且存在明显的解剖问题，则通常认为需要进行再次手术[6]。手术再干预的长期结果研究较少。一篇文献综述发现，与初次抗反流手术相比，再次手术与更高的发病率和死亡率相关，而主观症状改善的成功率低至81%[7]。

由于模糊了内科治疗和外科治疗之间的差别，经口无切口胃底折叠术这种更加微创的手术方式越来越受欢迎。鉴于这种手术的新颖性，长期疗效尚不清楚。一项研究显示，与质子泵抑制剂组相比，经口无切口胃底折叠术组的症状有显著改善。经口无切口胃底折叠术组的术后即刻pH正常化率为50%，而质子泵抑制剂组为63%（$P < 0.001$）[8]。然而，该研究观察了12个月的食管酸暴露，发现尽管生活质量显示持续改善，食管酸暴露没有长期改善[8]。

尽管没有经口无切口胃底折叠术和腹腔镜Nissen胃底折叠术的对照研究，但一项系统回顾和meta分析比较两者的相对疗效的研究表明，经口无切口胃底折叠术增加健康有关的生活质量的概率最高（0.96），其次是Nissen胃底折叠术（0.66），再次是质子泵抑制剂（0.042）[9]。

随着胃食管反流在西方国家的流行，了解不同治疗方式的有效性是至关重要的。虽然药物治疗通常是初始的治疗方法，但外科腹腔镜Nissen胃底折叠术或内镜下经口无切口胃底折叠术正在被越来越多地使用。质子泵抑制剂治疗和腹腔镜Nissen胃底折叠术的比较已经得到了充分的研究，并有不同的结果。

有报道称，腹腔镜Nissen胃底折叠术的治疗失败率低至11.8%[1]，而其他研究表明手术后需要重新进行反酸药物治疗的情况高达37%[5]。腹腔镜Nissen胃底折叠术和经口无切口胃底折叠术的疗效还需要进一步的对照研究。

参考文献

[1] Anvari M, Allen C, Marshall J, et al. A randomized controlled trial of laparoscopic Nissen fundoplication versus proton pump inhibitors for the treatment of patients with chronic gastroesophageal reflux disease (GERD): 3-year outcomes. Surg Endosc. 2011; 25(8): 2547-54.

[2] Castelijns PS, Ponten JE, Poll MC, Bouvy ND, Mulders JF. Quality of life after Nissen fundoplication in patients with gastroesophageal reflux disease: Comparison between long- and short-term follow-up. J Mimim Access Surg. 2018; 14(3): 213-20.

[3] Lundell L, Attwood S, Ell C, et al. Comparing laparoscopic antireflux surgery with esomeprazole in the management of patients with chronic gastro-oesophageal reflux disease: a 3-year interim analysis of the LOTUS trial. Gut. 2008; 57(9): 1207-13.

[4] Maret-Ouda J, Wahlin K, El-Serag HB, et al. Association between laparoscopic antireflux surgery and recurrence of gastroesophageal reflux. JAMA. 2017; 318: 939-46.

[5] Wijnhoven BP, Lally CJ, Kelly JJ, Myers JC, Watson DI. Use of antireflux medication after antireflux surgery. J Gastrointest Surg. 2008; 12(3): 510-7.

[6] Patti MG, Allaix ME, Fisichella PM. Analysis of the causes of failed antireflux surgery and the principles of treatment: a review. JAMA Surg. 2015; 150(6): 585-90.

[7] Furnée EJ, Draaisma WA, Broeders IA, Gooszen HG. Surgical reintervention after failed antireflux surgery: a systematic review of the literature. J Gastrointest Surg. 2009; 13(8): 1539-49.

[8] Witteman BP, Conchillo JM, Rinsma NF, Betzel B, Peeters A, Koek GH, Stassen LP, Bouvy ND. Randomised controlled trial of Transoral incisionless Fundoplication vs proton pump inhibitor for treatment of gastroesophageal reflux disease. Am J Gastroenterol. 2015; 110(4): 531-42.

[9] Richter JE, Kumar A, Lipka S, Miladinovic B, Velanovich V. Efficacy of Laparoscopic Nissen fundoplication vs transoral incisionless fundoplication or proton pump inhibitors in patients with gastroesophageal reflux disease: a systematic review and network meta-analysis. Gastroenterology. 2018; 154(5): 1298-1308.e7.

第6章

短食管与胃底折叠失败和食管裂孔疝术后复发的关系

Short Esophagus: Its Relationship with Fundoplication Failure and Postoperative Recurrence of the Hiatal Hernia

Italo Braghetto and Owen Korn

顾海勇　华荣　译

自 20 世纪 50 年代以来，关于后天短食管的讨论一直在继续。这是一个非常有争议的问题，因为一些外科医师认为存在真正的短食管，而另一些医师则否认短食管的存在。双方在实验和临床上的争论都有基于解剖学研究、放射测量和外科探查的结果，支持后天短食管可能存在或不存在。

此外，在过去 40 年的食管研究文献中，短食管与抗反流手术之间的关系一直是一个非常有趣的话题。

历史

短食管的历史很长，也充满了错误的理解。1950 年，Barrett 主观地认为器官是由上皮细胞定义的，由此确立了先天性短食管的概念。因此，当在食管的远端发现柱状上皮时，定义它是胃，以此推测食管是短的。1953 年，Allison 证明了柱状上皮下存在食管黏膜下腺，并证明了原来被认为是胃的器官其实就是食管。随后 Barrett 花了 4 年时间才认识到错误。

1957 年，Lortat Jacob 第一个描述了后天食管缩短现象。他描述了反流性食管炎导致狭窄的病理生理学，在某些情况下导致短食管，并将其命名为内缩型短食管。在同一时期，Leigh Collis 描述了他的胃底成形术与裂孔疝修补的联合技术。

一些重要的历史事件：

（1）1950 年：Barrett 定义先天性短食管。

（2）1953 年：Allison/Johnstone 发现原来被认为是胃的器官是食管。

（3）1957 年：Barrett 认识到混乱和错误。

（4）1957 年：Collis 发表了他的手术技术。

（5）1970/1980 年：Pearson、Orringer 和 Sloan 使用了 Collis-Nissen Collis-Belsey 技术。

（6）1995—2001 年：Swanstrom、DeMeester、Hunter 和 Richardson：腹腔镜手术方法。

I. Braghetto (✉) · O. Korn
Department of Surgery, Hospital "Dr. José J. Aguirre", University of Chile,
Santiago, RM, Chile
e-mail: ibraghet@hcuch.cl

© Springer Nature Switzerland AG 2021
N. Zundel et al. (eds.), *Benign Esophageal Disease*,
https://doi.org/10.1007/978-3-030-51489-1_6

病理生理学

从生理学上讲，食管本身的缩短最常见，通常是因为胃食管反流伴随的慢性炎症疾病。炎症反应伴随的是不可避免的水肿、炎症细胞浸润，随后愈合，最终纤维化。这一过程最终累及食管壁较深的肌层，甚至经壁延伸到纵隔的食管周围组织。随着时间的推移，损伤和修复反复循环，受累食管会出现功能性和不可逆的损伤。跨壁纤维瘢痕内的胶原收缩可在食管周围发生，产生消化性狭窄或纵向收缩，导致短食管[1-3]。压力测量、放射学和实验研究支持短食管的存在。

虽然这一病理生理过程是毋庸置疑的，但也不一定导致食管解剖学上的缩短。一些作者建议将两种不同的表现分开，一种是真正的短食管，但易被拉长，另一种是不能被拉长的。对于对短食管的存在持否定态度的人来说，食管的长短取决于纵隔内是否有足够的食管夹层，因此，这些作者不肯定短食管的存在。大多数作者在他们的临床实践中发现，短食管只有在非常特殊的情况下出现，根据我们多年食管外科工作的经验，至少可以说真正的短食管一般是不常见的。

为什么是，为什么不是

如前所述，食管解剖缩短的原因是继发于长期胃食管反流的慢性炎症过程，该过程首先产生严重的黏膜（溃疡），然后跨食管黏膜损伤了肌肉纤维，愈合过程导致狭窄，最终食管缩短。一些更早的研究支持这一假设。在一项针对负鼠的研究中，证实了在食管内注入酸会引起炎症，导致食管缩短，食管下括约肌向近端压力移位，从而导致食管裂孔疝的出现[2]。

这是一种简单的理论，但由于括约肌的巨大灵活性和生理移位，研究结果难以令人信服。一个几厘米的内缩真的决定了短食管吗？另外，可以看到酸能引起肌肉纤维的收缩反应，而不存在导致永久性缩短的组织学纤维瘢痕基质。

著名的食管外科医师如 Griffith Pearson、Karen Horvath、Tom DeMeester、Jeffrey Peters、

Lee Swanstrom 和 Sandro Mattioli 等接受和宣传短食管的存在，特别是在食管裂孔疝、消化性食管狭窄伴 Barrett 食管、Nissen 胃底折叠术后复发的患者中[3]。而其他著名的外科医师如 Ronald Hinder、Attila Csendes 和 Lucius Hill 在临床实践中均未发现过短食管。

评估与诊断

关于短食管的术前诊断和预测因素已有很多报道。一些作者的文献做出测压、内镜或放射学研究，以及其他关于食管狭窄、Barrett 食管、大的食管裂孔疝的研究。术中未证实其真实存在，这些研究都不能确诊短食管[3]。外科手术是公认的确诊短食管的金标准。

解剖学

多年来，人们认为继发于反流性食管炎的瘢痕形成过程导致食管缩短，直接导致食管裂孔疝的出现，一些研究表明，食管炎的严重程度与不同大小的食管裂孔疝的出现之间存在关系。然而，在食管裂孔疝患儿中却未发现食管炎[1]。因此，解释可以是不同的，也就是大的食管裂孔疝可能是食管炎的原因，而不是食管炎导致食管裂孔疝的出现。食管炎本身可能导致裂孔疝的发生被许多作者忽略了[2]。

迄今为止，在文献中，还没有明确的食管缩短的解剖学证明，许多描述只是基于对胃食管交界处的外观的印象。短食管的解剖是指食管远端有一段几厘米长的管腔消失了，食管与胃囊结合部上升。食管下括约肌和胃食管交界处也上升，这些短血管会像胃动脉和胃左静脉一样随胃而变长。迷走神经不随食管而缩短，长度会是冗余的。食管不会回到裂孔下面，并且胃、网膜和伴随的血管因无法降低而永久地留在胸腔。有些人认为，这种描述可以在至少 15% 或 20% 的胃食管反流患者中找到。

真正的食管裂孔疝或食管旁疝（Ⅱ、Ⅲ或Ⅳ型）有扩张的裂孔，一个大的网膜囊和一个"手

风琴"样折叠食管，因为如果胃上升，它必须伴随并调节自己，血管和迷走神经未失去关系并跟随相应器官（图 6.1）。

内镜检查

内镜研究已被认为是术前短食管的预测指标，测量门齿至胃食管交界的距离与患者身高的关系。这种方法可以很清楚地确定鳞状上皮柱状黏膜改变的界限，但不能确定胃食管括约肌的位置，特别是食管裂孔疝或 Barrett 食管患者中，由于贲门扩张和希氏角丧失，无法确定胃食管交接区的确切位置。内镜下的标志存在很大的差异，对于消化性食管狭窄的位置与黏膜的变化以及食管胃交界处的确切位置存在很多误解。这反过来又导致了短食管存在的错误观念。

我们对需要 Nissen 或 Toupet 折叠的患者的食管长度进行了测量，从门齿到胃食管交界处食管的长度。该研究还包括了另一组需要进行 Collis 胃成形术的患者，并使用他们的身高作为参考。结论中两组间食管长度的差异为 3.8 cm，但在两组中观察值有很大的离散性，具有特异性 95%，阴性预测值为 83%。Nebraska 团队研究比

较了 Collis 胃成形术患者组与不需要食管延长的对照组相比的食管长度，由于没有考虑纵隔内食管剥离因素，研究缺乏科学的严谨性。根据其他观点，这种内镜测量是绝对可靠的[4]。另外，正如前文所述，将这些测量值与术中确认短食管相关联将取决于所进行的纵隔解剖程度。

测压法

测定食管长度的最好方法是测压法，确定环咽括约肌的界限和到食管下括约肌的距离，并将其与患者的身高联系起来。然而，已有的研究结果提示这些参数之间的相关性较低，正常受试者与胃食管反流患者之间的值也有很大的离散度。1971 年，我们外科同时进行放射和压力测量研究表明，狭窄区以下存在运动对应的是食管而不是胃，所以这不是真的短食管[5]（图 6.2）。

Peters 和 DeMeester[6]发现食管进行性缩短与食管炎的严重程度有关，差异为 2 cm，符合 Korn 的研究。所测的 2 cm 缩短可以解释为括约肌压力区域的缩短。食管炎和并发 Barrett 食管患者之间没有明显的存在食管长度差异[7]。图 6.3 显示了两项研究的结果。另外，Gastal 描述

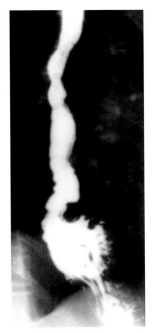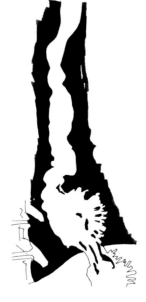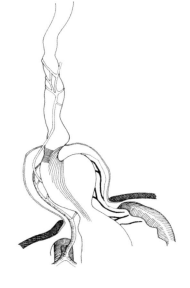

图 6.1　食管裂孔疝伴有"手风琴"样食管

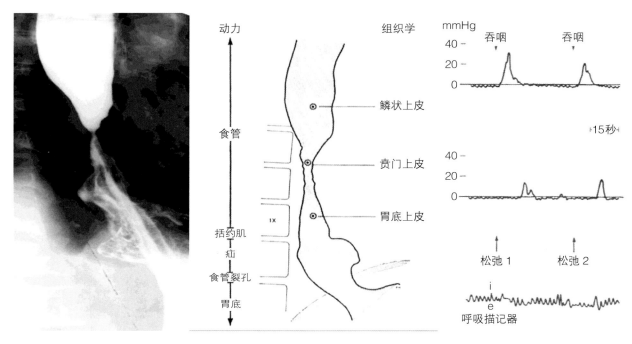

图 6.2　放射学和测压证明狭窄下方的节段对应的是食管，而不是胃

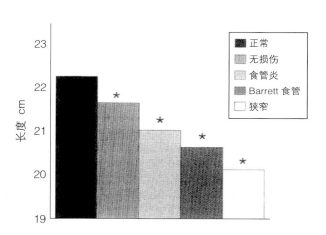

图 6.3　根据食管炎的严重程度测定食管的压力长度[6,7]

了接受 Collis 胃成形术的患者在使用腹腔镜方法进行食管调整后食管的测压长度。与正常食管相比，可疑短食管占 28%，明显确定短食管占 6%，属于短食管范畴的为 12%，但显著差异也不超过 2 cm[8]。测压研究短食管的阳性预测值只有36%。在图 6.4 中，我们展示了研究反流性食管炎、非复杂和复杂 Barrett 食管长度的结果[6]。基于这项研究，对我们来说，所谓的真性短食管并不存在，并且与不同疾病严重程度无关，在选择手术技术方面也没有重要作用。不同程度食管炎患者之间的食管长度可有 1～2 cm 的差异，可以解释为括约肌长度的减少或胃食管交界处的扩

个体身高	对照组（例数）	反流性食管炎组（例数）	长段 Barrett 食管组（例数）	长段复杂 Barrett 食管组（例数）
≥ 180	30.3 ± 3.1（6）	28.2 ± 2.4（5）	28.2 ± 2.6（5）	28.0（1）
170～179	28.2 ± 2.5（43）	26.0 ± 2.1（13）	26.7 ± 2.4（17）	26.6 ± 3.1（12）
160～169	27.2 ± 2.9（82）	25.6 ± 2.3（34）	26.1 ± 2.4（33）	25.1 ± 3.3（7）
≤ 159	26.1 ± 2.3（59）	25.5 ± 2.8（25）	25.4 ± 2.5（19）	26.4 ± 2.8（9）

注：* 各组数据之间按照身高校正无明显差异，数据以平均数 ± 标准差表示。

图 6.4　压力测定对照组、反流性食管炎组、长段 Barrett 食管组和长段复杂 Barrett 食管组食管长度，并参考身高修正

张，而不是食管的解剖长度缩短[9]。

食管时，特异性为 100%，敏感性仅为 28%[10]。

放射学

有人认为，如果观察到胃食管交界处位于膈脚上方超过 5 cm 或存在裂孔疝，它不能在站立位复位，易导致短食管。放射学研究是不准确的，因为不能准确地确定食管下括约肌。当患者吞下钡剂时，食管下括约肌松弛并向前上升。图 6.5 是认为短食管的典型图像。食管狭窄下方的节段（A）对应由食管缩短向近端拉动的胃节段。然而，发现该段在解剖学和组织学上对应具有扩张的胃食管交界处的食管（B 点）。

术前钡剂食管造影阳性预测值只有 50%。在一项比较术前放射影像和术中发现短食管并进行 Collis 胃成形术的研究中，术前钡剂食管造影的阳性预测值仅为 50%。然而，再次出现的问题是如何进行测量和纵隔内食管剥离，如何充分游离食管[10]。当这三种评价方法联合应用于诊断短

术中测量

尽管有所有术前诊断方面的考虑，但最终诊断为由纵隔解剖延长食管后，经外科手术确认为短食管。在某些病例中，即使在术中内镜下，对于有食管裂孔疝或 Barrett 食管的患者，也很难鉴别 EGJ。Mattioli 等在纵隔食管剥离 6～8 cm 后，采用了一种非常简便的方法来测量腹内段食管的长度。确定胃食管交界区与裂孔上端的距离。当食管在膈下段小于 1.5 cm 时，归于短食管的范畴[11]。在本研究中，术前吞钡后，1.2% 的患者食管短，术中有 37% 的患者食管短于 1.5 cm。行 Collis 胃成形术 14.5%，Collis-Nissen 法 3.8%。这些结果很不一致。根据我们的经验，纵隔解剖食管剥离后，即使在有食管裂孔疝或并发 Barrett 食管的患者中，我们也总是得到食管远端在腹腔内 2～3 cm 以上（图 6.6）。

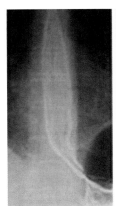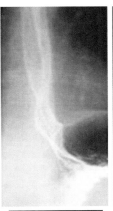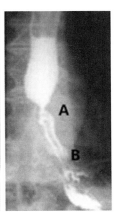

A. 对应柱状比例和食管狭窄
B. 扩张的胃食管交界处

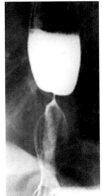

短食管?
食管裂孔疝?
伴有狭窄的 Barrett 食管?

图 6.5　术前钡剂评估

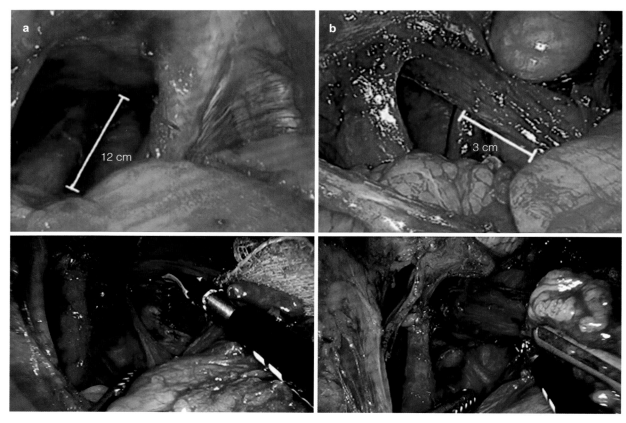

图6.6　术中测量食管远端纵隔内食管长度（a）和腹腔食管长度（b）

发病率报告

　　真正短食管的确切发生率尚不清楚。回顾开腹与腹腔镜文献，腹腔镜手术报道短食管的频率从 Pearson 和 Todd 报道的 60% 到 Hill 报道的 0，差距很大[12-14]。在腹腔镜文献中，需要 Collis 胃成形术的食管缩短的发生率为 3%～5%。这巨大的差异部分是由于纵隔内食管的分离程度和类型。由 Herbella[14] 进行的综述明确了短食管的真实存在取决于食管剥离的手术入路和基础病理。这些标准是确定真正食管短的确切发生率的基础。根据 Dallemagne 的说法，食管应该分离到在裂孔上方 5～7 cm 处，Swanstrom 建议继续剥离到下肺静脉的水平。食管的高度活动能够重建足够长的腹部食管段，这在很大比例的情况下是可能达到的。对我们来说，在大多数作者看来是一致的，真正的短食管是非常罕见的。对 Hinder 来说，真正的短食管小于 1%[12-15]。在

表 6.1 中，我们总结了短食管发生率的报告。在我们的手术经验中，经过 40 年的食管手术工作，我们只见过 3 例食管短而解剖困难的病例，当试图下降时，瘢痕区域出现横向撕裂，这迫使食管和胃重新缝合修复。

表 6.1　短食管的发病率

各类情况	短食管发生率
合并 GERD 的患者	1.53%
剖腹手术入路	0.08%
腹腔镜入路	0.84%
开胸入路	57.4%
胸腔镜入路	5.4%
食管旁疝	11.9%
Barrett 食管	0.95%
胃底折叠后再次手术	2.9%

胃底折叠后失败基础：技术问题还是短食管

Swanstrom 小组的一项研究明确证实，良好的纵隔内剥离可以减少 Nissen 胃底折叠手术的失败率，从而无须进行 Collis 胃成形术，否则并不能保证良好的手术结果。

不良结果被描述为术后并发症发生率高，通过 24 小时 pH 监测确定，超过 50% 的病例持续存在异常酸反流，此外长期效果不佳，出现吞咽困难、食管蠕动和复发。因此，一个好的纵隔内食管游离，应选择至少 7 cm（Ⅱ型纵隔内剥离），这导致足够长度的腹段食管，以便进行胃底折叠[16, 17]。

术后裂孔疝的复发：是短食管的原因吗？还是网膜剥离失败和食管移动失败

人们普遍认为，为了避免裂孔疝修复后复发疝气，应游离腹部食管进行胃底折叠术，因此至少要游离 2～3 cm 的腹内食管。如果不能做到这一点，人们就会认为食管很短。有些人认为短食管会导致 15%～35% 的患者复发，但正如我们已经提到的，通过对纵隔内疝囊进行广泛的解剖，将所有保持牵引的纤维束切向近端疝内容物和良好的解剖（Ⅱ型），有可能获得最佳的腹内食管长度，这已在许多报道的经验中得到证实[10-17]。

Collis 胃成形术：何时需要

因此，考虑到真正短食管的发生率很低并且承认存在特殊情况下，何时进行 Collis Nissen 胃成形术存在较大分歧。在一些倾向于接受短食管存在的中心，Collis 胃成形术或 Collis Nissen 技术被更多地实行。对于不认可短食管概念的外科医师，他们从未进行过 Collis 胃成形术[14-16]，然而其他一些人已经在 14% 的胃食管反流患者中进行了该手术[17-22]。

图 6.7 给出了最近治疗短食管合并 GERD 推荐方法，然而有些方法也未被大家广泛接受[23]。

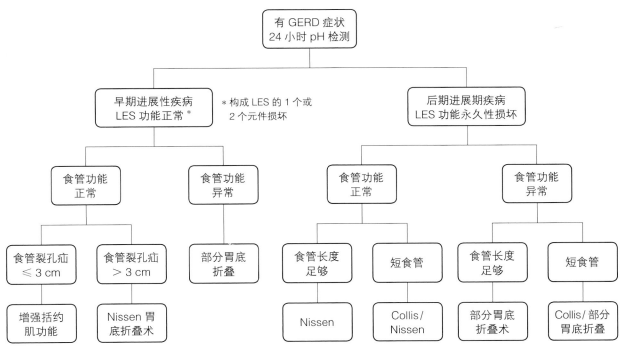

图 6.7　根据术前评估和术中探查结果推荐的胃食管反流治疗方法

参考文献

[1] Stephens HB. The problem of the acquired short esophagus. Calif Med. 1949; 71: 385−90.

[2] Paterson WG, Kolyn DM. Esophageal shortening induced by short term intraluminal acid perfusion in opossum: a cause for hiatus hernia. Gastroenterology. 1994; 107: 1736−40.

[3] Puri V, Jacobsen K, Bell JM, Crabtree TD, Kreisel D, Krupnick AS, Patterson GA, Meyers BF. Hiatal hernia repair with or without esophageal lengthening: is there a difference. Innovations. 2013; 8: 341−7.

[4] Yano F, Stadlhuber RJ, Tsuboi K, Garg N, Filipi Ch J, Mittal SK. Preoperative predictability of the short esophagus: endoscopic criteria. Surg Endosc. 2009; 23: 1308−12.

[5] Heitmann P, Csendes A, Strauszer T. The myth of short esophagus. Dig Dis. 1971; 16: 307−20.

[6] Korn O, Csendes A, Burdiles P, et al. Length of the esophagus in patients with gastroesophageal reflux disease and Barrett's esophagus compared to controls. Surgery. 2003; 133: 358−63.

[7] Peters JH, Kauer WKH, DeMeester TR. Tailored antireflux surgery. In: Bremner CG, DeMeester TR, Peracchia A, editors. Modern approach to benign esophageal disease. St Louis, MO: Quality Medical Publishing, Inc; 1995. p. 57−68.

[8] Gastal OL, Hagen JA, Peters JH, et al. Short esophagus: analysis of predictors and clinical implications. Arch Surg. 1999; 134: 633−6. [discussion: 637−8]

[9] Kunio NR, Dolan JP, Hunter JG. Short Esophagus. Surg Clin N Am. 2015; 95: 641−52.

[10] Awad ZT, Mittal SK, Roth TA, et al. Esophageal shortening during the era of laparoscopic surgery. Worl J Surg. 2001; 25: 558−61.

[11] Mattioli S, Lugaresi M, Costantini M, et al. The short esophagus: intraoperative assessment of esophageal length. J Thorac Cardiovasc Surg. 2008; 136: 834−41.

[12] Bochkarev V, Lee YK, Vitamvas M, Oleinikov D. Short esophagus: how much length can we get? Surg Endosc. 2008; 22: 2123−7.

[13] Migaczewski M, Zub-Pokrowiecka A, Grzesiak-Kulk A, Pedziwiatr M, Major P, Rubinkiewicz M, Winiarski M, Natkaniec M, Budzynski A. Incidence of true short esophagus among patients submitted to laparoscopic Nisen fundoplication. Videosurgery Mininv. 2015; 10: 10−4.

[14] Herbella FAM, Del Grande JC, Colleoni R. Short esophagus: literature incidence. Dis Esoph. 2002; 15: 125−31.

[15] Swanstrom LL, Marcus DR, Galloway GQ. Laparoscopic Collis gastroplasty is the treatment of choice for the shortened esophagus. Am J Surg. 1996; 171: 477−81.

[16] Madan AK, Frantzides CT, Patsavas KL. The myth of short esophagus. Surg Endosc. 2004; 18: 31−4.

[17] Hill LD, Gelfand M, Bauermeister D. Simplified management of reflux esophagitis with stricture. Ann Surg. 1970; 172: 638−51.

[18] Larrain A, Csendes A, Strauszer T. The short esophagus: a surgical myth. Actagastroenterologca Latinoam. 1971; 3: 125−33.

[19] Demeester SR, Demeeser TR. The short esophagus: going, going, gone? Surgery. 2003; 133: 364−7.

[20] Pearson FG, Cooper JD, Patterson GA, et al. Gastroplasty and fundoplication for complex reflux problems. Long-term results. Ann Surg. 1987; 206: 473−81.

[21] Kauer WK, Peters JH, DeMeester TR, et al. A tailored approach to antireflux surgery. J Thorac Cardiovasc Surg. 1995; 110: 141−7.

[22] Durand L, De Anton R, Caracoche M, Covian E, Gimenez M, Ferraina P, Swanstrom L. Short esophagus: selection of patients for surgery and long term results. Surg Endosc. 2012; 26: 704−13.

[23] Worrell SG, Greene CL, DeMeesterTR. The state of surgical treatment of gastroesophageal reflux disease after five decades. J. Am Coll Surg. 2014; 219: 819.

第7章

食管裂孔疝
Hiatal Hernia

Kamil Nurczyk, Marco Di Corpo, and Marco G. Patti

李伟　张伟　译

食管裂孔疝（hiatal hernia，HH）在人群中发生比较普遍，鉴于美国人口老龄化和高肥胖率，这些数字在未来还会继续增长[1]。食管裂孔疝就是胃通过食管裂孔进入纵隔，某些病例还会有胃和其他组织结构一同疝入纵隔的情况。食管裂孔疝在胃食管反流（GERD）患者中非常常见，因为它阻断了食管下括约肌（LES）和膈肌脚之间的协同作用，从而削弱了抗反流机制的一个关键组成部分[2]。食管裂孔疝与肥胖有着明显的联系，因为肥胖者存在腹内压升高[3, 4]，这也增加了裂孔疝复发的风险[5]。

分型

HH 分为四型[6]：

- Ⅰ型 HH，即滑动性食管裂孔疝，最为常见，占 95% 以上。胃食管交界处（GEJ）通过食管裂孔向上疝入纵隔[7]（图 7.1）。

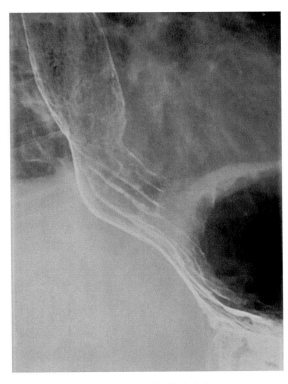

图 7.1　Ⅰ型食管裂孔疝

K. Nurczyk・M. G. Patti (✉)
Departments of Surgery and Medicine, University of North Carolina, Chapel Hill, NC, USA
e-mail: marco_patti@med.unc.edu

M. Di Corpo
Department of Surgery, University of North Carolina, Chapel Hill, NC, USA

© Springer Nature Switzerland AG 2021
N. Zundel et al. (eds.), *Benign Esophageal Disease*,
https://doi.org/10.1007/978-3-030-51489-1_7

- Ⅱ型HH是单纯食管旁疝（paraesophageal hernia，PEH）。位于横膈膜下方的GEJ没有移位，但胃底疝出至GEJ上方和食管外侧。Ⅱ型HH在PEH中最少见。
- Ⅲ型HH是Ⅰ型和Ⅱ型的组合，GEJ和胃底均疝入纵隔[6]。90%以上的PEH为Ⅲ型（图7.2）。
- Ⅳ型HH的特征是纵隔的疝囊内存在其他的组织结构，如网膜、结肠、小肠、脾脏和（或）胰腺（图7.3）。（译者注：Ⅱ型、Ⅲ型和Ⅳ型HH统称为PEH）

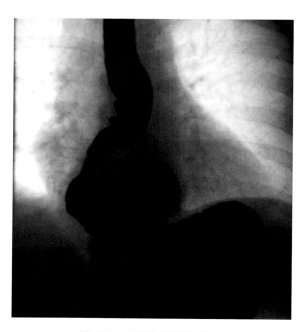

图7.2　Ⅲ型食管裂孔疝

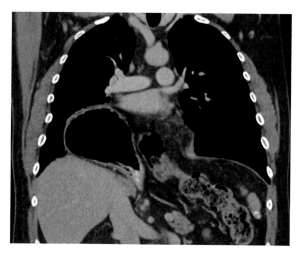

图7.3　Ⅳ型食管裂孔疝

症状和并发症

不同类型的HH可表现出不同的症状，尽管许多HH患者并无症状。与GERD相关的主诉，如胃灼热、反流、慢性咳嗽、喉炎和哮喘，是抗反流机制被破坏的结果，也是Ⅰ型HH的典型症状。这可导致食管炎、Barrett食管和食管狭窄等GERD的并发症。呼吸系统的并发症包括慢性咳嗽、哮喘、吸入性肺炎，甚至肺纤维化。Schlottmann等认为，较大HH患者会更频繁地发作咳嗽和喘息，其食管下括约肌压力会降低，食管蠕动减弱，胃酸反流增加（正如pH监测所示），食管炎也更为严重[8]。Ⅰ型HH患者中，吞咽困难通常继发于食管蠕动异常，而在PEH患者中，它可能是由疝压迫食管远端引起的。过大的PEH可直接压迫胸腔脏器导致呼吸和循环功能不全[9]。另一并发症是贫血，它继发于胃壁静脉淤血或卡梅伦病变（Cameron lesions）所致的出血[10]。急性症状在PEH中更为常见。肠扭转、绞窄、梗阻、缺血、坏死和穿孔是潜在的致命并发症[11]。

评估

大多数患者需要进行电子胃镜检查、钡剂造影、高分辨率食管测压和pH监测。胸部和腹部CT是诊断Ⅳ型HH的关键，胸部X线片也有提示作用。

内镜检查

内镜检查为诊断食管炎或Barrett食管提供了依据，同时可排除其他胃或十二指肠病变。

钡剂造影

它可以明确HH的大小和类型。虽然这个检查对描述解剖结构很重要，但不应作为GERD的诊断依据。

食管测压

高分辨率测压仪（high-resolution manometry，HRM）可判断膈肌脚的水平、呼吸反转点和食管下括约肌（LES）的位置。它也可提示滑动性

HH 的大小，LES 的压力及食管蠕动的质量。此外，HRM 可以帮助 pH 探头置于 LES 上缘上方 5 cm 的位置。在 Ⅲ 型 HH 的老年患者中，压力测量和动态 pH 监测往往被略去。

动态 pH 监测

动态 pH 监测用于确定是否存在异常反流，以及患者的症状与反流发作之间的相关性。这是行胃底折叠术治疗 GERD 术前评估的关键。

CT

当怀疑是 Ⅳ 型 HH 或出现急性并发症时，建议行 CT 检查。

手术治疗

无症状 HH 不需要手术。然而，较大的 PEH 患者应定期随访，因为每年出现急性症状的概率约为 1%[12]。手术方式和手术适应证因 HH 类型而异。

Ⅰ 型：大多数 GERD 患者采用抑酸药物治疗。手术适应证包括：药物治疗不耐受或合理药物治疗后症状控制不理想；药物治疗成功后患者仍倾向于手术治疗；出现 GERD 的并发症，如服用 PPI 时出现狭窄和（或）药物治疗后仍有持续的食管外症状。该技术将在治疗 GERD 的章节中介绍。

Ⅱ、Ⅲ、Ⅳ 型：当此类患者出现症状时需要进行手术治疗。通常是择期手术，但当出现局部缺血时，则需进行紧急手术[13]。HH 治疗的外科技术在不断发展[14]，先前的研究表明，与开放手术相比，腹腔镜下 HH 修补术在复发率、死亡率、住院时间和费用方面都有显著的改善[15]。下面介绍修复 Ⅲ 型 HH 的技术步骤。在大多数情况下，Ⅳ 型 HH 也可以通过腹腔镜治疗，因为腹腔镜下也可实现所涉器官的切除。然而，如果出现严重的粘连，可能需要左侧开胸手术。

患者体位

腹腔镜下 HH 修补术在全身麻醉下进行。

术中，患者取仰卧位。豆袋体位垫非常有用，特别是当使用反 Trendelenburg 卧位（reverse Trendelenburg position）时。患者膝盖屈曲 30°，双腿置于马镫上。诱导麻醉后，麻醉师为患者置入胃管行胃肠减压。手术时，术者位于患者两腿之间，助手位于手术台两侧（图 7.4）。

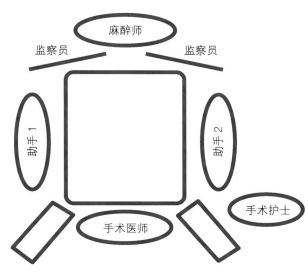

图 7.4　患者和手术人员位置

鞘管置入

手术使用 5 个鞘管。用气腹针腹腔充气后，将鞘管 1 置于前正中线剑突下 14 cm 处或稍向左。鞘管 2 置于左锁骨中线与鞘管 1 平齐处。用于置入肝脏拉钩的鞘管 3 置于右侧锁骨中线与鞘管 1 平齐处。鞘管 4 和 5 分别置于左右两侧肋缘下，用于解剖和缝合器械置入（图 7.5）。

疝囊的解剖和食管的松解

牵拉疝出的胃，使其尽可能回纳至膈下（图 7.6）。

分离胃短血管，到达左侧膈肌脚。左膈肌脚入路可降低损伤副肝左动脉的风险，如果由肝胃韧带开始分离，可能会损伤副肝左动脉，导致难以控制的出血（图 7.7）。在与左侧膈肌脚交界处切开疝囊，并向前外侧移动食管（图 7.8）。然后

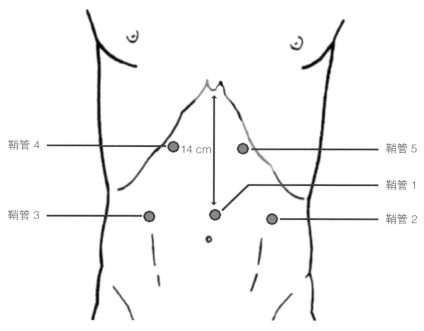

图 7.5　鞘管位置

鞘管 4　　14 cm　　鞘管 5
鞘管 1
鞘管 3　　　　　鞘管 2

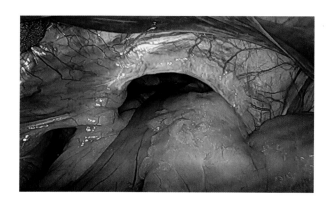

图 7.6　食管旁疝

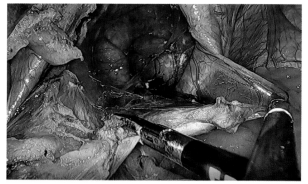

图 7.8　疝囊游离

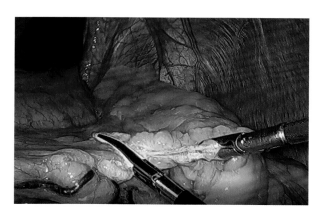

图 7.7　分离胃短血管

在肝尾状叶上方，肝胃韧带松弛处将其向右侧膈肌脚进行分离，并在纵隔进一步分离食管，注意不要损伤胸膜壁层和迷走神经。游离食管后方，形成一个窗口，环绕食管放置一个 Penrose 引流管，将前后迷走神经包括在内。此方法便于暴露以及完全分离（图 7.9）。继续在纵隔沿食管进行环形剥离。在剥离过程中，要注意避免损伤胸膜和迷走神经。如果剥离适当，通常可使横膈膜下方约 3 cm 的食管保持无张力，根据我们的经验，很少需要再进行延长。

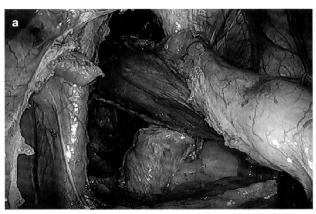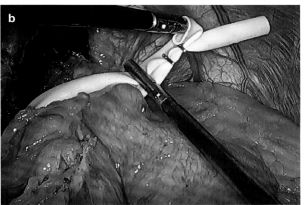

图 7.9 食管胃交界处后面观（a）和 Penrose 引流管置入（b）

闭合膈肌脚

在食管后用丝线间断缝合左右膈肌脚，缝合间距 1 cm。在某些情况下，当食管裂孔缺损较大时，可以部分在食管前方缝合。腹腔镜下膈肌脚修补术治疗 PEH 的术后复发率较高[16-22]；然而，在大多数情况下，复发疝无症状且很小[22-24]。一些研究表明，应用不可吸收补片的 PEH 修补术术后的复发率低于膈肌脚修补术[25, 26]。但是，使用合成补片存在严重的并发症，如食管壁侵蚀、食管狭窄及感染等[27, 28]。为了避免这些并发症的发生，人们研究使用了生物材料补片[24, 29-32]。据报道，与接受膈肌脚修补术的患者相比，接受补片修补术的患者术后 6 个月的早期复发率显著降低（9% vs. 23%）[24]，而在 5 年随访中，两组患者的复发率相似（54% vs. 59%）[33]。有趣的是，两组患者症状改善相似，无

论采用何种技术来闭合食管裂孔缺损，只有 3% 的病例需要再次手术。文献表明，补片的使用不能降低复发率，并且它与长期并发症相关，意味着医疗体系的高成本，因此外科医师不应常规使用补片，仅考虑将其用于特定的患者。对于巨大的 PEH、二次手术或无法施行无张力膈肌脚修补术的患者，最有可能受益于补片的应用（图 7.10）。

胃底折叠术

胃底折叠是手术的最后一步。它既能防止胃食管反流，又能起到胃固定的作用。对蠕动质量进行评估，如果正常，则通过置入一根 56～60F 探条进行 360° 胃底折叠[34]。但对于老年患者，在没有进行测压的情况下，可选择部分后胃底折叠术。膈肌脚闭合失败和折叠圈包绕解剖错误是抗反流手术失败的主要原因[35-37]（图 7.11）。

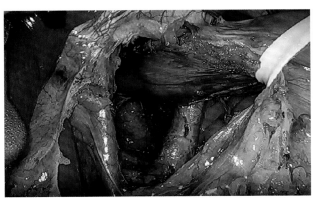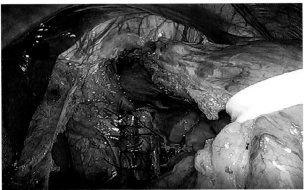

图 7.10 关闭食管裂孔

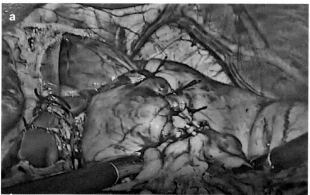 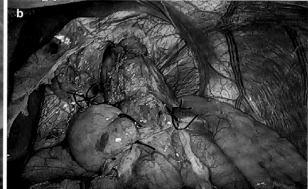

图 7.11　Nissen 胃底折叠术（a）和部分胃底后折叠术（b）

参考文献

[1] Davis SS Jr. Current controversies in paraesophageal hernia repair. Surg Clin North Am. 2008; 88(5): 959−78.

[2] Gordon C, Kang JY, Neild PJ, et al. The role of the hiatus hernia in gastro-oesophageal reflux disease. Aliment Pharmacol Ther. 2004; 20: 719−32.

[3] Wilson LJ, Ma W, Hirschowitz BI. Association of obesity with hiatal hernia and esophagitis. Am J Gastroenterol. 1999; 94(10): 2840−4.

[4] Pandolfino JE, El-Serag HB, Zhang Q, Shah N, Ghosh SK, Kahrilas PJ. Obesity: a challenge to esophagogastric junction integrity. Gastroenterology. 2006; 130(3): 639−49.

[5] Perez AR, Moncure AC, Rattner DW. Obesity adversely affects the outcome of antireflux operations. Surg Endosc. 2001; 15(9): 986−9.

[6] Kahrilas PJ, Kim HC, Pandolfino JE. Approaches to the diagnosis and grading of hiatal hernia. Best Pract Res Clin Gastroenterol. 2008; 22(4): 601−16.

[7] Curci JA, Melman LM, Thompson RW, Soper NJ, Matthews BD. Elastic fiber depletion in the supporting ligaments of the gastroesophageal junction: a structural basis for the development of hiatal hernia. J Am Coll Surg. 2008; 207(2): 191−6.

[8] Schlottmann F, Andolfi C, Herbella FA, Rebecchi F, Allaix ME, Patti MG. GERD: presence and size of hiatal hernia influence clinical presentation, esophageal function, reflux profile, and degree of mucosal injury. Am Surg. 2018; 84(6): 978−82.

[9] Khanna A, Finch G. Paraesophageal herniation: a review. Surgeon. 2011; 9(2): 104−11.

[10] El Khoury R, Ramirez M, Hungness ES, Soper NJ, Patti MG. Symptom relief after laparoscopic Paraesophageal hernia repair without mesh. J Gastrointest Surg. 2015; 19(11): 1938−42.

[11] Roman S, Kahrilas PJ. The diagnosis and management of hiatus hernia. BMJ. 2014; 349: g6154.

[12] Stylopoulos N, Gazelle GS, Rattner DW. Paraesophageal hernias: operations or observation? Ann Surg. 2002; 236(4): 492−500; discussion 500−1

[13] Peters JH. SAGES guidelines for the management of hiatal hernia. Surg Endosc. 2013; 27(12): 4407−8.

[14] Stylopoulos N, Rattner DW. The history of hiatal hernia surgery: from Bowditch to laparoscopy. Ann Surg. 2005;

241(1): 185−93.

[15] Schlottmann F, Strassle PD, Farrell TM, Patti MG. Minimally invasive surgery should be the standard of care for paraesophageal hernia repair. J Gastrointest Surg. 2017; 21(5): 778−84.

[16] Luketich JD, Nason KS, Christie NA, et al. Outcomes after a decade of laparoscopic giant paraesophageal hernia repair. J Thorac Cardiovasc Surg. 2010; 139: 395−404.

[17] Hashemi M, Peters JH, DeMeester TR, et al. Laparoscopic repair of large type III hiatal hernia: objective follow-up reveals high recurrence rate. J Am Coll Surg. 2000; 190: 553−61.

[18] Mattar SG, Bowers SP, Galloway KD, et al. Long-term outcome of laparoscopic repair of para-esophageal hernia. Surg Endosc. 2002; 16: 745−9.

[19] Pierre AF, Luketich JD, Fernando HC, et al. Results of laparoscopic repair of giant paraesophageal hernias: 200 consecutive patients. Ann Thor Surg. 2002; 74: 1909−15.

[20] Smith GS, Isaacson JR, Draganic BD, et al. Symptomatic and radiological follow-up after para-esophageal hernia repair. Dis Esophagus. 2004; 17: 279−84.

[21] Zaninotto G, Portale G, Costantini M, et al. Objective followup after laparoscopic repair of large type III hiatal hernia. Assessment of safety and durability. World J Surg. 2007; 31: 2177−83.

[22] Dallemagne B, Kohnen L, Perretta S, Weerts J, Markiewicz S, Jehaes C. Laparoscopic repair of paraesophageal hernia. Long-term follow-up reveals good clinical outcome despite high radiological recurrence rate. Ann Surg. 2011; 253(2): 291−6.

[23] Aly A, Munt J, Jamieson GG, et al. Laparoscopic repair of large hiatal hernias. Br J Surg. 2005; 92: 648−53.

[24] Oelschlager BK, Pellegrini CA, Hunter J, et al. Biologic prosthesis reduces recurrence after laparoscopic paraesophageal hernia repair. A multicenter, prospective, randomized trial. Ann Surg. 2006; 244: 481−90.

[25] Frantzides CT, Madam AK, Carlson MA, et al. A prospective, randomized trial of laparoscopic polytetrafluoroethylene (PTFE) patch repair vs simple cruroplasty for large hiatal hernia. Arch Surg. 2002; 137: 649−52.

[26] Johnson JM, Carbonell AM, Carmody BJ, et al. Laparoscopic mesh hiatoplasty for paraesophageal hernias

and fundoplications. A critical analysis of the available literature. Surg Endosc. 2006; 20: 362-6.

[27] Carlson MA, Condon RE, Ludwig KA, et al. Management of intrathoracic stomach with polypropylene mesh prosthesis reinforced transabdominal hiatus hernia repair. J Am Coll Surg. 1998; 187: 227-30.

[28] Tatum RP, Shalhub S, Oelschlager BK, et al. Complications of PTFE mesh at the diaphragmatic hiatus. J Gastrointest Surg. 2007; 12: 953-7.

[29] Lee YK, James E, Bochkarev V, et al. Long-term outcome of cruroplasty reinforcement with human acellular dermal matrix in large paraesophageal hiatal hernia. J Gastrointest Surg. 2008; 12: 811-5.

[30] Tatum RP, Shalhub S, Oelschlager BK, Pellegrini CA. Complications of PTFE mesh at the diaphragmatic hiatus. J Gastrointest Surg. 2008; 12(5): 953-7.

[31] Stadlhuber RJ, Sherif AE, Mittal SK, Fitzgibbons RJ Jr, Michael Brunt L, Hunter JG, Demeester TR, Swanstrom LL, Daniel Smith C, Filipi CJ. Mesh complications after prosthetic reinforcement of hiatal closure: a 28-case series. Surg Endosc. 2009; 23(6): 1219-26.

[32] Parker M, Bowers SP, Bray JM, Harris AS, Belli EV, Pfluke JM, Preissler S, Asbun HJ, Smith CD. Hiatal mesh is associated with major resection at revisional operation. Surg Endosc. 2010; 24(12): 3095-101.

[33] Oelschlager BK, Pellegrini CA, Hunter JG, Brunt ML, Soper NJ, Sheppard BC, Polissar NL, Neradilek MB, Mitsumori LM, Rohrmann CA, Swanstrom LL. Biologic prosthesis to prevent recurrence after laparoscopic paraesophageal hernia repair: long-term follow-up from a multicenter, prospective, randomized trial. J Am Coll Surg. 2011; 213(4): 461-8.

[34] Patterson EJ, Herron DM, Hansen PD, Ramzi N, Standage BA, Swanström LL. Effect of an esophageal bougie on the incidence of dysphagia following Nissen fundoplication: a prospective, blinded, randomized clinical trial. Arch Surg. 2000; 135(9): 1055-61.

[35] Horgan S, Pohl D, Bogetti D, et al. Failed antireflux surgery: what have we learned from reoperations? Arch Surg. 1999; 134: 809-15.

[36] Hunter JG, Smith CD, Branum GD, et al. Laparoscopic fundoplication failures: patterns of failure and response to fundoplication revision. Ann Surg. 1999; 230: 595-604.

[37] van Beek DB, Auyang ED, Soper NJ. A comprehensive review of laparoscopic redo fundoplication. Surg Endosc. 2011; 25: 706-12.

第 8 章

二次抗反流手术
Redo Antireflux Surgery

Brett Parker and Kevin Reavis

王强　张伟　译

引言

腹腔镜抗反流手术（antireflux surgery，ARS）自 1991 年 Dallemagne 等首次实施以来，已成为治疗难治性胃食管反流病（GERD）的金标准[1]。ARS 还有助于消除患者对质子泵抑制剂（PPI）等抑酸药物的终生需求和依赖，从而避免骨质疏松、艰难梭状杆菌感染、胃息肉病和吸入性肺炎等不良反应。虽然初次抗反流手术具有极好的安全性和预后，但在接受腹腔镜胃底折叠术的患者中，多达 10% 的患者最终将需要接受腹腔镜下二次抗反流手术（redo-ARS）[2]。最近的一项研究表明，由经验丰富的胃食管外科专家实施手术的患者，经过 15 年随访，其二次手术率可低至 4.5%[3]。这证明了初次抗反流手术应该标准化，并为每个患者仔细考虑手术中的技术细节。表 8.1 强调了胃食管外科医师可能选择的抗反流手术的多样性，以及决策过程的复杂性。正确选择患者和手术方式可能是一项复杂的工作，而手术量大的中心能够产生代价最低、最可预测的结果。

在 ARS 失败后的二次胃食管手术可能是外科医师面临的极具挑战性的手术之一。二次 ARS 手术难度高，与初次手术相比，并发症发生率更高，效果更差，并且对腹腔镜手术技能水平要求更高[4-7]。对于外科医师和患者来说，在开始二次手术之前，就术后预期达成一致是至关重要的，要清楚地认识到，二次抗反流手术后的结果通常比已经失败的初次 ARS 后的结果更差。尽管二次抗反流手术充满了技术挑战，但超过 80% 的患者仍表示对二次抗反流手术的效果感到满意[7]。

胃底折叠术失败的原因

初次 ARS 失败的可能原因有很多。进行二次手术的外科医师需要认识到这些失败的方式和原因，以获得最佳的手术结果。患者的统计学特征以及与失败相关的危险因素包括病态肥胖、女性、高龄、慢性咳嗽、食管裂孔疝、并发食管动力障碍、最初的非典型反流症状、对药物反应差及术后干呕[8-13]。外科医师的操作不

B. Parker (✉)
Providence Portland Medical Center, The Oregon Clinic GMIS, Portland, OR, USA

K. Reavis
Division of Minimally Invasive Surgery, The Oregon Clinic, Portland, OR, USA

© Springer Nature Switzerland AG 2021
N. Zundel et al. (eds.), *Benign Esophageal Disease*,
https://doi.org/10.1007/978-3-030-51489-1_8

表 8.1　初次抗反流的手术选择及决策过程中一些值得注意的复杂情况

术 式	附加条件和需考虑的事项	入 路
完全 360° 胃底折叠术（Nissen）	Bougie 支撑管尺寸、折叠圈长度、缝合的针数、构型（大弯对大弯，或前-后折叠）、足够的活动性、胃底组织活力	开腹、腹腔镜、机器人
后 180° 部分胃底折叠术（Toupet）	探条尺寸，膈肌脚或膈肌固定，活动性不足	开腹、腹腔镜、机器人
前 270° 部分胃底折叠术（Dor）	探条尺寸，同期食管肌切开术治疗假性贲门失弛缓症	开腹、腹腔镜、机器人
后胃固定术（Hill）	贲门校准，避免损伤主动脉和腹腔干	开腹、腹腔镜、机器人
后部折叠术（Belsey-Mark Ⅳ）	冰冻腹腔，避免心包或肺血管损伤	经胸开放、胸腔镜
Roux-en-Y 重建	旁路与胃切除术对比，全胃与次全胃对比，肠袢长度，胃囊大小	开腹、腹腔镜、机器人
磁环括约肌增强术（LINX®）	食管裂孔最小化分离与完全食管裂孔分离术的对比、裂孔疝大小	腹腔镜
经口无切口胃底折叠术（TIF）	同期腹腔镜食管裂孔疝修补术	内镜
射频治疗（Stretta®）	低风险，不影响未来的干预	内镜
微创食管切除术（MIE）	管道类型和可行性	腹部、胸部、颈部

当可能导致初次 ARS 失败，包括膈肌脚缝合不紧、胃底折叠圈位置过低、未能获得足够的腹内食管长度，以及胃底折叠圈过松或过紧[7]。修复术中发现典型的表现，包括折叠圈向胸腔内移位、折叠圈撕裂、折叠圈滑脱及折叠圈位置或松紧度不当[7]。不太常见的是，术后持续反流的患者可能会发展为胃食管狭窄，需要二次手术。Awais、Luketich 和他的同事报道，在一组 275 例二次 ARS 中，裂孔疝复发是最常见的失败原因（64%），其次是食管过短（43%）、折叠圈移位（16%）、折叠圈过松或过紧（14%），以及折叠圈撕裂（4%）[14]（图 8.1 和图 8.2）。

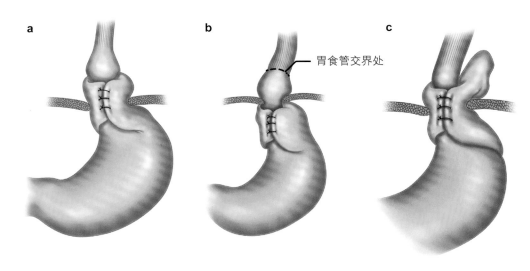

图 8.1　胃底折叠圈疝入的类型。a. GEJ 和折叠圈同位于横膈上；b. 仅 GEJ 在膈肌上方突出，而胃底折叠圈仍在腹腔内；c. 食管旁疝

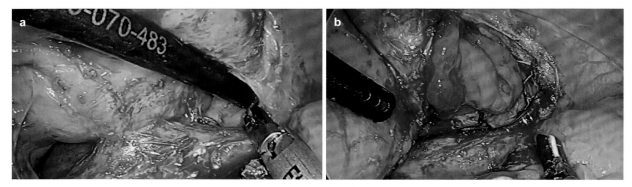

图 8.2   a，b. 胃底折叠圈内疝穿孔术中图像。外科医师的左手持吸引器牵引胃底，右手超声刀位于左侧膈肌脚。图
　　　　片中心可见复发裂孔疝伴致密的炎性组织延伸至纵隔

术后早期失败

　　术后早期失败和后期失败是初次抗反流手术失败的重要线索。找出根本原因，这样才不会在修复手术中犯同样的错误。早期手术失败通常继发于手术部位承受的额外张力。应在麻醉苏醒时积极控制即刻出现的恶心、干呕、腹胀和咳嗽，并在术后早期继续预防性治疗。患者在恢复活动过程中应该受到密切看护，防止跌倒造成损伤，并应避免提重物和拉伤，以最大限度地减少腹内压力的增高。还应警示患者在术后早期不能过量饮食，并告知其相关风险。技术上的失误在大中心通常不是早期失败的原因，但在鉴别诊断中应始终将其纳入讨论。

　　吞咽困难是 ARS 术后的常见症状。如果患者病情稳定，明智的做法是留几天时间让其术后水肿消退。静脉注射类固醇可促进水肿消退。如果患者术后口腔分泌物过多，外科医师应该考虑到胃底折叠圈或裂孔缝合太紧，裂孔疝复发，或者患者的食管动力太弱而无法克服新增加的食管远端压力。尽管食管造影对诊断最有帮助，但有时仅需做一次简单的胸部 X 线检查就可以作出诊断（图 8.3）。如果解剖结构正常，生理性吞咽困难通常可以通过内镜球囊扩张得到改善。

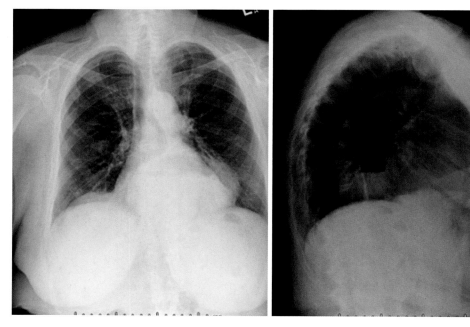

图 8.3   术后即刻拍摄的 A–P 和侧位胸片显示裂孔疝急性复发。注意横膈上方的气液平。患者被送回
　　　　手术室紧急二次手术修复

如果术后摄片即发现解剖关系紊乱，患者应返回手术室修复复发的裂孔疝或调整胃底折叠圈。如果是在手术后几天才发现的，理论上最好等待大约 3 个月再做 ARS，以避免在愈合过程中出现的致密粘连和炎症反应。如果在此期间不得不进行手术，外科医师大概率会面临烦琐的解剖分离，并且术中并发症的发生风险也会增加。

手术后期失败

手术后期失败通常定义为患者最初术后结果良好，但在术后 90 天后症状二次出现。后期失败远比早期失败更常见。反流症状复发通常是由于解剖上裂孔修复的破坏或胃底折叠圈的撕裂，而吞咽困难通常是由裂孔处的瘢痕或扭转引起的。最近研究显示，初次和二次 ARS 之间的平均时间约为 42 个月[15]。Morgenthal 等报道，尽管 10 年后复发率约为 32%，但大多数患者没有症状，93.3% 的患者表示他们愿意接受再次手术[16, 17]。

表现

导致二次实施抗反流手术的最常见症状是反复发作酸反流、吞咽困难和胃内容物反流[7]。胃底折叠撕裂时，主要症状表现为反流复发、胃灼热或反流的非典型症状如慢性咳嗽、声音嘶哑或误吸。重新开始抑酸药物治疗后症状即得到改善可能是这类患者诊断的一个关键临床线索。食管裂孔疝复发或膈肌脚狭窄后更容易出现吞咽困难、非心源性胸痛和反流。这些症状也可见于先前裂孔修复中置入补片并出现并发症的患者。对内镜下球囊扩张反应良好可作为重要的临床指标。餐后腹胀、早饱和排便不规律应怀疑医源性迷走神经损伤导致的胃瘫。

大约 2/3 手术失败的患者自述复发或持续性酸反流。在分析这些数据时，对手术失败的正确定义十分关键，因为普遍认为主观症状通常与客观测试结果不相关。事实上，研究表明，在自述术后有反流症状的患者中，只有 23%～39% 的患者有 pH 监测结果异常[18]。反之，胃底折叠术后病理性食管酸暴露增高并不总是有症状。Hunter 等的研究成果表明，在腹腔镜胃底折叠术后 12 周常规检查中，13% 的患者有异常的 pH 检查结果，但这些患者中没有一人自诉有反流症状[19]。

在 ARS 失败的患者中，大约有 1/3 会出现吞咽困难。与部分胃底折叠术相比，360° 完全胃底折叠术后吞咽困难更为常见[9, 20]。以吞咽困难为主诉的患者在术前检查或术中探查时通常不能发现明显的原因。如果患者在进行了完整的胃食管生理和解剖学检查后仍然不能确定症状持续的原因，则考虑进行心理评估，以排除心身疾患。基于上述原因，所有患者术后定期行 24 小时 pH 监测将至关重要。另外，对有症状的患者，应进一步进行更全面的胃食管功能检查，包括内镜检查、食管钡剂造影和高分辨率食管测压（HRM）。

检查

二次 ARS 非常复杂，要求首先对患者进行全面评估，以确定其症状的确切病因，进而确定最终使用哪种技术手段进行治疗。获得初次手术过程中的信息非常重要，特别是解剖范围、迷走神经的状态、补片可能的位置和胃底折叠圈的形状。对有症状且有 ARS 史的患者进行诊断时，第一步通常是做食管造影，以显示出患者食管的解剖结构，同时可以了解该患者食管内食团运动的生理过程。

食管胃十二指肠镜检查应重复进行，最好是由外科医师操作，以确定胃食管交界处的位置，并评估是否有裂孔疝或食管炎（图 8.4）。鳞柱交界处（squamocolumnar junction，SCJ）应予以标示，并取活检。如果患者先前放置了补片，则必须评估是否存在糜烂，若存在，可以在二次 ARS 前通过内镜局部切除和补片取出进行治疗（图 8.5）。

在一次内镜检查过程中，可以置入 48 小时的 Bravo™pH 胶囊或 RESTECH™Dx-pH 传感器，

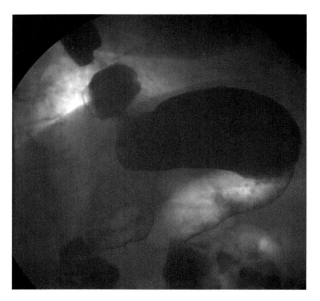

图 8.4　1 例 Nissen 胃底折叠术后的患者出现恶心和上腹部不适，其食管造影显示裂孔疝复发，且其胃底折叠圈位于横膈上方（图片由 Christy Dunst 提供）

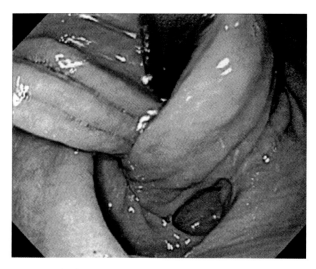

图 8.5　内镜下翻转视角显示的疝入的折叠圈。图像描绘了一个完整的紧密地附着在镜轴上的胃底折叠圈，但其已经移位到横膈上方。膈肌脚位于图片的左下角（图片由 Christy Dunst 提供）

以客观地检测病理性食管酸暴露，并建立基线食管 DeMeester 评分和口咽部 RYAN 评分，用于术后随访 pH 检测，或者患者可以接受导管置入的 24 小时 pH 监测。在监测期间必须确保患者没有服用可能掩盖结果的抑制分泌的药物。HRM 是必不可少的，因为食管动力障碍（如

贲门失弛缓症）伴反流的情况，仍然被误诊为 GERD。HRM 还可以帮助指导外科医师决定进行哪种类型的胃底折叠术。如果患者有食管动力障碍的证据，采用部分胃底折叠术可以防止术后吞咽困难。出现较大食管旁疝的患者可能无法成功进行测压，即便完成了测压，其结果可能也很难正确解释。图 8.6 展示了一位有胃底折叠术病史患者的测压图，测压证实其存在裂孔疝复发。

如果出现餐后腹胀，核医学胃排空检查有助于评估胃瘫是否存在，胃瘫可继发于初次手术过程中迷走神经医源性损伤之后。对于有胃排空延迟的患者，可行幽门成形术或胃造口减压以获益。

手术方式选择和技术

正如前面提到的，有多种治疗技术可用于 ARS 失败的患者。许多治疗技术都可以通过经腹或经胸、开放或腹腔镜手术完成，外科医师可以根据自己的喜好选择治疗方法。机器人辅助也正在成为许多外科医师医疗设备的一部分。最常见的手术选择包括二次胃底折叠术，按需加做幽门胃成形术或食管裂孔疝修补术，改做 Roux-en-Y（RNY）胃空肠吻合术或微创食管切除术（MIE）。随着新的抗反流手术的出现，如经口腔无切口胃底折叠术（TIF）和磁力环增强（MSA）装置等技术也已应用，相关的修复技术也已建立，并将在后文描述。

二次胃底折叠术

对于既往 ARS 治疗失败的患者，修复性胃底折叠术是许多胃食管大中心的首选手术方法。众所周知，二次胃底折叠术在技术上艰难且费力，历史上，一直需要开腹或开胸手术入路。如今，随着外科医师在更先进的腹腔镜手术操作方面越来越专业，同时，腹腔镜能提供出色的上腹和纵隔的术野显示，二次胃底折叠术现在主要通过腹腔镜来完成的，只有 1%～2.5% 的手术患者从腔镜转为开放手术[21, 22]。

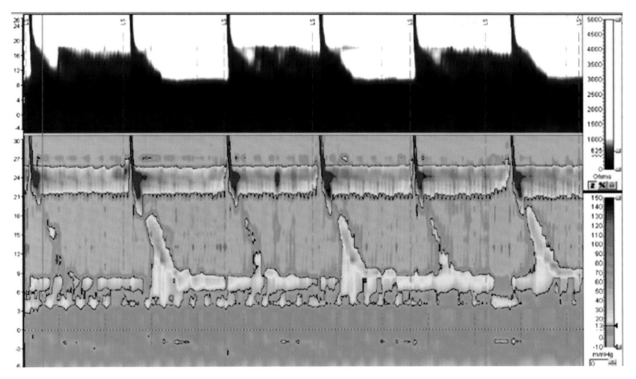

图 8.6　高分辨率食管测压显示 Nissen 胃底折叠术后的患者反复发生裂孔疝。注意存在正常的蠕动，但有两个食管远端高压区（图片由 Christy Dunst 提供）

技术方法

患者取仰卧位或截石位，并保持头高脚低左侧倾斜。小心穿刺进入腹部，建立气腹。进行肝周粘连松解术，放置肝牵引器。使用能量装置切断肝胃韧带，将肝脏尾状叶作为开始解剖的可靠定位标志。向右侧膈肌脚进行解剖，注意不要损伤腹腔干或下腔静脉，因为这一区域经常有包裹粘连、组织平面紊乱，可能会误导术者。在解剖食管后窗时，先前放置的补片也会带来麻烦。如果右侧膈肌脚入路难度太大，建议改为左侧膈肌脚入路，使用胃大弯作为开始解剖的可靠标志。对食管周围的所有粘连进行松解，特别注意识别并保护迷走神经的前后支。可在胃食管交界放置 Penrose 引流管用以术中牵拉。如果发现裂孔疝复发，复发的疝囊应予以回纳并切除。纵隔内行大范围解剖，使胸腔内食管在裂孔上方至少5 cm 处游离，确保结扎主动脉的所有穿支。用超声刀或腹腔镜剪刀剪断胃-胃缝合线，松解先前的胃底折叠圈。切除膈上脂肪垫。然后在无

张力的情况下保证足够的腹内食管长度（至少2～3 cm）。随后，对是否需要通过楔形胃底切除术进行食管延长手术进行评估。

使用不可吸收线连续的水平褥式缝合膈肌脚，可选择添加一个补片加强膈肌脚。如果张力较大，可能需要横膈减张切口和嵌入式补片闭合。在食管裂孔关闭过程中降低气腹压力也是一个有效的辅助手段。然后，确保结扎胃短血管，并构建新的胃底折叠。在胃底折叠术中，EndoFLIP® 的阻抗平面测量仪也可以用作"智能"探条，以测量折叠圈的长度和可扩张性（图8.7）[23]。是否进行完全或部分胃底折叠术应取决于每个患者的临床情况、症状和术前高分辨率测压结果。一般来说，对于反流和裂孔疝，完全胃底折叠术是可靠的，而对于术前吞咽困难的患者，则应选择部分胃底折叠术。许多外科医师在术中进行上消化道内镜检查，通过充气试验排除潜在的黏膜损伤或穿孔，并检查折叠圈的质量和形态。在手术结束时，通常会留下一个经裂孔的闭式引流管。

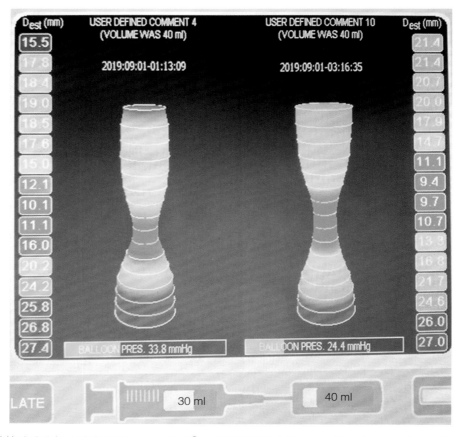

图 8.7　功能性管腔成像探头球囊导管（EndoFLIP®）在胃底折叠术前（左）和后（右）。16 个阻抗平面仪传感器测量膨胀性指数，以帮助指导折叠圈的构建。细长的沙漏外观描绘了一个良好的胃底折叠术。注意没有明显的狭窄或高压（图片由 Christy Dunst 提供）

食管裂孔疝修补及补片加强

对于复杂的裂孔疝修补术，作者的做法是始终使用双层完全可吸收补片覆盖加强（图 8.8）。补片可以通过腹腔镜下缝合或腹腔镜钉固定于膈肌脚。如果使用螺旋钉要注意避免损伤下腔静脉、主动脉和心包。一项对 26 例既往接受补片修补而进行二次手术的研究表明，某首次修补术后的复发率为 70%[15]。应该指出的是，近一半的患者在初次手术中放置了生物补片，已经证实，生物补片置入有较高的复发率。

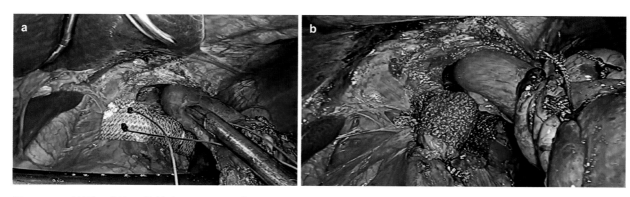

图 8.8　a. 放置一个可吸收补片，用不可吸收的缝线将补片与膈肌脚缝合严密；b. 移除探条后，加固最后的裂孔缝合（图片由 Christy Dunst 提供）

针对短食管的 Collis 胃成形术

轴向张力是复发性食管裂孔疝和抗反流手术失败的主要原因。21%～43% 的二次抗反流手术患者存在短食管的情况。由于短食管和复发性食管裂孔疝的高发，对于实施二次手术的医师来说，为了获得足够的腹内食管长度，重建食管时需要从较低水平开始制作管状胃。一项研究显示，短食管且初次抗反流手术失败的患者在 Roux-en-Y 重建后的主观症状缓解和满意度评分比行 Collis 胃成形术 + 胃底折叠术的患者更好（图 8.9）。值得注意的是，这项研究显示，两种手术在客观结局上并无明显差异，且 Collis 胃成形术组的并发症发生率更低。

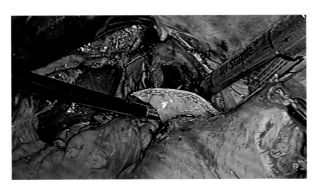

图 8.9　用线性切割吻合器完成 Collis 胃成形术，以获得 > 3 cm 的腹内食管长度。缝合器紧紧地放在探条扩张器旁边，以防止可能导致术后膈上憩室形成的近端折角出现（图片由 Christy Dunst 提供）

横膈减张切口

食管环周张力也是裂孔疝复发和抗反流手术失败的主要原因。二次抗反流手术造成膈肌脚纤维化瘢痕严重，不易相互对合缝合。如果膈肌脚成形术张力过大，最好的方法是通过横膈膜减张切口来解决。用补片严密覆盖并不会减轻膈肌脚的环周张力，因此不应将环周张力较高视为补片放置的指征。右横膈膜应该是做减张切口的第一选择，因为相对容易操作。如果下腔静脉和右膈肌脚之间的右横膈膜全层切口不能使环周张力获得充分缓解，则应进行左横膈膜减张切口。然后用不可吸收补片嵌入修补膈肌缺损。沿着下腔静脉留出足够的膈肌对于成功缝合补片是很重要的（图 8.10）。

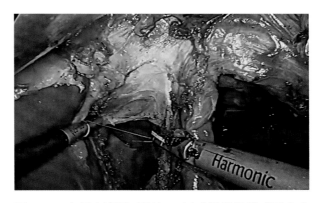

图 8.10　全层右膈肌减张切口以减轻膈肌脚成形术中的环周张力。注意避免损伤 IVC，如图所示，IVC 位于术者左侧抓钳后面（图片由 Christy Dunst 提供）

Roux-en-Y 胃空肠吻合术

病态肥胖已在大多数研究中被证明是 GERD 发展和抗反流手术失败的独立危险因素[26-28]。然而，也有一些证据支持肥胖和非肥胖患者接受初次抗反流手术的效果相当，这些结果的不一致引起了人们的关注[29]。减重手术相关文献中有明确的证据表明 RNY 胃旁路术后 GERD 可以得到改善[28, 30]。了解到这一点，越来越多的人倾向于在先前胃底折叠术失败后行 Roux-en-Y 胃空肠吻合术（RNY），特别是病态肥胖的患者。因为这种手术不仅通过旁路或消除泌酸细胞来改善反流，而且还提供了减重所带来的额外健康益处。此外，对于既往失败的抗反流手术伴胃瘫、食管动力障碍、二次 ARS 中胃食管损伤或胃食管多次行胃食管手术的患者，RNY 正逐渐成为首选的治疗技术。对于出现术后严重的解剖关系异常，或发生贲门或食管远端损伤，可以进行全胃切除加 RNY 食管空肠吻合术。有趣的是，Kent 等的研究结果显示，RNY 作为硬皮病和严重食管动力障碍患者的主要手术方式，对疾病预后有明显改善[31]。一般来说，如果患者经过 2～3 次抗反流手术失败，出现严重的复发性胃食管症状，而难以在内镜下修复的，则应该进行 RNY 或全胃切除术[32, 33]。

RNY 术式在近 93% 的患者中有效，患者主观满意度很高[2]。在病态肥胖人群中也有大量客观证据支持，RNY 术后 DeMeester 评分从 57

分下降至 12.5 分[3]。RNY 不能作为一线手术的一个原因是文献中报道的高并发症发生率从 21% 到 46% 不等[7]。吻合口狭窄发生率可达 28%，这可能是 RNY 手术形成的囊袋较小，且此类患者之前胃食管多次经历手术导致局部缺血。幸运的是，大多数狭窄可以通过内镜扩张缓解[34]。Mittal 等认为，尽管术后并发症发生率较高，但胃食管病变越复杂的患者，RNY 重建术比胃底折叠术带来的获益更多，术后一年的满意度得分更高[25]。然而需要注意的是，RNY 术后存在倾倒综合征、营养不良、内疝、边缘性溃疡、输入端综合征和细菌过度生长等并发症的长期风险，而胃底折叠术后通常没有这些并发症。

手术方式

将鞘管穿刺入腹腔并建立气腹，定位右侧膈肌脚，并沿顺时针方向进行解剖，直到定位左侧膈肌脚。松解先前胃底折叠圈与裂孔之间的粘连。注意保护迷走神经。如果还有残余的胃短血管，则用双极电刀或超声刀凝断。在胃食管连接处松解先前的胃底折叠。也可以选择将之前的折叠圈留在原位，胃在折叠的远端进行横断。确保充分结扎胃短血管，采用 Endo-GIA 线性切割吻合器制作胃小囊，保留胃左动脉。构建一个 5～10 cm 的胃小囊以确保没有产酸的壁细胞与食管直接相连，这一点很重要。关于是保留残胃还是施行胃大部切除术的问题还存在争议。保留的好处是手术更简单，并保留了一条胃管，以备将来需要切除食管时使用。用能量装置将网膜分开，以减少吻合口的张力。然后进行 RNY 重建，胆胰肢 > 50 cm，以最大限度地减少胆汁反流的风险，营养肢 > 100 cm，走结肠前路径，胃-空肠对肠系膜吻合术和空肠-空肠吻合术采用 Endo-GIA 吻合器，普通的肠切开术采用体内缝合术，也可以用吻合器关闭空肠-空肠吻合口的肠切口。

微创食管切除术

微创食管切除术（minimally invasive esophagectomy，MIE）通常被认为是严重食管

动力障碍和既往抗反流手术失败患者最后的治疗手段，还包括多次失败的抗反流手术后食管出现病理性改变的患者，如不能扩张的长食管狭窄或伴有严重食管扩张的假性贲门失弛缓症患者。在胃食管交界处无法重建的情况下，这也是一种解决问题的策略。在裂孔处有补片的患者再次手术可能更加需要切除食管[15]。这些患者解剖和生理都很复杂，处理起来十分棘手，而且食管切除术的适应证仍然存在争议。Merendino 手术是另一种可用的补救措施，最近提出可用于先前多次折叠手术失败的患者。具体包括胃食管交界处切除和空肠间置。2018 年，医师们发现接受这种替代手术的 12 例患者术后并发症发生率很高（67%），25% 的患者最终需要在 12 个月内进行 RNY[35]。目前，对于大多数患者来说，Merendino 手术似乎不是一种可行的二次 ARS 的手术策略。

手术方式

MIE 术式有很多种，每种都有自己的优点和缺点。这种手术在技术上要求很高，有很长的学习曲线，且应只由大中心有经验的外科医师进行。MIE 可以通过腹腔镜、胸腔镜或机器人的方法来完成。这些技术都是安全有效的，具体使用哪种方法取决于外科医师或所在医院的偏好。两种最受欢迎的治疗良性胃食管疾病的方法是经裂孔入路和 Ivor-Lewis 技术。经裂孔入路切口包括腹部和左侧颈部切口，吻合口位于左侧颈部。这项技术不需要单肺通气，且只需要仰卧位，不用翻身。将吻合口放置在胸腔外理论上具有降低吻合口瘘发生率的优势。对于胃食管连接处的良性疾病和肺功能较差的患者是一种很好的选择。Ivor-Lewis 术式包括经腹和右胸入路、右胸吻合术。患者需要单肺通气，通常需要仰卧位和左侧位。与其他技术相比，避免颈部切口可以减少喉返神经损伤。这种方法也用于贲门失弛缓症患者发展成鳞状细胞癌时可以更好地施行淋巴结清扫。最后，三切口 McKeown 手术需要右胸、腹和左颈切口，并行左颈吻合术。此入路允许较长的近端切除，通常用于近端恶性疾病。

经口无切口胃底折叠术后再次抗反流手术

经口无切口胃底折叠术（TIF）是内镜治疗胃食管反流病（GERD）的一种常见手术，通常耐受性很好，不良反应最小。TIF 使用 EsophyX 设备（Endo Gastric Solutions，Inc. Redmond，WA，USA）在胃和食管之间使用永久性 T 形夹子进行全层部分胃底折叠术。如果折叠圈撕裂，患者出现裂孔疝，或者患者术后重新出现反流，通常需要进行二次抗反流手术。

对 559 例同时接受旧版（TIF1）和新版（TIF2）TIF 手术的患者进行的系统回顾显示，在平均 9.5 个月的随访中，7.2% 的患者接受了腹腔镜下胃底折叠修补术[36]。随后对 165 例接受 TIF 的患者进行的一项单中心前瞻性研究报道称，15% 的患者需要二次手术[37]。在二次手术的患者中有 28 例由 TIF 转为腹腔镜胃底折叠术，在中位 14 个月的随访中无术中或术后并发症的报道。这一证据表明，TIF 术后再次行腹腔镜分移和折叠是安全的，而且只有 14% 的患者存在严重粘连[37]。目前尚不清楚 TIF 术后修复性胃底折叠术对 GERD 的长期影响，因为在这些患者中没有术后 pH 检测的报道。有一项研究报道了在 15 例 TIF 手术失败的患者接受二次抗反流手术达到治疗目的后，33% 的患者出现了术后吞咽困难。应该指出的是，这些研究的作者并没有使用 Bougie 胃支撑管来校准胃底折叠[38]。

在 TIF 失败后的二次抗反流手术中，应当注意左膈肌脚经常会被裹挟在 T 形固定器中，术者在进行手术时应该考虑到这一点，以确保在正确的解剖平面上操作。不应轻易拔除 T 形固定器，以避免损伤胃壁组织，应将固定器切开，使其落入腔内。这对于降低穿孔或术后脓肿形成的风险至关重要。理论上也有 T 形固定器导致食管远端牵引性憩室的风险。外科医师在进行食管裂孔解剖时应该意识到这种可能性，以免损伤食管。此外，如果在解剖过程中发现胃底与食管壁融合，最好将其保持完好，只需翻转胃壁将融合部分卷入折叠圈中即可[37]。是否进行部分或完全胃底折叠术应该根据疾病的严重程度进行判断，因为重度反流最好采用完全胃底折叠术，而轻到中度疾病的患者通过部分胃底折叠术能更好地预防吞咽困难。

磁力环括约肌增强术失败后的再手术

腹腔镜插入磁性括约肌增强装置（MSA），又称 LINX® 反流管理系统（Torax® Medical，Inc. Shoreview，MN），已成为腹腔镜胃底折叠术常用的替代方案。虽然最初担心在胃食管交界处放置这种环状异物会受到类似于代谢手术中胃带的侵蚀，但后来证明它是安全有效的[39-41]。尽管有很好的证据支持，仍有一些患者的 MSA 必须移除。

大多数需要摘除磁力环的患者是因为在术后出现了吞咽困难，其次是出现客观的持续性或复发性反流，或食物嵌顿。如果在最初的手术中同时进行了裂孔疝修补术，那么患者的吞咽困难可能是由膈肌脚紧密闭合造成，而不是由于收缩装置，吞咽困难症状通常可以通过多次内镜球囊扩张来改善。复发性或持续性反流可能是继发于进行性或复发性食管裂孔疝，或由于该装置移位至胃的低位。在为患者提供 LINX 摘除手术之前，应该通过术前影像学检查进行评估。

到目前为止，研究报道 MRS 装置的摘除率在 1.1%～6.7%[42-44]。侵蚀发生率为 0.15%～1.2%[42,43]。如果患者发生腔内侵蚀，应摘除 LINX。由于放置后在装置周围形成纤维性包膜，发生侵蚀的患者可以在内镜下取出装置。用内镜剪刀剪断钢丝，然后用内镜钳子拉回钢丝来完成。另一种方法是，使用单极能量装置打开纤维性包膜，用腹腔镜剪刀剪断钢丝，在持续打开包膜的同时，轻轻地向上牵引珠子，从而完成腹腔镜下的摘除（图 8.11）。如果患者移除 MSA 装置时持续发生反流，那么补充行胃底折叠术可以带来获益。对于裂孔疝，是否修复裂孔疝并更换 MSA 装置或进行胃底折叠术由外科医师自行决定。如果是因为吞咽困难而手术，一些外科医师认为这通常是由异物引起了炎症反应，不需要进一步的抗反流手术。对于穿孔，典型的处理是使用 Graham 补片进行修补[45]。

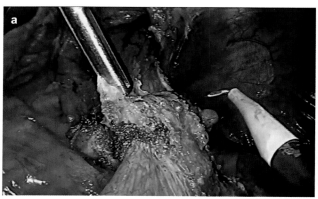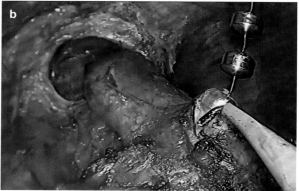

图 8.11 腹腔镜摘除 LINX 装置。单极能量用于将珠子从周围的纤维化包膜中释放出来，注意不要损伤下面的食管。背景中也可以看到扩大的裂孔缺损（图片由 Christy Dunst 提供）

结果

一般情况下，腹腔镜手术术中并发症发生率较高，而开腹手术术后并发症较高。二次抗反流手术综合征的总体并发症发生率从 9.7% 到 24% 不等[46]。Furnee 等研究报道术中并发症发生率约为 21.4%。术中最常见的并发症是医源性穿孔（13.1%）和肝或脾撕裂伤，导致大量出血（1.9%），而术后渗漏率仅为 1.5%[47]。2015 年，有研究报道，对几项二次抗反流手术术后进行监测，客观结果显示，超过 80% 的患者在 pH 监测中酸暴露正常或内镜检查没有食管炎[7]。最近一项中位随访时间为 16.5 个月，对 46 例二次腹腔镜抗反流手术术后患者进行的前瞻性研究显示，胃食管反流症状量表（gastroesophageal reflux symptom scale，GERSS）和胃食管反流病健康相关生活质量（gastroesophageal reflux disease health-related quality of life，GERD-HRQL）评分

有显著改善。此外，82% 的患者报告对他们的手术满意，96% 的患者表示愿意接受二次抗反流手术[46]。

研究表明，在中位时间为 3.3 年的随访中，二次抗反流手术失败，需要第三次手术的比率约为 11%[14]。已有研究表明，虽然第三次甚至第四次抗反流手术有可能发生，但每次重做手术后阳性结果减少了约 20%[46]。Signhal 等将 940 例患者分成 4 组，包括首次手术组、第一次再手术组、第二次再手术组和三次以上再手术组。在他们的研究中，中转开腹、中转 RNY、手术时间、出血量、内脏穿孔、术后渗漏和迷走神经损伤都随着随后的每一次翻修手术而显著增加[48]。这项研究还提到，患者对每次重做手术的满意度逐渐下降。这些结论表明，外科医师在随后的每一次重做手术中遇到的风险和难度都是增加的；同时，这些结论也是外科医师在衡量是否进行二次抗反流手术时的参考依据。

参考文献

[1] Dallemagne B, et al. Laparoscopic Nissen fundoplication: preliminary report. Surg Laparosc Endosc. 1991; 1(3): 138e143.

[2] Zorrilla L, et al. Standardized steps for conversion of antireflux surgery operation to Roux-en-Y gastric bypass. Surg Obes Relat Dis. 2017; 13(10)

[3] Obeid NR, et al. Patterns of reoperation after failed fundoplication: an analysis of 9462 patients. Surg Endosc. 2017; 32(1): 345−50.88

[4] Byrne JP, et al. Symptomatic and functional outcome after laparoscopic reoperation for failed antireflux surgery. Br J Surg. 2005; 92(8): 996e1001.

[5] Dutta S, et al. Outcome of laparoscopic redo fundoplication. Surg Endosc. 2004; 18(3): 440e443.

[6] Pessaux P, et al. Laparoscopic antireflux surgery: five-year results and beyond in 1340 patients. Archiv Surg (Chicago, Ill. 1960). 2005; 140(10): 946e951.

[7] Grover BT, Kothari SN. Reoperative antireflux surgery. Surg Clin N Am. 2015; 95(3): 629−40.

[8] Morgenthal CB, Lin E, Shane MD, et al. Who will fail laparoscopic Nissen fundoplication? Preoperative prediction of long-term outcomes. Surg Endosc. 2007; 21(11): 1978−84.

[9] Broeders JA, Roks DJ, Draaisma WA, et al. Predictors of objectively identified recurrent reflux after primary Nissen fundoplication. Br J Surg. 2011; 98(5): 673−9.

[10] Power C, Maguire D, McAnena O. Factors contributing to failure of laparoscopic Nissen fundoplication and the predictive value of preoperative assessment. Am J Surg. 2004; 187(4): 457−63.

[11] Soper NJ, Dunnegan D. Anatomic fundoplication failure after laparoscopic antireflux surgery. Ann Surg. 1999; 229(5): 669−76.

[12] O'Boyle CJ, Watson DI, DeBeaux AC, et al. Preoperative prediction of long-term outcome following laparoscopic fundoplication. ANZ J Surg. 2002; 72(7): 471−5.

[13] Jackson PG, Gleiber MA, Askari R, et al. Predictors of outcome in 100 consecutive laparoscopic antireflux procedures. Am J Surg. 2001; 181(3): 231−5.

[14] Awais O, Luketich JD, Schuchert MJ, et al. Reoperative antireflux surgery for failed fundoplication: an analysis of outcomes in 275 patients. Ann Thorac Surg. 2011; 92(3): 1083−9.

[15] Nandipati K, Bye M, Yamamoto SR, Pallati P, Lee T, Mittal SK. Reoperative intervention in patients with mesh at the Hiatus is associated with high incidence of esophageal resection — a single-center experience. J Gastrointest Surg. 2013; 17(12): 2039−44.

[16] Morgenthal CB, et al. The durability of laparoscopic Nissen fundoplication: 11-year outcomes. J Gastrointest Surg. 2007; 11(6): 693−700. https://doi.org/10.1007/s11605-007-0161-8.

[17] White BC, et al. Do recurrences after paraesophageal hernia repair matter? Surg Endosc. 2007; 22(4): 1107−11. https://doi.org/10.1007/s00464-007-9649-2.

[18] Oor JE, et al. Outcome for patients with pathological esophageal acid exposure after laparoscopic fundoplication. Ann Surg. 2018; 267(6): 1105−11.

[19] Hunter JG, Trus TL, Branum GD, et al. A physiologic approach to laparoscopic fundoplication for gastroesophageal reflux disease. Ann Surg. 1996; 223: 673−85. discussion 685−7.

[20] Broeders JA, Mauritz FA, Ahmed Ali U, et al. Systematic review and meta-analysis of laparoscopic Nissen (posterior total) versus Toupet (posterior partial) fundoplication for gastroesophageal reflux disease. Br J Surg. 2010; 97: 1318−30.

[21] Khajanchee YS, O'Rourke R, Cassera MA, et al. Laparoscopic reintervention for failed antireflux surgery: subjective and objective outcomes in 176 consecutive patients. Arch Surg. 2007; 142(8): 785−901.

[22] Pennathur A, Awais O, Luketich JD. Minimally invasive redo antireflux surgery: lessons learned. Ann Thorac Surg. 2010; 89(6): S2174−9.

[23] Su B, Novak S, Callahan Z, Kuchta K, Carbray J, Ujiki M. Using impedance planimetry (EndoFLIP™) in the operating room to assess gastroesophageal junction distensibility and predict patient outcomes following fundoplication. Surg Endosc. 2020; 34: 1761−8.

[24] Iqbal A, Awad Z, Simkins J, Shah R, Haider M, Salinas V, et al. Repair of 104 failed anti-reflux operations. Ann Surg. 2006; 244(1): 42−51.

[25] Mittal, Sumeet K., et al. "Roux-En-Y reconstruction is superior to redo fundoplication in a subset of patients with failed antireflux surgery." Surg Endosc, vol. 27, no. 3, June 2012, pp. 927−935.

[26] Zainabadi K, Courcoulas AP, Awais O, et al. Laparoscopic revision of Nissen fundoplication to Roux-en-Y gastric bypass in morbidly obese patients. Surg Endosc. 2008; 22(12): 2737−40.

[27] Frezza EE, Ikramuddin S, Gourash W, et al. Symptomatic improvement in gastroesophageal reflux disease (GERD) following laparoscopic Roux-en-Y gastric bypass. Surg Endosc. 2002; 16(7): 1027−31.

[28] Patterson EJ, Davis DG, Khajanchee Y, et al. Comparison of objective outcomes following laparoscopic Nissen fundoplication versus laparoscopic gastric bypass in the morbidly obese with heartburn. Surg Endosc. 2003; 17(10): 1561−5.

[29] Telem DA, Altieri M, Gracia G, Pryor AD. Perioperative outcome of esophageal fundoplication for gastroesophageal reflux disease in obese and morbidly obese patients. Am J Surg. 2014; 208: 163−8.

[30] Nelson LG, Gonzalez R, Haines K, Gallagher SF, Murr MM. Amelioration of gastroesophageal reflux symptoms following Roux-en-Y gastric bypass for clinically significant obesity. Am Surg. 2005; 71(11): 950−3.

[31] Kent MS, Luketich JD, Irshad K, Awais O, Alvelo-Rivera M, Churilla P, Fernando HC, Landreneau RJ. Comparison of surgical approaches to recalcitrant gastroesophageal reflux disease in the patient with scleroderma. Ann Thorac Surg. 2007; 84(5): 1710−5.

[32] Makris KI, Lee T, Mittal SK. Roux-en-Y reconstruction for failed fundoplication. J Gastrointest Surg. 2009; 13: 2226−32.

[33] Awais O, Luketich JD, Tam J, et al. Roux-en-Y near esophagojejunostomy for intractable gastroesophageal reflux after antireflux surgery. Ann Thorac Surg. 2008; 85: 1954−9.

[34] Yamamoto SR, Hoshino M, Nandipati KC, Lee TH, Mittal SK. Long-term outcomes of reintervention for failed fundoplication: redo fundoplication versus Roux-en-Y reconstruction. Surg Endosc. 2013; 28(1): 42−8.

[35] Analatos A, Lindblad M, Rouvelas I, Elbe P, Lundell L, Nilsson M, et al. Evaluation of resection of the gastroesophageal junction and jejunal interposition (Merendino procedure) as a rescue procedure in patients with a failed redo antireflux procedure. A single-center experience. BMC Surg. 2018; 18(1).

[36] Wendling MR, Melvin WS, Perry KA. Impact of transoral incisionless fundoplication (TIF) on subjective and objective GERD indices: a systematic review of the published literature. Surg Endosc. 2013; 27: 3754−61.

[37] Bell, Reginald C. W., et al. "Laparoscopic anti-reflux revision surgery after transoral incisionless fundoplication is safe and effective." Surg Endosc, vol. 29, no. 7, Aug. 2014, pp. 1746−1752., doi: https://doi.org/10.1007/s00464-014-3897-8.

[38] Witteman BP, Kessing BF, Snijders G, Koek GH, Conchillo JM, Bouvy ND. Revisional laparoscopic antireflux surgery after unsuccessful endoscopic fundoplication. Surg Endosc. 2013; 27: 2231−6.

[39] Bonavina L, DeMeester T, Fockens P, et al. Laparoscopic sphincter augmentation device eliminates reflux symptoms and normalizes esophageal acid exposure: one- and 2-year results of a feasibility trial. Ann Surg. 2010; 252: 857−62.

[40] Ganz RA, Peters JH, Horgan S, et al. Esophageal sphincter device for gastroesophageal reflux disease. N Engl J Med. 2013; 368: 719−27.

[41] Reynolds JL, Zehetner J, Wu P, Shah S, Bildzukewicz N, Lipham JC. Laparoscopic magnetic sphincter augmentation

vs. laparoscopic nissen fundoplication: a matched-pair analysis of 100 patients. J Am Coll Surg. 2015; 221: 123−8.

[42] Asti E, Siboni S, Lazzari V, Bonitta G, Sironi A, Bonavina L. Removal of the magnetic sphincter augmentation device: surgical technique and results of a single-center cohort study. Ann Surg. 2017; 265: 941−5.

[43] Smith CD, Ganz RA, Lipham JC, Bell RC, Rattner DW. Lower esophageal sphincter augmentation for gastroesophageal reflux disease: the safety of a modern implant. J Laparoendosc Adv Surg Tech A. 2017; 27: 586−91.

[44] Lipham JC, Taiganides PA, Louie BE, Ganz RA, DeMeester TR. Safety analysis of the first 1000 patients treated with magnetic sphincter augmentation for gastroesophageal reflux. Dis Esophagus. 2015; 28: 305−11.

[45] Tatum JM, et al. Removing the magnetic sphincter augmentation device: operative management and outcomes. Surg Endosc. 2018; 33(8): 2663−9.

[46] Campo, Sara E. Martin Del, et al. "Laparoscopic redo fundoplication improves disease-specific and global quality of life following failed laparoscopic or open fundoplication." Surg Endosc, vol. 31, no. 11, July 2017, pp. 4649−4655.

[47] Furnee EJ, et al. Surgical intervention after failed antire flux surgery: a systematic review of the literature. J Gastrointest Surg. 2009; 13(8): 1539e1549.

[48] Singhal S, et al. Primary and redo antireflux surgery: outcomes and lessons learned. J Gastrointest Surg. 2017; 22(2): 177−86.

第 9 章

运动障碍的检查和评估

Motility Disorders: Workup and Evaluation

Samuel Szomstein, Alejandro Cracco, and Jose Melendez-Rosado

李志刚 潘杰 杨洋 译

引言

食管是由横纹肌和平滑肌组成的管状肌肉结构，通过蠕动收缩和肌肉放松的协调组合将食物从口送入胃中[1]。在解剖学上可分为食管上括约肌、食管体部和食管下括约肌（LES）。食管运动障碍通常影响食管体部和 LES。LES 的主要功能是防止胃内容物反流到食管。在静息状态下，LES 处于紧张性收缩，当发生吞咽动作时，LES 会出现放松，允许食物通过并进入胃内。这种复杂的肌肉协调是由迷走神经支配的，迷走神经起源于背运动核和脑干中直接与食管内肌间神经丛相连的疑核[2]。乙酰胆碱和一氧化氮等兴奋性和抑制性神经递质分别被释放到神经肌肉接头，引起肌肉收缩或松弛，刺激蠕动收缩[3,4]。任何环节发生障碍都可能导致食团的无效推进，从而导致患者出现吞咽困难为主的多种症状。

虽然只是作为食管运动障碍检查的一部分，放射学和内镜检查仍然是非常重要的，而高分辨率食管测压（HRM）则是金标准。HRM 包括一个探针，通过鼻孔进入胃食管交界处（GEJ）。该探头包含多个传感器，用于测量从食管上括约肌到 GEJ 的压力。检查时，患者被要求在 10 次分别吞下 5 mL 水，食管内压力的协调性和程度形成彩色压力地形图，医师可以通过彩色压力地形图区分不同类型的食管运动障碍（图9.1）。彩色压力地形图进一步细分以测量不同的压力参数，如测量 LES 放松的综合松弛压力（integrated relaxation pressure，IRP）、测量蠕动传播的远端潜伏期（distal latency，DL）和收缩前速度（contractile front velocity，CFV），以及测量收缩力的远端收缩积分（distal contractile integral，DCI）。2015 年，国际 HRM 工作组发布了芝加哥分类 3.0 版（CC），这是对食管运动性疾病分类的最新版本[5]。采用分级诊断方法将疾

S. Szomstein (✉) · A. Cracco
Cleveland Clinic Florida − Weston, Weston, FL, USA
e-mail: szomsts@ccf.org

J. Melendez-Rosado
Eisenman & Eisenman M.D., Advanced Gastro Consultants, Lake Worth, FL, USA

© Springer Nature Switzerland AG 2021
N. Zundel et al. (eds.), *Benign Esophageal Disease*,
https://doi.org/10.1007/978-3-030-51489-1_9

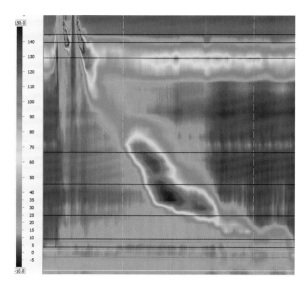

图 9.1　HRM 显示正常的彩色压力地形图

病分为：① 食管胃交界处（EGJ）流出障碍，包括贲门失弛缓症和 EGJ 流出道梗阻；② 重度蠕动障碍，包括弥漫性食管痉挛（diffuse esophageal spasms，DES）、手提钻食管（Jackhammer esophagus，JHE）、收缩力缺失；③ 轻度蠕动障碍，包括蠕动缺失和节段性蠕动（fragmented peristalsis，FP）。本章将阐明一些不同食管运动障碍的表现。

贲门失弛缓症

贲门失弛缓症是一种由食管肌间神经元破坏和神经节增生引起的疾病，目前证据表明其是一种自身免疫现象导致的食管肌肠丛炎症。尽管病毒感染是可能的诱因，但在这方面的证据仍然不够明确[6, 7]。这种神经元损伤导致抑制激素和兴奋激素之间的不平衡。然而，失弛缓症的主要病理生理机制是 LES 的抑制神经支配缺失或异常，导致 LES 在吞咽过程中不能恰当放松[8]。随着时间的推移，患者会有食管进行性扩张和异常蠕动，可以看到如巨食管、食管屈曲、成角等慢性变化。总之，贲门失弛缓症较为少见，但是最近研究发现其发病率在逐渐增加，每年高达 1.6/100 000[9]，发病年龄高峰在 30～60 岁。目前尚不清楚这种发病率的增加是否来源于人们对该疾病的认识提高或获得医疗保健和诊断工具的

机会增加。

症状

贲门失弛缓症患者最常见的症状是吞咽困难，典型表现是对固体和液体都吞咽困难，这就可以与解剖原因引起的运动障碍相区别，后者更主要的是固体吞咽困难[10]。另一个可能与胃食管反流病（GERD）相似的主要症状是胃灼热[11, 12]，多达 75% 的患者出现这种症状。贲门失弛缓症患者的胃灼热并不与典型的 GERD 有关，而是由食管清除率不佳导致食管内残留食物的细菌发酵所致[13]。约 60% 的贲门失弛缓症患者，尤其是年轻患者也有 GERD 中可见的非心源性胸痛[14]。

考虑到这些重叠症状可能导致贲门失弛缓症的误诊，如果遇到胸痛，应考虑对老年患者及存在冠状动脉疾病危险因素的患者进行全面的心脏评估[15]。如果症状是胃灼热，特别是在质子泵抑制剂试验失败和内镜下评估为阴性的患者中，应该考虑进行 HRM 检查[16]。

诊断

贲门失弛缓症的诊断是基于临床症状并通过影像学和测压检查进行明确的。对于怀疑为贲门失弛缓症的患者，首先应进行食管、胃、十二指肠镜检查（EGD）。EGD 可以直观地对食管黏膜和贲门进行详细检查，以排除其他可能导致吞咽困难的梗阻性病变，如食管狭窄、严重食管炎、嗜酸性食管炎或恶性肿瘤。在 EGD 上，贲门失弛缓症患者食管扩张，食管常存在弯曲，LES 内有轻微阻力。也可能有唾液、液体或未消化的食物滞留在食管内，以及念珠菌性食管炎。食物瘀滞导致吸入性肺炎风险增加，可能需要在 EGD 之前进行气管内插管以保护气道。

钡剂检查可出现典型的食管扩张和 LES 平滑变细的影像学表现，表现为典型的鸟喙，代表 LES 松弛损伤[17]（图 9.2）。虽然这是贲门失弛缓症的特征，但另一种可能是食管癌或贲门肿瘤引起的假性贲门失弛缓症。当患者年龄较大，症状持续时间短，体重显著减轻，EGD 难以通过

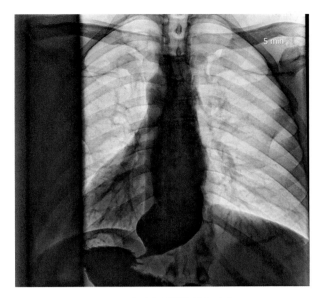

图 9.2　钡剂造影显示鸟喙征

GEJ 时，应进行鉴别[18]。在这些患者中，如果发现食管下段任何异常黏膜都应进行活检，并应考虑行腹部 CT 和（或）内镜超声等横断面成像检查。其他引起假性贲门失弛缓症的较少见的原因是使用腹腔镜可调节胃束带治疗肥胖和过紧的 Nissen 胃底折叠[19, 20]。

定时钡剂食管造影是一种评估贲门失弛缓症治疗后食管钡剂清除率的影像学技术[21]。包括在治疗前和治疗后服用钡剂后第 1 分钟、2 分钟、5 分钟测量钡柱的宽度和高度。钡剂高度改善 < 50% 与症状改善不佳相关[22]。

HRM 是贲门失弛缓症诊断的金标准，该检查可以区分贲门失弛缓症的三种不同亚型：Ⅰ 型、Ⅱ 型和Ⅲ 型[5]（图 9.3）。虽然这些亚型在 HRM

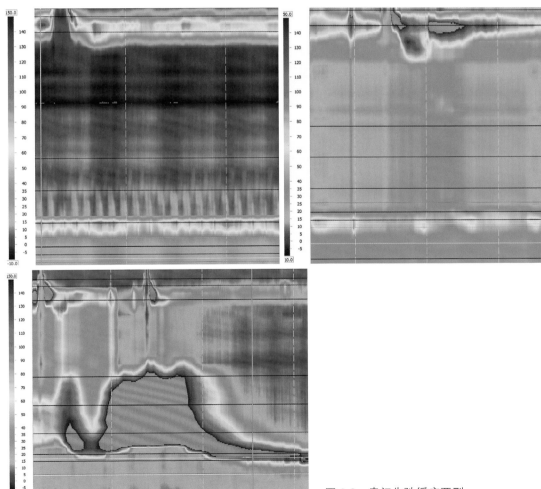

图 9.3　贲门失弛缓症亚型

上有不同的特点，但它们都有一个基本的异常，即 LES 松弛异常和食管运动障碍。LES 松弛异常的 HRM 结果是 IRP > 15 mmHg。I 型贲门失弛缓症的特征是食管体无蠕动，II 型贲门失弛缓症的特征是食管体加压，III 型贲门失弛缓症则表现为由痉挛性收缩引起的快速传播的食管加压。由于不同治疗方法可能会产生不同结果，因此对贲门失弛缓症的三种亚型进行区分至关重要[23, 24]。

食管胃交界处流出道梗阻

食管胃交界处流出道梗阻（EGJOO）主要存在于 HRM 发现 LES 松弛不完全的亚型患者，但是食管仍有蠕动，因此不符合贲门失弛缓症的标准[25]。既往该疾病也被称为 LES 松弛或功能性梗阻，有观点认为这是由浸润性疾病或贲门失弛缓症的变体或不完全发作引起的[26, 27]。

症状

临床上，这种疾病可能表现为与贲门失弛缓症相似的症状。然而，一些有症状的患者治疗后好转，而另一些患者的症状能够自行消失或与流出梗阻并无关系[26, 27]。因此，后续的诊断试验主要应用于识别是偶然升高的 IRP 压力还是确实存在 EGJOO[28]。

诊断

与失弛缓症相似，EGJOO 的 IRP 为 15 mmHg；然而，它们可能在食管体内有足够的蠕动，不符合基于 HRM 的贲门失弛缓症的诊断标准[5]。进行 HRM 检查前一定要停用阿片类药物，因为其会导致 LES 功能障碍，并且与 EGJOO 和 III 型贲门失弛缓症有相似的测压结果[29]。如果鉴别诊断中存在阿片类药物诱发的 LES 功能障碍，那么应首先考虑停止用药，梗阻症状可以得到逆转。

弥漫性食管痉挛（DES）

DES 是一种运动亢进性疾病，其特征是食管肌肉组织重复且同时发生过早收缩。这种罕见疾病的病因尚不清楚，但似乎与非依赖性乙酰胆碱释放产生的抑制反射缺陷和自发性收缩有关[32]。

症状

胸痛是 DES 的典型症状，在多数情况下，胸痛由于也会放射到下颌和上肢而被混淆为心源性疼痛，与吞咽困难和反流有关[33]。

诊断

钡剂食管造影可用于诊断 DES，典型表现是同时性的管腔闭塞环形肌收缩，呈现螺旋状食管[34]，但这种典型收缩常常是间歇性的，并不总是在评估时出现。诊断评价的金标准是 HRM。考虑到在正常受试者中也可以看到过早收缩，CC 分类已经确定这种异常必须 ≥ 20%（DL < 4.5）才能作出诊断[5, 35]。

手提钻食管（JHE）

JHE 是一种罕见的食管高收缩症，病因不明。

诊断

该疾病特征是 HRM 表现为超过 20% 的吞咽每秒 DCI ≥ 8 000 mmHg/cm（图 9.4）。然而，孤立的波幅收缩并不总是与症状相关，健康无症状患者中也会存在[36]，因此需要引入

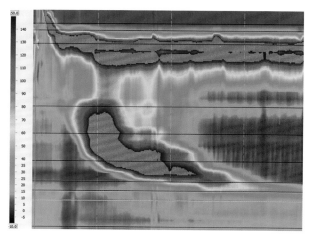

图 9.4　手提钻食管

DCI 作为一个新参数来测量蠕动活力。每秒 DCI ≥ 8 000 mmHg/cm 通常与症状相关，且对贲门失弛缓症治疗有积极反应。多峰收缩与治疗后症状加重或症状改善无关[16, 37]。在最新的 CC 中不再描述高血压蠕动和胡桃钳食管，已被术语"手提钻食管"取代[5]。

症状

JHE 患者最常见的症状是吞咽困难（47%）、非心源性胸痛（29%）和咳嗽、胃灼热、反流（24%）。非心源性胸痛与较高的 DCI 相关，平均每秒 DCI 为 17 245 mmHg/cm[38]。

收缩性缺失

收缩性缺失是一种以 EGJ 正常舒张（IRP < 15 mmHg）为特征的运动障碍，伴有 100% 的蠕动缺失[5]（图 9.5）。当 IRP 值处于边缘且有食管加压的证据时[5]，应考虑贲门失弛缓症。虽然系统性硬皮病患者的食管运动功能不均匀，但在 56% 的患者中最常见的是收缩性缺失。当这种情况除了缺乏收缩力，还伴有低血压性 LES 时，应考虑该疾病。出现其他全身性表现如胃食管反流、皮肤纤维化、毛细血管扩张、指端硬化症、雷诺病或肺动脉高压，应提示进行适当检查。

收缩力缺失的临床相关性尚不清楚；然而，在考虑胃底折叠手术时重要的是要排除这种情况，因为这类患者在术后有发生吞咽困难的可能[28]。

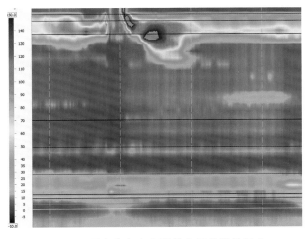

图 9.5　硬皮病患者出现的食管收缩性缺失

轻微蠕动障碍

在最新版本的 CC[5] 中，轻微蠕动障碍包括食管无效运动（ineffective esophageal motility, IEM）和节段性蠕动（FP）。当患者超过 50% 的 DCI 测量值 < 450 mmHg 时，诊断为 IEM。这种疾病可在多达 50% 的 GERD 患者中看到[41]。尽管其临床意义尚不清楚，但在评估患者是否接受抗反流手术时，应将其考虑在内。当至少 50% 的收缩为节段性时，可诊断为 FP，这可以看作是 HRM 压力较低的区域。HRM 压力间断可在有症状或无症状患者中观察到[42]。虽然等压线上的小间断的意义可能不被重视，但大的压力间断可能与临床相关，也可能与 GERD 有关[42]。轻微蠕动障碍的临床意义尚不清楚。

激发试验

补充激发试验可能是诊断食管运动障碍的必要方法。常规使用 10 次 5 mL 水吞咽可能不会触发异常 HRM[43]。因此，使用多个快速吞咽和固体吞咽的激发试验可能会增加研究的敏感性[44, 46]。多次快速吞咽的具体操作为直接向患者口中注射 3 mL 水，2～3 秒间隔，进行 5 次吞咽。在吞咽过程中，平滑肌没有收缩，随后在吞咽末端出现强烈收缩，这通常可以在压力图中观察到[47, 49]。有食管症状但单次吞咽正常的患者中，有 67% 出现该检查异常[28]。固体吞咽可作为刺激试验的一部分，具体为吞咽 1 cm³ 的面包。在临床上，这些测试是难以分析的，因为它产生了复杂的压力模式，并且食物的吞咽也不是一次完成的。然而，在该试验中检测到的引起患者主诉异常将为其症状提供直接的病理生理学解释[28]。

术后评估

既往接受食管手术的患者正常解剖结构发生了改变，从而改变了这一人群的生理学和测压结果。因此，既往治疗过食管疾病的患者，出现新症状或复发症状时可能非常具有挑战性。

在胃底折叠术后的患者中，远端高压区（distal high-pressure zone，DHPZ）发生改变。DHPZ 相当于食管远端 3～4 cm 的区域，功能上作为抗反流屏障，包括 LES 和膈肌脚[50]。识别 DHPZ 的强度及其与 LES 的关系可以获得有用的信息。LES 的 HRM 表现与胃底折叠的解剖状态有很好的关联性[51]。在 LES 水平上 DHPZ 升高是手术后的正常预期结果。在 LES 处，单一 DHPZ 位置升高且压力低，舒张正常，则提示折叠处破坏，而高压和不完全舒张提示胃底折叠扭曲。双 DHPZ 的存在表明手术包绕的位置不合适[50]。

对于贲门失弛缓症，可通过 DHPZ 的缺失来观察治疗是否成功，如果 LES 基础压持续高，则可能表明治疗失败[50]。

参考文献

[1] Goyal RK, Chaudhury A. Physiology of normal esophageal motility. J Clin Gastroenterol. 2008; 42: 610-9.

[2] Collman PI, Tremblay L, Diamant NE. The central vagal efferent supply to the esophagus and lower esophageal sphincter of the cat. Gastroenterology. 1993; 104: 1430-8.

[3] Goyal RK, Rattan S, Said SI. VIP as a possible neurotransmitter of non-cholinergic non-adrenergic inhibitory neurones. Nature. 1980; 288: 378-80.

[4] Yamato S, Spechler SJ, Goyal RK. Role of nitric oxide in esophageal peristalsis in the opossum. Gastroenterology. 1992; 103: 197-204.

[5] Kahrilas PJ, Bredenoord AJ, Fox M, et al. The Chicago classification of esophageal motility disorders, v3.0. Neurogastroenterol Motil. 2015; 27: 160-74.

[6] Moses PL, Ellis LM, Anees MR, et al. Antineuronal antibodies in idiopathic achalasia and gastro-oesophageal reflux disease. Gut. 2003; 52: 629-36.

[7] Boeckxstaens GE. Achalasia: virus-induced euthanasia of neurons? Am J Gastroenterol. 2008; 103: 1610-2.

[8] Dodds WJ, Dent J, Hogan WJ, Patel GK, Toouli J, Arndorfer RC. Paradoxical lower esophageal sphincter contraction induced by cholecystokinin-octapeptide in patients with achalasia. Gastroenterology. 1981; 80: 327-33.

[9] O'Neill OM, Johnston BT, Coleman HG. Achalasia: a review of clinical diagnosis, epidemiology, treatment and outcomes. World J Gastroenterol. 2013; 19: 5806-12.

[10] American Society for Gastrointestinal Endoscopy Standards of Practice Committee, Anderson MA, Appalaneni V, et al. The role of endoscopy in the evaluation and treatment of patients with biliary neoplasia. Gastrointest Endosc. 2013; 77: 167-74.

[11] Spechler SJ, Souza RF, Rosenberg SJ, Ruben RA, Goyal RK. Heartburn in patients with achalasia. Gut. 1995; 37: 305-8.

[12] Ponce J, Ortiz V, Maroto N, Ponce M, Bustamante M, Garrigues V. High prevalence of heartburn and low acid sensitivity in patients with idiopathic achalasia. Dig Dis Sci. 2011; 56: 773-6.

[13] Crookes PF, Corkill S, DeMeester TR. Gastroesophageal reflux in achalasia. When is reflux really reflux? Dig Dis Sci. 1997; 42: 1354-61.

[14] Eckardt VF, Stauf B, Bernhard G. Chest pain in achalasia: patient characteristics and clinical course. Gastroenterology. 1999; 116: 1300-4.

[15] Fenster PE. Evaluation of chest pain: a cardiology perspective for gastroenterologists. Gastroenterol Clin N Am. 2004; 33: 35-40.

[16] Kahrilas PJ, Shaheen NJ, Vaezi MF, et al. American Gastroenterological Association Medical Position Statement on the management of gastroesophageal reflux disease. Gastroenterology. 2008; 135: 1383-91, 91 e1-5.

[17] Xiang H, Han J, Ridley WE, Ridley LJ. Bird's beak sign: achalasia. J Med Imaging Radiat Oncol. 2018; 62 Suppl 1: 58.

[18] Ponds FA, van Raath MI, Mohamed SMM, Smout A, Bredenoord AJ. Diagnostic features of malignancy-associated pseudoachalasia. Aliment Pharmacol Ther. 2017; 45: 1449-58.

[19] Roman S, Kahrilas PJ. Pseudoachalasia and laparoscopic gastric banding. J Clin Gastroenterol. 2011; 45: 745-7.

[20] Lai CN, Krishnan K, Kim MP, Dunkin BJ, Gaur P. Pseudoachalasia presenting 20 years after Nissen fundoplication: a case report. J Cardiothorac Surg. 2016; 11: 96.

[21] Neyaz Z, Gupta M, Ghoshal UC. How to perform and interpret timed barium esophagogram. J Neurogastroenterol Motil. 2013; 19: 251-6.

[22] Vaezi MF, Baker ME, Richter JE. Assessment of esophageal emptying post-pneumatic dilation: use of the timed barium esophagram. Am J Gastroenterol. 1999; 94: 1802-7.

[23] Lee JY, Kim N, Kim SE, et al. Clinical characteristics and treatment outcomes of 3 subtypes of achalasia according to the Chicago classification in a tertiary institute in Korea. J Neurogastroenterol Motil. 2013; 19: 485-94.

[24] Andolfi C, Fisichella PM. Meta-analysis of clinical outcome after treatment for achalasia based on manometric subtypes. Br J Surg. 2019; 106(4): 332-41.

[25] Carlson DA, Pandolfino JE. High-resolution manometry and esophageal pressure topography: filling the gaps of convention manometry. Gastroenterol Clin N Am. 2013; 42: 1-15.

[26] Scherer JR, Kwiatek MA, Soper NJ, Pandolfino JE, Kahrilas PJ. Functional esophagogastric junction obstruction with intact peristalsis: a heterogeneous syndrome sometimes akin to achalasia. J Gastrointest Surg. 2009; 13: 2219-25.

[27] van Hoeij FB, Smout AJ, Bredenoord AJ. Characterization of idiopathic esophagogastric junction outflow obstruction. Neurogastroenterol Motil. 2015; 27: 1310-6.

[28] van Hoeij FB, Bredenoord AJ. Clinical application of esophageal high-resolution manometry in the diagnosis of esophageal motility disorders. J Neurogastroenterol Motil. 2016; 22: 6-13.

[29] Ratuapli SK, Crowell MD, DiBaise JK, et al. Opioid-induced esophageal dysfunction (OIED) in patients on chronic opioids. Am J Gastroenterol. 2015; 110: 979−84.

[30] Ortiz V, Garcia-Campos M, Saez-Gonzalez E, delPozo P, Garrigues V. A concise review of opioid-induced esophageal dysfunction: is this a new clinical entity? Dis Esophagus. 2018; 31(5): doy003. https://doi.org/10.1093/dote/doy003.

[31] Pandolfino JE, Roman S, Carlson D, et al. Distal esophageal spasm in high-resolution esophageal pressure topography: defining clinical phenotypes. Gastroenterology. 2011; 141: 469−75.

[32] Behar J, Biancani P. Pathogenesis of simultaneous esophageal contractions in patients with motility disorders. Gastroenterology. 1993; 105: 111−8.

[33] Rao SS. Diagnosis and management of esophageal chest pain. Gastroenterol Hepatol. 2011; 7: 50−2.

[34] Fonseca EK, Yamauchi FI, Tridente CF, Baroni RH. Corkscrew esophagus. Abdom Radiol (NY). 2017; 42: 985−6.

[35] Smout AJ, Breedijk M, van der Zouw C, Akkermans LM. Physiological gastroesophageal reflux and esophageal motor activity studied with a new system for 24-hour recording and automated analysis. Dig Dis Sci. 1989; 34: 372−8.

[36] Roman S, Pandolfino JE, Chen J, Boris L, Luger D, Kahrilas PJ. Phenotypes and clinical context of hypercontractility in high-resolution esophageal pressure topography (EPT). Am J Gastroenterol. 2012; 107: 37−45.

[37] Pandolfino JE, Ghosh SK, Rice J, Clarke JO, Kwiatek MA, Kahrilas PJ. Classifying esophageal motility by pressure topography characteristics: a study of 400 patients and 75 controls. Am J Gastroenterol. 2008; 103: 27−37.

[38] Sloan JA, Mulki R, Sandhu N, Samuel S, Katz PO. Jackhammer esophagus: symptom presentation, associated distal contractile integral, and assessment of bolus transit. J Clin Gastroenterol. 2019; 53(4): 295−7.

[39] Crowell MD, Umar SB, Griffing WL, DiBaise JK, Lacy BE, Vela MF. Esophageal motor abnormalities in patients with scleroderma: heterogeneity, risk factors, and effects on quality of life. Clin Gastroenterol Hepatol. 2017; 15: 207−13 e1.

[40] Denton CP, Khanna D. Systemic sclerosis. Lancet. 2017; 390: 1685−99.

[41] Abdel Jalil AA, Castell DO. Ineffective Esophageal Motility (IEM): the old-new frontier in esophagology. Curr Gastroenterol Rep. 2016; 18: 1.

[42] Kumar N, Porter RF, Chanin JM, Gyawali CP. Analysis of intersegmental trough and proximal latency of smooth muscle contraction using high-resolution esophageal manometry. J Clin Gastroenterol. 2012; 46: 375−81.

[43] Bogte A, Bredenoord AJ, Oors J, Siersema PD, Smout AJ. Reproducibility of esophageal high-resolution manometry. Neurogastroenterol Motil. 2011; 23: e271−6.

[44] Carlson DA, Ravi K, Kahrilas PJ, et al. Diagnosis of esophageal motility disorders: esophageal pressure topography vs. conventional line tracing. Am J Gastroenterol. 2015; 110: 967−77; quiz 78.

[45] Pandolfino JE, Kwiatek MA, Nealis T, Bulsiewicz W, Post J, Kahrilas PJ. Achalasia: a new clinically relevant classification by high-resolution manometry. Gastroenterology. 2008; 135: 1526−33.

[46] Pandolfino JE, Fox MR, Bredenoord AJ, Kahrilas PJ. High-resolution manometry in clinical practice: utilizing pressure topography to classify oesophageal motility abnormalities. Neurogastroenterol Motil. 2009; 21: 796−806.

[47] Rohof WO, Salvador R, Annese V, et al. Outcomes of treatment for achalasia depend on manometric subtype. Gastroenterology. 2013; 144: 718−25; quiz e13−4.

[48] Pratap N, Kalapala R, Darisetty S, et al. Achalasia cardia subtyping by high-resolution manometry predicts the therapeutic outcome of pneumatic balloon dilatation. J Neurogastroenterol Motil. 2011; 17: 48−53.

[49] Salvador R, Costantini M, Zaninotto G, et al. The preoperative manometric pattern predicts the outcome of surgical treatment for esophageal achalasia. J Gastrointest Surg. 2010; 14: 1635−45.

[50] Wang YT, Yazaki E, Sifrim D. High-resolution manometry: esophageal disorders not addressed by the "Chicago Classification". J Neurogastroenterol Motil. 2012; 18: 365−72.

[51] Hoshino M, Srinivasan A, Mittal SK. High-resolution manometry patterns of lower esophageal sphincter complex in symptomatic post-fundoplication patients. J Gastrointest Surg. 2012; 16: 705−14.

第10章

食管运动障碍的治疗模式
Motility Disorders: Medical Modalities

Andrew M. Brown and Aurora D. Pryor

张杰　译

运动障碍和高分辨率食管测压

食管运动障碍芝加哥分类（CC）3.0 版（最近更新于 2014 年）使用高分辨率食管测压（HRM）和彩色压力地形图对食管运动性疾病进行分类。HRM 评估是基于对 10 次 5 mL 吞咽的分析，采取仰卧位进行，患者既往未接受影响食管或食管胃交界处（EGJ）结构和功能的手术[1]。进行 HRM 检测时，CC 3.0 版使用分层方法来定义食管运动障碍，包括食管胃交界处流出障碍、其他主要蠕动障碍和轻微蠕动障碍。

食管胃交界处疾病进一步分为贲门失弛缓症（Ⅰ、Ⅱ、Ⅲ亚型）和 EGJ 流出道梗阻。其他主要蠕动障碍包括收缩性缺失、远端食管痉挛和食管过度收缩。轻度蠕动障碍包括食管无效运动和节段性蠕动，以食管对食团的推进功能受损为特征[1]。

HRM 某些参数的评估与食管生理学相对应，使医师能够对疾病作出诊断，关键参数说明如下。

（1）收缩性是通过参数远端收缩积分（distal contractile integral，DCI）确定的。这包括蠕动波的振幅、时间和长度的计算。DCI 将蠕动波分为失效［DCI < 100 mmHg/（s·cm）］、微弱［DCI 100 ～ 450 mmHg/（s·cm）］、无效（失效或微弱）、正常［DCI 450～8 000 mmHg/（s·cm）］或高收缩性［DCI > 8 000 mmHg/（s·cm）］。

（2）远端潜伏期（distal latency，DL）是蠕动波从吞咽开始到被称为收缩减速点的拐点的时间范围。期前收缩的 DL < 4.5 秒。

节段的收缩具有正常的收缩力，但蠕动波本身存在缺陷。

（3）食管下括约肌（LES）松弛是通过综合松弛压力（IRP）来测量的，IRP 是由在吞咽开始时触发的 10 秒间隔内 4 秒的最大吞咽后松弛的平均压力来测量的。一个 IRP > 15 mmHg[2]。

正常食管运动如图 10.1 所示。

A. M. Brown (✉) · A. D. Pryor
Department of Surgery, Stony Brook University Hospital, Stony Brook, NY, USA
e-mail: Andrew.brown@stonybrookmedicine.edu

© Springer Nature Switzerland AG 2021
N. Zundel et al. (eds.), *Benign Esophageal Disease*,
https://doi.org/10.1007/978-3-030-51489-1_10

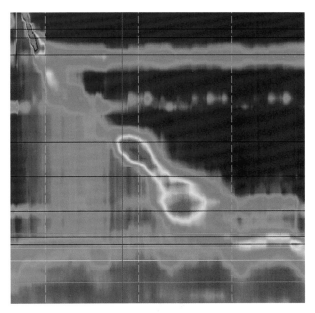

图 10.1　高分辨率压力测试仪[12] 显示正常食管运动（图片使用经过授权）

主要蠕动障碍

贲门失弛缓症

贲门失弛缓症由 IRP 定义，IRP > 15 mmHg，然后根据 IRP 升高所伴随的非蠕动性食管压力增高模式进一步分为 3 种亚型。

Ⅰ 型贲门失弛缓症（典型的贲门失弛缓症）：IRP 升高（ > 15 mmHg），蠕动完全丧失。DCI < 100 mmHg/（s·cm）或提前收缩的 DCI <

450 mmHg/（s·cm）满足蠕动丧失的标准。

Ⅱ 型贲门失弛缓症（伴食管减压）：IRP 升高（ > 15 mmHg）伴随 100% 蠕动丧失，≥ 20% 的吞咽出现全食管加压。食管加压可能会掩盖收缩，不应计算 DCI。

Ⅲ 型失弛缓症（痉挛性失弛缓症）：IRP 升高（ > 15 mmHg），无正常蠕动和过早（痉挛性）收缩，在 ≥ 20% 的吞咽中 DCI > 450 mmHg/（s·cm），这可能与全食管加压混合[1]。失弛缓症在图 10.2 HRM 检测中显示。

贲门失弛缓症的传统治疗策略包括药物治疗、内镜治疗和手术治疗。虽然多种药物被应用于缓解成人的贲门失弛缓症症状，但数据显示其长期获益十分有限。目前的指南指出，没有令人信服的证据表明使用硝酸盐、钙通道阻滞剂或磷酸二酯酶抑制剂可以缓解症状[3]。

硝酸盐通过弥补长期缺乏的抑制性神经递质一氧化氮作用于 LES，使 LES 压力降低[4]。钙通道阻滞剂抑制细胞内钙的摄取，从而导致肌肉松弛。硝酸异山梨酯和硝苯地平可在短期内缓解症状，但长期使用这些药物可产生耐药，并随着时间的推移疗效逐渐减弱。重要的是，有一小部分（8.9%）长期使用硝苯地平的患者会出现显著临床疗效，食管测压显示贲门失弛缓症模式已被接近正常模式取代[5]，这表明该疗法对部分患者有效。维拉帕米虽然能有效降低 LES 压力，

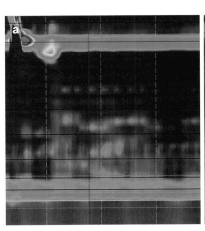
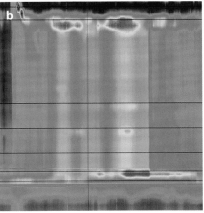
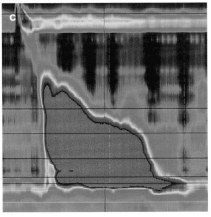

图 10.2　Ⅰ ～ Ⅲ型贲门失弛缓症的 HRM[1]。a. 显示 Ⅰ 型贲门失弛缓症伴食管胃交界处（EGJ）松弛和蠕动受损（停止）；b. 显示 Ⅱ 型贲门失弛缓症伴 EGJ 松弛障碍和全食管加压；c. 显示 Ⅲ 型贲门失弛缓症伴 EGJ 舒张功能受损，早期收缩伴 DL < 4.5 秒（图像经 Alexandra Guillaume 博士和 Stony Brook 大学医院胃肠运动实验室许可使用）

但不能改善症状。高达 30% 的患者使用硝酸盐和钙通道阻滞剂出现很多不良反应，包括低血压、头痛和外周性水肿[7]。

磷酸二酯酶抑制剂通过下游分子对平滑肌产生抑制作用，随后降低 LES 的基础张力[8]。在一项针对 11 例患者的小样本研究中，西地那非的应用改善了 9 例患者的测压结果，但只有 4 例患者的症状得到改善，其中 2 例患者出现明显的不良反应而需要停止用药[9]。对氨茶碱和特布他林等其他药物的研究较少。

贲门失弛缓症的最佳治疗方法是手术或内镜治疗。气压球囊扩张（pneumatic balloon dilation，PD）、内镜下肉毒毒素注射、经口腔内镜下肌切开术（per oral endoscopic myotomy，POEM）和 Heller 切开术（Heller myotomy，HM）均被证明能有效缓解贲门失弛缓症的症状。虽然 POEM 和腹腔镜下 HM 已被证明对贲门失弛缓症的症状有效，但在 POEM 术后食管可能存在更高的酸暴露[11]。

食管胃交界处流出道梗阻

食管胃交界处流出道梗阻（esophagogastric junction outflow obstruction，EGJOO）被定义为 IRP 升高（> 15 mmHg），并且有充分证据显示食管有蠕动，也就是与Ⅰ～Ⅲ型贲门失弛缓症的标准相反[1]。

EGJOO 可进一步分为功能性 EGJOO 和机械性 EGJOO 两大类。没有机械原因而出现梗阻的患者被怀疑存在功能性 EGJOO[12]。与贲门失弛缓症的治疗类似，通常采用手术和内镜干预[13-15]。肉毒毒素注射与气压球囊扩张有较好的短期治疗效果。

相反，机械性 EGJOO 有潜在的病因，应根据病因进行治疗。常见的病因包括嗜酸性食管炎，质子泵抑制剂（PPI）及皮质类固醇单药作为嗜酸性食管炎的一线治疗都十分有效[16]。肥胖引起的 EGJOO 是由于腹内压力增加，可以通过减肥有效治疗。根据 HRM 定义[17]，几乎 1/3 的 EGJOO 患者长期慢性暴露于阿片类药物。停用阿片类药物可能有助于缓解这些患者的食管功

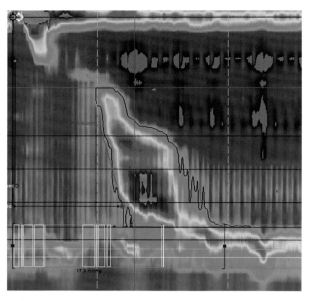

图 10.3　食管胃交界处流出梗阻的 HRM[12]。EGJ 松弛受损，蠕动正常（图片使用已经过授权）

能障碍症状，尤其是在没有其他原因的情况下。图 10.3 显示了 EGJOO 在 HRM 方面的拓扑表现。

食管过度收缩

过度收缩性食管，也称为胡桃夹食管，定义为至少 2 次吞咽的 DCI 为 8 000 mmHg/（s·cm）。过度收缩可累及食管下括约肌，甚至直接位于食管下括约肌[1]。

这种疾病的治疗方法非常多样，发病率低导致很少有大型临床研究关注其治疗效果。Kahn 等最近的一项关于 81 例胡桃夹食管患者的研究中，治疗方案包括内镜扩张、注射肉毒毒素、PPI、手术或内镜下肌切开术、钙通道阻滞剂、海斯山胺、他达拉非、三环抗抑郁药、薄荷油、苯二氮䓬类、巴氯芬和曲唑酮等。作者发现非药物治疗（内镜治疗或肌切开术）有明显较高的症状改善率，但这种效果在长期随访中消失。并且没有单一药物被证明是有效的[18]。其他研究发现，使用磷酸二酯酶-5 抑制剂或抗胆碱能药物对平滑肌进行药理学松弛显示出症状改善[19]。手术和内镜治疗的研究也有尝试，但效果一般。在这类患者群体中，POEM 应该也是能显著改善胸痛和吞咽困难的有效手段，正如其治疗食管痉挛患者一样[20]。图 10.4 显示了食管过度收缩时的 HRM。

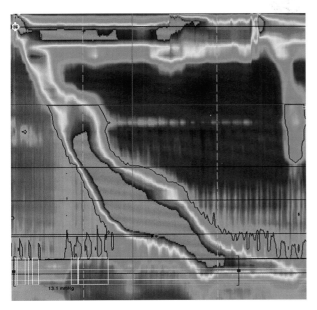

图 10.4　HRM 显示过度收缩食管[2]。DL 正常的吞咽中至少 20% 有 DCI > 8 000 mmHg/（s·cm）（图片使用已经过授权）

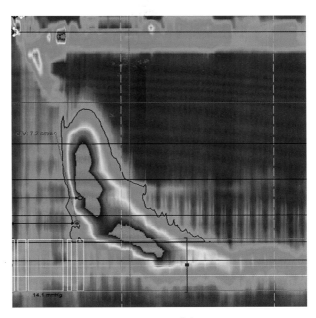

图 10.5　远端食管痉挛的 HRM[2]。至少 20% 的吞咽出现收缩提前（DL < 4.5 秒）（图片使用已经过授权）

远端食管痉挛

远端食管痉挛的定义是 IRP 正常伴有 ≥ 20% 的提前收缩（DL < 4.5 秒），DCI > 450 mmHg/（s·cm）。可能存在一些正常的蠕动[1, 2]。

药物治疗疗效有限。可供选择的治疗手段包括浓缩薄荷油、硝酸盐或磷酸二酯酶-5 抑制剂、钙通道阻滞剂、三环抗抑郁药、内镜下肉毒毒素注射、气动扩张和肌切开术（手术或内镜）[21]。在一项关于 8 例患者的小型研究中，薄荷应用减少了在测压中发现的同时收缩的数量[22]。传统上，内镜和手术治疗的效果有限，但有证据表明，POEM 可能是治疗这些患者胸痛和吞咽困难的可行方法，尽管数据支持有限[20]。远端食管痉挛的 HRM 表现见图 10.5。

收缩性缺失

收缩性缺失的特征是 100% 蠕动丧失而 IRP 正常。当 IRP 值处于边缘，且有食管加压的证据时，应考虑贲门失弛缓症[1]。

收缩性缺失已被证明与系统性硬化症有关。Aggarwal 等最近的一项研究表明，在 122 例接受 HRM 的系统性硬化病患者中，60% 的患者食管没有收缩力[23]。目前尚无证据充足的有效治疗方法来恢复或改善蠕动。治疗潜在的硬化状态和相关的胃食管反流病（GERD）仍然是针对食管无收缩的主要治疗方法。通常先采用 PPI 治疗，也有尝试通过抗反流手术或胃引流术来控制症状，但是数据支持有限[2]。图 10.6 显示收缩性缺失。

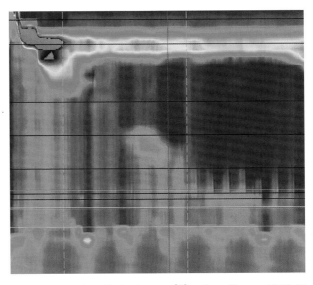

图 10.6　收缩性缺失的 HRM[2]。在正常 LES 松弛伴 IRP < 10 mmHg 下的蠕动丧失（图片使用已经过授权）

其他食管蠕动障碍

食管无效运动

食管无效运动被定义为无效吞咽超过 50%。无效吞咽是指完全无运动或运动弱，DCI ＜ 450 mmHg/（s·cm）[1]。

治疗的目的是通过使用质子泵抑制剂伴或不伴促动力药以控制胃食管反流。在 Jeong 等的一项关于 17 例患者小型研究中，只有 41.2% 的患者对 PPI 治疗有完全或满意的应答[24]。莫沙比利（一种促动力血清素受体激动剂）及其他促动力药物显著增加了健康受试者的蠕动收缩，是未来研究的重要领域。该研究还尝试了其他药物干预措施，但没有取得成功。抗焦虑的丁螺环酮并没有改善胃食管反流，当蠕动消失继发于胃食管反流时，治疗胃食管反流可能会有所帮助[2, 26]。图 10.7 显示食管无效运动的 HRM 图像。

节段性蠕动

节段性蠕动的定义是 ≥ 50% 的节段性收缩伴 DCI ＞ 450 mmHg/（s·cm）。

治疗类似于食管无效运动，目的依然是控制胃食管反流。Jeong 等在一项只有 7 例患者的研究中发现，经过 PPI 治疗后，85.7% 的患者症状有所改善[24]。图 10.8 显示节段性蠕动的 HRM。

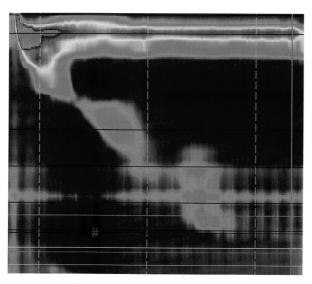

图 10.7　食管无效运动的 HRM[2]。至少 30% 的吞咽蠕动消失或微弱（图片使用已经过授权）

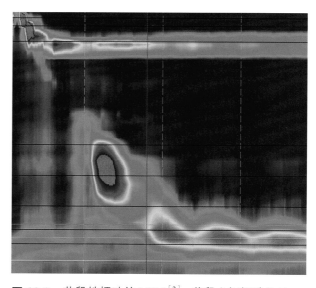

图 10.8　节段性蠕动的 HRM[2]。节段之间间隙为 7 cm（图片使用已经过授权）

参考文献

[1] Kahrilas PJ, Bredenoord AJ, Fox M, et al. International High Resolution Manometry Working Group. The Chicago classification of esophageal motility disorders, v3.0. Neurogastroenterol Motil. 2015; 27: 160-74.

[2] Schlottmann F, Patti MG. Primary esophageal motility disorders: beyond achalasia. Int J Mol Sci. 2017; 18(7): 1399.

[3] Zaninotto G, Bennett C, Boeckxstaens G, et al. The 2018 ISDE achalasia guidelines. Dis Esophagus. 2018; 31(9): 1-29.

[4] Lake JM, Wong RKH. Review article: the management of achalasia — a comparison of different treatment modalities. Aliment Pharmacol Ther. 2006; 24(6): 909-18.

[5] Bortolotti M. Medical therapy of achalasia: a benefit reserved for few. Digestion. 1999; 60(1): 11-6.

[6] Triadafilopoulos G, Aaronson M, Sackel S, et al. Medical treatment of esophageal achalasia. Dig Dis Sci. 1991; 36: 260-7.

[7] Gelfond M, Rozen P, Gilat T. Isosorbide dinitrate and nifedipine treatment of achalasia: a clinical, manometric and radionuclide evaluation. Gastroenterology. 1982; 83: 963-9.

[8] Bortolotti M, Mari C, Lopilato C, et al. Effects of sildenafil on esophageal motility of patients with idiopathic achalasia. Gastroenterology. 2000; 111: 253-7.

[9] Eherer AJ, Schwetz I, Hammer HF, et al. Effect of sildenafil

on oesophageal motor function in healthy subjects and patients with oesophageal motor disorders. Gut. 2002; 50(6): 758−64.

[10] Kahrilas PJ, Bredenoord AJ, Carlson DA, et al. Advances in management of esophageal motility disorders. Clin Gastroenterol Hepatol. 2018; 16(11): 1692−700.

[11] Sanaka MR, Thota PN, Parikh MP, et al. Peroral endoscopic myotomy leads to higher rates of abnormal esophageal acid exposure than laparoscopic Heller myotomy in achalasia. Surg Endosc. 2019; 33(7): 2284−92.

[12] Samo S, Qayed E. Esophagogastric junction outflow obstruction: where are we now in diagnosis and management? World J Gastroenterol. 2019; 25(4): 411−7.

[13] Van Hoeij FB, Smout AJ, Bredenoord AJ, et al. Characterization of idiopathic esophagogastric junction outflow obstruction. Neurogastroenterol Motil. 2015; 27: 1310−6.

[14] Scherer JR, Kwiatek MA, Soper NJ, et al. Functional esophagogastric junction obstruction with intact peristalsis: a heterogenous syndrome sometimes akin to achalasia. J Gasgtrointest Surg. 2009; 13: 2219−25.

[15] Perez-Fernandez MT, Santander C, Marinero A, et al. Characterization and follow-up of esophagogastric junction outflow obstruction detected by high resolution manometry. Neurogastroenterol Motil. 2016; 28: 116−26.

[16] Molina-Infante J, Lucendo AJ. Proton pump inhibitor therapy for eosinophilic esophagitis: a paradigm shift. Am J Gastroenterol. 2017; 112: 1770−3.

[17] Babaei A, Szabo A, Shad S, et al. Chronic daily opioid exposure is associated with dysphagia, esophageal outflow obstruction, and disordered peristalsis. Neurogastroenterol Motil. 2019; 31(7): e13601.

[18] Kahn A, Al-Qaisi MT, Obeid RA, et al. Clinical features and long-term outcome of lower esophageal sphincter-dependent and esophageal sphincter-independent jackhammer esophagus. Neurogastroenterol Motil. 2019; 31(2): e13507.

[19] Hong YS, Min YW, Rhee PL. Two distinct types of hypercontractile esophagus: classic and spastic jackhammer. Gut Liver. 2016; 10: 859−63.

[20] Filicori F, Dunst CM, Sharata A, et al. Long-term outcomes following POEM for non-achalasia motility disorders of the esophagus. Surg Endosc. 2019; 33(5): 1632−9.

[21] Khalaf M, Chowdhary S, Elias PS, et al. Distal esophageal spasm: a review. Am J Med. 2018; 131(9): 1034−40.

[22] Pimentel M, Bonorris GG, Chow EJ, et al. Peppermint oil improves the manometric findings in diffuse esophageal spasm. J Clin Gastroenterol. 2001; 33: 27−31.

[23] Aggarwal N, Lopez R, Gabbard S, et al. Spectrum of esophageal dysmotility in systemic sclerosis on high-resolution esophageal manometry as defined by Chicago classification. Dis Esophagus. 2017; 30(12): 1−6.

[24] Jeong J, Kim SE, Park MI, et al. The effect of anti-reflux therapy on patients diagnosed with minor disorders of peristalsis in high-resolution manometry. Korean J Gastroenterol. 2017; 69(4): 212−9.

[25] Fukazawa K, Furuta K, Adachi K, et al. Effects of mosapride on esophageal motor activity and esophagogastric junction compliance in healthy volunteers. J Gastroenterol. 2014; 49: 1307−13.

[26] Scheerens C, Tack J, Rommel N. Buspirone, a new drug for the management of patients with ineffective esophageal motility? United European Gastroenterol J. 2015; 3: 261−5.

第11章

食管运动障碍
Esophageal Motility Disorders

Michael Jureller and Erin Moran-Atkin

苏瑜琛　华荣　译

概述

　　食管运动障碍在其自然进程的不同时间段内存在广泛，这使它的准确诊断很棘手。更不幸的是，各式各样的病理状态仍缺乏明确的治疗手段。所有的药物治疗或手术，都是基于临床症状的缓解[1]。

　　本章的目的是概述一系列食管运动障碍综合征的诊断、检查和治疗方面的最新建议。

历史

　　最早的关于食管疾病外科治疗的记录可以追溯到公元前3600年至公元前2500年古埃及著名的《埃德温·史密斯纸草文稿》（*Edwin Smith Papyrus*），其中描述了"喉部的巨大创伤穿透了食管"及用肌瓣进行的颈段食管的修复，文中描述道，"第一天，应该用新鲜的肌肉覆盖。此后，每天用油脂、蜂蜜（和）棉来治疗它，直至恢复"[2, 3]。

　　晚些时候，公元元年前后的中国人在文字中详细描述了食管癌患者相关的吞咽困难和运动障碍[4]。首个有记录考虑为贲门失弛缓症的对吞咽困难的治疗被认定是在1679年，Thomas Willis描述的使用前端捆绑了海绵的鲸骨来帮助卡在食管内的食团通过食管[5, 6]。

　　此后，在1913年，Heyrovsky第一次报道了开放式手术方式治疗"食管特发性扩张"，他在文中记述了一系列实行远端食管与胃底吻合的患者[7]。不久之后，Heller、De Bruine Groeneveldt和Zaaijer描述了食管贲门肌切开术[8]，从那时起逐渐演变为现在的"Heller肌切开术"。使用内镜和机器人的微创技术时代已经到来，我们将在本章中进行讨论。目前，食管运动障碍综合征的治疗包含行为治疗、药物治疗、内镜治疗和手术治疗等。

M. Jureller (✉) · E. Moran-Atkin
General Surgery, Montefiore Medical Center/Albert Einstein College of Medicine, Bronx, NY, USA
e-mail: mjurelle@montefiore.org

© Springer Nature Switzerland AG 2021
N. Zundel et al. (eds.), *Benign Esophageal Disease*,
https://doi.org/10.1007/978-3-030-51489-1_11

初步检查和诊断

病史和体格检查

与所有疾病一样，正确的诊断从对患者进行仔细的病史询问和体格检查开始。大多数患者的主诉为胸痛，因此在进行检查时，应首先排除急性冠状动脉综合征。应特别注意与饮食有关的习惯和相关症状，包括胸痛和体重减轻。需要仔细询问的关键点是吞咽困难、胸骨后疼痛、餐后即刻反流和口臭等症状[9, 10]。贲门失弛缓症的患者在摄入冷流质和冰激凌等冷食时可能会出现胸骨后疼痛，这些物质会滞留于食管远端。如果存在吞咽困难，它的特点如何？吞咽困难是否进行性加重？更易出现在固体还是液体？如果出现胃胀、胃扩张和餐后延迟呕吐等症状，则可能存在胃轻瘫。与胃肠反流疾病的患者相似，患者也可能出现上呼吸道症状如咳嗽、哮喘甚至肺纤维化[11]。

Eckardt 评分系统（图 11.1）被用于吞咽困难患者，是治疗中一种良好的、经过验证的主观评估，并可用于术后随访[12-15]。

	分 数			
临床症状	0	1	2	3
吞咽困难	无	偶尔出现	每日	每餐
反流	无	偶尔出现	每日	每餐
胸痛	无	偶尔出现	每日	每日数次
体重减轻（千克）	0	＜ 5	5～10	＞ 10

图 11.1 主观评估吞咽困难严重程度的 Eckardt 评分标准，其范围为 0～12 分

体格检查虽然很重要，但很可能并不明显。在没有体重减轻的迹象如恶病质、进行性消瘦、鱼际隆起变薄时，检查结果可能是阴性的。食管癌和胃癌是鉴别诊断的重要内容，所以对于淋巴结区域的检查是非常重要的，如出现肿大的颈部、锁骨上或脐周淋巴结将显著改变接下来的检查和治疗。

初步检查

上消化道造影检查

所有怀疑上消化道运动障碍的患者，都应当首先考虑进行上消化道造影检查。由于内镜检查可能导致穿孔，因此在进行内镜检查前，应首先进行口服造影剂的透视检查，以评估是否存在憩室。透视造影可以显示食管的扩张形态、长度、憩室或裂孔疝，以及胃食管反流的存在。在食管造影片上可以显示一些疾病的特有病理征，最著名的是食管下段括约肌痉挛导致的"鸟喙征"（图 11.2）[16]。

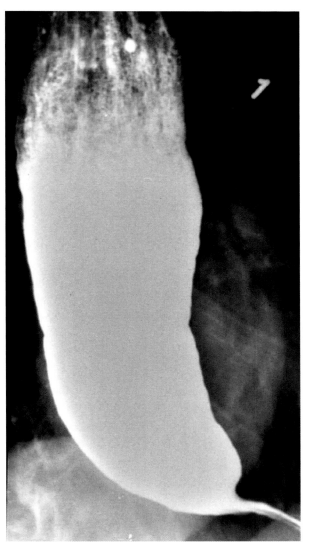

图 11.2 吞钡。食管扩张，钡剂残留，"鸟喙征"提示贲门失弛缓症（由 Farrokhi 和 Vaezi[106] 授权复制）

Rezende 分型（图 11.3），通常被用来描述食管扩张和扭曲的程度，分 I ～ IV 型[17]。

上消化道内镜

对于所有疑似食管运动障碍和大多数其他上消化道疾病的患者，均应进行上消化道内镜检查。上消化道内镜有多种用途，尤其重要的是它对肿瘤的评估。在存在食管裂孔疝及幽门螺杆菌的情况下[11]，上消化道内镜还提供其他相关信息，如食管的直径和黏膜质量。在任何可疑的食管、胃或十二指肠病变处都应当进行活检。

贲门失弛缓症在内镜下有许多特别的表现。2012 年，日本食管学会确立了几个典型的表现，包括食管腔扩张、午夜餐后食管远端食物潴留、食管黏膜的发白增厚（食物残渣和念珠菌的混合物附着）、食管胃结合部的功能性狭窄和食管体的异常收缩[18]（图 11.4）。多达 60% 的患者还可发现一种被称为"细条纹图案"的征象，其特征是食管的纵向褶皱[19]（图 11.5）。在内镜通过胃食管交界处，需克服食管下括约肌压力，操作者可能会感觉到有一种典型的突破感。

食管测压

食管测压不仅是诊断食管运动障碍综合征的金标准，而且有助于将运动障碍综合征分为几个亚型。在 21 世纪初，高分辨率食管测压

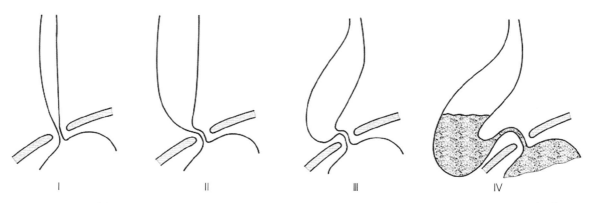

图 11.3　巨食管症的 Rezende 分型（根据食管扩张及造影剂滞留程度）（经 Griffths 等授权复制[102]）

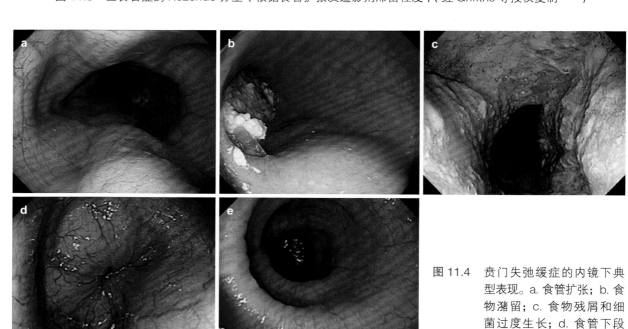

图 11.4　贲门失弛缓症的内镜下典型表现。a. 食管扩张；b. 食物潴留；c. 食物残屑和细菌过度生长；d. 食管下段括约肌肥厚；e. 痉挛麻痹（复制自 Minami 等[19]）

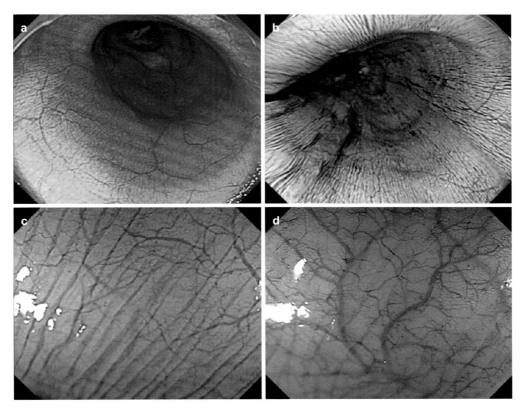

图 11.5　细条纹图案。a. 黏膜表面微小的皱褶；b. 靛胭脂喷洒使表面结构更清晰；c. 靛胭脂
喷洒后放大；d. 放大后的窄带成像（复制自 Minami 等[19]）

（HRM）的问世和应用起到重要作用。在此之前，食管测压仅能对每 5～8 cm 的间隔进行压力测定，而目前的高分辨率压力测试系统可间隔 1 cm 进行测压[20]。它们所提供的相应诊断更精确，而且生成的彩色输出图，比老式的线性图更容易解释和概念化[20]。

新的芝加哥分类 3.0 版[21] 于 2015 年重新修订，它基于高分辨率食管测压信息对食管运动障碍进行了分型（图 11.6）。与传统的测压仪相比，高分辨率食管测压能更好地对各种食管运动障碍进行诊断和分型[20]。

食管动力障碍可简单地分为三大类：① 主要的蠕动障碍；② 次要的蠕动障碍；③ 食管胃交界处（EGJ）流出道梗阻[21]。

一些术者已经开始在术中使用高分辨率食管测压来确定食管高压的确切区域，以调整进行肌切开的位置[22, 23]。然而，已经进行的多个研究的结果并不统一。

一些患者因素，如肥胖、既往减肥手术史、糖尿病和可能的嗜酸性食管炎，可以影响压力测试的结果，在评估患者时应将相应因素考虑在内[24-28]。

运动障碍综合征的鉴别

贲门失弛缓症

贲门失弛缓症的发病率约为每年 1/100 000。它的发病无明显性别差异性，发病率随着年龄的增加而增加，但也可能发生于儿童和青年当中[29, 30]。

根据芝加哥分类 3.0 版的定义，贲门失弛缓症是 EGJ 流出道梗阻的一种亚型。它属于主要的蠕动障碍，定义为食管中段综合松弛压升高，并伴有蠕动失败或痉挛。贲门失弛缓症可分为三种亚型：① Ⅰ型：典型的贲门失弛缓症。100% 蠕动失败 [远端收缩积分 DCI ＜ 100 mmHg/（s·cm）]，伴有吞咽时食管下段括约肌松弛失败（IRP ＞ 15 mmHg）。② Ⅱ型：Ⅰ型的基础上出现 20%

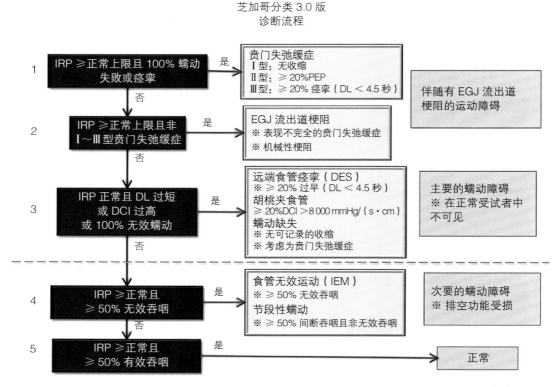

图 11.6　芝加哥分类法（3.0 版）对运动障碍的诊断流程（经 Kahrilas 等许可后转载[21]）

以上的吞咽时全食管增压。③ Ⅲ型：Ⅱ型基础上进一步出现 20% 以上的吞咽时痉挛收缩［DCI > 450 mmHg/（s·cm）］的特征。对于不同亚型，手术疗效是不同的，所以对贲门失弛缓症进行分型十分重要。

　　贲门失弛缓症的病理生理学和发病机制仍存在争议。有一些证据表明，贲门失弛缓症可能是既往病毒感染[31, 32]或克氏锥虫感染（又叫 Chagas 病）引起的，本章后面将着重说明。除此之外，其许多机制仍是特发性的，目前正在研究中。组织学上，我们可以看到细胞毒性 T 淋巴细胞[33]和肥大细胞增殖到肠系膜（奥尔巴赫）神经丛中，并伴有神经丧失和炎症[34]。食管的节段性蠕动可能由正常迷走神经运动功能衰竭和胆碱能机制功能失调引起。这些变化有其发展过程，这可能导致该疾病各种不同的症状，引起客观检查结果的差异性，并解释了出现诊断延迟的原因[35, 36]。

　　长期不经治疗的贲门失弛缓症可导致营养不良、慢性吸入性肺炎，或最终导致食管癌。与

Barrett 食管合并胃食管反流的癌变方式不同，它的恶变更容易发展为鳞癌。其导致的鳞癌的患病率为 26/1 000，与正常人群相比，绝对风险增加了近 300 倍[37]。患腺癌的风险也有升高，但不像鳞癌那么突出，其患病率约为 4/1 000，较正常人群增加了 18 倍，这可能与细菌过度生长导致的硝酸盐浓度增高有关[37]。10 年以上病史的患者应接受内镜监测[37]。

　　假性贲门失弛缓症通常以食管的外部受压为特征，可以通过患者病史来排除。这些原因包括既往的胃底折叠术折叠过紧、为减重进行的胃束带手术[38]、置入了过紧的 LINX 抗反流系统[39]或右锁骨下动脉畸形引起的食管受压[40]。贲门失弛缓症患者最初被诊断为假性贲门失弛缓症伴反流并接受胃底折叠术的情况并不少见。

　　贲门失弛缓症的治疗方法多种多样，包括药物治疗（钙离子通道阻滞剂、硝酸盐类药物）、内镜治疗和食管下段括约肌松解的外科手术。医师应当根据患者自身情况和贲门失弛缓症的程度对其进行个体化治疗。

Chagas 病

Chagas 病是南美洲特有的由克氏锥虫引起的寄生虫病。世界卫生组织将其归类为一种被忽视的热带疾病，在 2010 年，有近 600 万人可能感染了该病[41]。Chagas 病的作用是综合征性的，可导致心脏、大脑和其他器官的功能障碍[41-43]。病毒毒力被认为与 T 淋巴细胞、干扰素、肿瘤坏死因子和其他细胞因子的过度兴奋作用有关，其确切机制仍在研究中[43]。与特发性贲门失弛缓症相比，它的 M2 乙酰胆碱毒蕈碱受体自身抗体水平的升高率更高（84% *vs.* 28%），这可能在巨食管的发展和 Auerbach 和 Meissner 神经丛的丢失中发挥一定作用[43]。

收治来自流行地区的患者时应当考虑本病的可能性，诊断则需要通过组织学、聚合酶链反应（PCR）和血清学抗原检测来确认[41, 42]。所有确诊患者都应进行心脏病学评估，至少包括 12 导联的心电图（EKG）。食管受累情况的检查与其他运动障碍相同，但是需要强调的是，即使在食管摄片结果正常的情况下也应该进行测压[41]。高分辨率压力测试仪的精确模式目前正在研究中，并显示出不同的结果。一项对有症状患者的研究显示，与特发性贲门失弛缓症相比，本病食管体和食管下括约肌压力降低可能会更影响食管扩张的程度，这与高分辨率食管测压表现出来的传导压力呈负相关[44]。而额外的发现表明，在疾病的慢性阶段（可能相对无症状），可能存在食管下括约肌张力减退和食管上括约肌张力增高，这可能与患者的症状严重程度无关[45]。

在世界上 Chagas 病流行的地区，食管癌的风险明显更高。在出现贲门失弛缓症的患者中的发病率为 56/1 000。脆性组氨酸三联体二腺苷三磷酸酶（FHIT）和肿瘤蛋白 53（*TP53*）基因的突变，以及 7 号、11 号和 17 号染色体的异常可能与癌的出现有关[37]。

Chagas 病的主要治疗方法仍然是抗寄生虫药物，即苄硝唑和硝呋莫司[42]。与专攻热带疾病的传染病医师密切合作是至关重要的。初始的 Chagas 病食管病变的手术治疗类似于特发性贲门失弛缓症。然而，有些 Chagas 病患者可能有胃轻瘫，手术可能导致反流性疾病和胃扩张的急剧恶化，我们对此必须保持警惕。在这种情况下，我们应当考虑其他术式，如 Serra-Dória 术（贲门成形＋部分胃切除）和 Roux-en-Y 重建[46, 47]。巨食管症患者应行食管贲门成形术（图 11.7），如 Grondhal 贲门成形术[46]，或使用胃补片（改良 Thal 手术）[48]。其他终末期患者则可能需要接受内镜黏膜切除术（EMR）[32]或全食管切除术[47]。

系统性硬化（硬皮病）

系统性硬化是一种好发于 40～60 岁女性的自身免疫性综合征，食管是其最常累及的消化系统器官，存在于高达 90% 的患者中，其中 40%～80% 是有症状的[49]。其本质是细胞组织

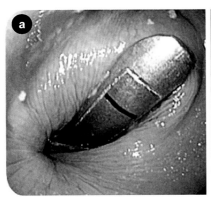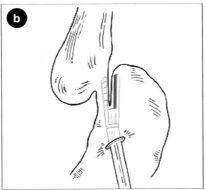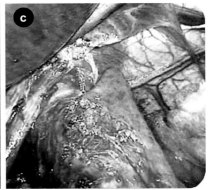

图 11.7　食管胃底成形术。a. 内镜下观察腹腔镜的角度枪末端进入食管内；b. 胃切开的最佳位置在胃食管交界处以下 4 cm；c. 腹腔镜视野吻合器同时放置在食管和胃底（经 Griffths 等许可复制[102]）

中有成纤维细胞和胶原蛋白的增殖，从而导致钙化和硬化。当患者出现食管受累时，最典型的主诉是胃食管反流病和吞咽困难[50]。

大多数诊断性检查均提示食管下段括约肌张力降低、失蠕动、食管扩张和食管 pH 酸性[51, 52]。

药物治疗是最常见的治疗方法，应该主要由风湿病学家来管理。联合使用质子泵抑制剂和促食管动力药物，如多潘立酮和丁螺环酮，目的是减少反流症状和促进食管运动[49]。

应谨慎考虑手术治疗，特别是对于有反流症状的患者。单独的胃底折叠术应视为禁忌，因为术后会出现严重的吞咽困难。其他的手术选择，

如 Roux-en-Y 胃分流术，如果涉及小肠运动障碍也可能有问题，但它可能是最好的选择[49, 53]。与 Chagas 病一样，一些生活质量严重受损的患者可能有食管切除术的指征[54]。无论如何，手术选择都应保留给对药物治疗存在困难和症状严重到影响生活质量的患者。

其他食管痉挛性疾病

远端食管痉挛、食管过度收缩和蠕动缺失是额外列出来的，但不是其他食管运动障碍的全部清单。高分辨率食管测压法被用于对该系列进行分解和分类，并有助于指导治疗[55]（图 11.8）。

芝加哥分类：

贲门失迟缓

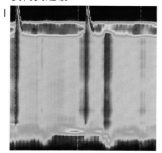 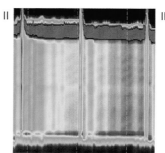 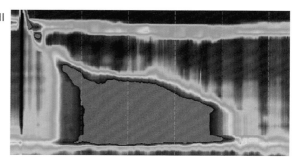

EGJ 流出道梗阻　　　　　　　主要的蠕动障碍 DES　　　胡桃夹食管　　　蠕动缺失

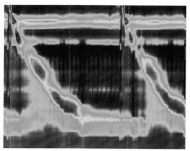 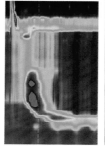 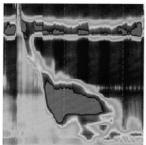 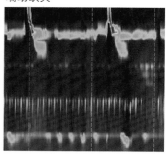

次要的蠕动障碍 IEM　　　　　　节段性蠕动　　　　　　正常

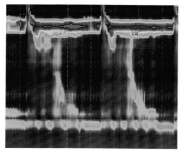 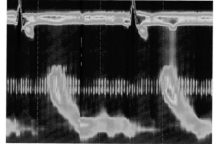 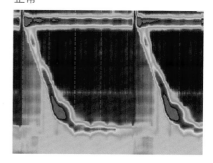

图 11.8　各种食管动力障碍的高分辨率食管测压结果输出图，包括贲门失弛缓症的几种亚型。横轴表示时间，纵轴表示沿食管的长度，从蓝色到红色的颜色表示压力增加（经 Rohof 和 Bredenoord 许可复制[20]）

蠕动缺失的特征是食管下括约肌正常但是缺乏食管动力。硬皮病患者常会表现出这种测压结果，并出现反刍和反流的主诉。长期有严重胃食管反流病的患者由于食管纤维化的出现也可以表现出这种病理状态。患者通常有呼吸系统主诉，如咳嗽、喘息和哮喘，他们甚至可以进展到肺纤维化的状态[50]。芝加哥分类将该系列分为 4 种延迟蠕动类型：无蠕动缺失、有大或小蠕动缺陷和频繁的蠕动失败。胃底折叠术可能会使这个问题变得极其严重，所以我们如果选择将其作为治疗的一部分，应该从多学科的角度考虑[56]。

食管下括约肌高压或食管胃流出道梗阻最早由 Code 在 1960 年进行描述[57]。以前未能识别这种疾病可能是由于未能将它与贲门失弛缓症进行区分[58]。食管测压显示食管下段括约肌静息压力大于 15 mmHg，但仍有松弛能力。食管蠕动仍然保留，但被减弱，且达不到贲门失弛缓症的标准。

远端食管痉挛在 4%～10% 的高分辨率测压患者中出现，更常见于女性和老年人。这种疾病是由 Osgood 在 19 世纪 80 年代在那些主诉胸部和上腹部疼痛并伴有吞咽困难的人中提出的[59]。食管吞钡检查可能显示"软木钉"模式或假憩室。食管压力测试检查可提示在超过 20% 的吞咽动作中出现食管痉挛，它通常出现在食管远端，而同时食管下段括约肌压力正常[20, 60]。

食管过度收缩，俗称胡桃夹食管，定义为超过 20% 的收缩大于 8 000 mmHg/（s·cm）[21, 55]。出现食管收缩的位置无特殊性，可包括食管下段括约肌。在接受压力测试的患者中，有 4.1% 患者存在这种情况[61]，大多数患有这种疾病的患者主诉为胸痛和吞咽困难。

与贲门失弛缓症一样，它的治疗也是姑息性的，其目的是缓解吞咽困难、胸痛和反流。在初始药物医疗和内镜治疗失败后，可考虑手术治疗。由于这种非特异性食管疾病的多灶性，气压球囊扩张和肉毒毒素注射的作用有限。药物治疗和内镜治疗远不如最终的手术治疗有效[11]。

关于贲门失弛缓症以外的选择手术治疗模式的前瞻性数据有限，但作者也认可包括肌切开和胃底折叠在内的手术方式。然而，在减少吞咽困难和胃食管反流方面，其成功率不如贲门失弛缓症。此外，值得思考的是，在该系列患者中所需要的食管肌切开的长度。本病患者出现食管肌肥厚和肌痉挛的长度很长，而经腹部入路能进行肌切开的长度有限，所以我们应当使用胸腔入路来达到长段的肌切开术和胃底折叠成形术[62-64]。这类患者可从内镜下肌切开术中获益良多[65, 66]，这将在本章后面进一步讨论。

药物治疗

食管运动障碍并非可治愈的疾病。所有的治疗，无论是药物治疗、内镜治疗，还是手术治疗，都是姑息性的，目的是减轻症状[67, 68]。

非手术治疗的主要方法是基于饮食习惯的控制、使用钙通道阻滞剂和硝酸盐类药物。钙通道阻滞剂硝苯地平可以通过抑制钙的再摄取来放松食管下段括约肌。静息压力有时可以降低高达 60%。药物不良反应可发生在高达 30% 的患者，并可能导致依从性减退。患者主要的主诉为头晕、头痛、直立性低血压[22]。如果患者正在服用其他降压药，这些症状可能会加重。硝酸盐的作用机制与其相似，可引起食管下段括约肌松弛增加，以此增加食团通过性。然而，药物使患者的主观感受改善有限，因此并非临床实践中的最优推荐方案。

贲门失弛缓症的内镜下治疗

贲门失弛缓症的内镜下治疗主要有 3 种方式：注射肉毒毒素、气压球囊扩张和经口内镜下肌切开术（POEM）。向食管下段括约肌注射肉毒毒素 A 听上去是一种有吸引力和合乎逻辑的治疗选择，然而，它的作用时间相对短暂，仅能维持 6～12 个月[36]。而且，肉毒毒素会在黏膜下层引起瘢痕组织，将导致后期肌切开术穿孔率的增加[69, 70]。这是一种越来越具争议的治疗方法，可能只适用于那些不能耐受全身麻醉和预期寿命较短的患者[71]。

气压球囊扩张是在 20 世纪七八十年代出现的，目前仍是常用的一种治疗方式。气压球囊扩张穿孔发生率为 1%～3%，其中一半需要手术[72]，这种风险会随着扩张次数及首次扩张使用大于 30 mm 的球囊扩张器而增加[36]。球囊扩张的疗效相当确切，术后 1 个月随访持续吞咽困难缓解率达 84%，但在 3 年后可能下降到 58%[73]。其疗效在 II 型失弛缓症中可能是最佳的。气压球囊扩张比探条扩张更受欢迎，因为它能在内镜直视病变的情况下进行操作，而不是仅凭手感操作或在透视引导下进行[74]。

贲门失弛缓症的手术治疗

Ernst Heller 在 1914 年首次报道了该手术（1913 年完成），但事实上，在其最初的方法中，食管前方和后方均进行了肌切开术[81]。而以他的名字命名的手术 "Heller 肌切开术" 其实更类似于 Bruine Groeneveldt 的记述，即在食管的前方进行纵向的肌切开术，但未行胃底折叠术。目前，随着腹腔镜的出现和手术技术的改进，已经逐步演变成为前方纵向肌切开 + 胃底部分折叠，今天被称为 Heller 肌切开术，是目前美国治疗贲门失弛缓的金标准[70, 75]。

部分胃底折叠的应用已经将术后反流率从 32% 降低到 8%[73]。在食管前方还是后方进行胃底折叠是目前文献中争论的一个要点。在基于文献的检索中，大多数患者都接受了 Dor 胃底折叠术式，但这可能是基于外科医师的偏好，而并无临床数据支持[76]。

对于 Heller 肌切开术和内镜球囊扩张术进行比较的 meta 分析结果表明，肌切开术更有利于减少吞咽困难，同时具有相似的安全性和反流发生率[72, 73]。研究表明，Heller 肌切开术后可以降低高达 90% 的患者的胸痛和吞咽困难的发生率，并在一定程度上取决于贲门失弛缓症的分期和基于高分辨率食管测压的亚分类[73]。围手术期并发症通常比较轻微，包括穿孔、折叠环功能障碍和吞咽困难。大约 1.6% 的病例报告有穿孔[70]。

近年来，机器人手术也被应用于消化道。虽然机器人对外科医师而言具有潜在的人体工程学优势，但目前的结果数据并没有显示机器人辅助的 Heller 手术或经胸行肌层切开术优于腹腔镜手术[77, 78]。不过，最近的一篇报道称，与传统腹腔镜相比，机器人的并发症发生率降低[79]。

经口内镜下肌切开术

POEM 可能是目前经自然腔道手术中最大量的，并获得持续关注。1980 年，最早由 Ortega、Madureri 和 Perez 在 6 条狗和 17 例患者中进行了该手术并予以报道[80]。然而，这项技术被放弃了一段时间，直到 2008 年被井上晴洋重新引入[81]。该手术的操作过程是使用治疗性胃镜在肌切开术起点近端约 4 cm 处建立一个食管黏膜下隧道，并向下进入胃远端 3～4 cm。找到食管下括约肌的环形肌并进行纵行切开，然后在内镜下关闭黏膜缺损。在食管前壁或后壁进行肌切开术似乎具有相同的疗效[82]（图 11.9）。

对于经验丰富的操作者而言，POEM 手术的并发症非常轻微[83]，仅限于可以通过电凝止住的出血和内镜下可以夹闭的小穿孔。很少需要再次进行腹腔镜 / 胸腔镜或开放手术。术后第 1 天一般无须 GI 检查，可能只有在出现穿孔症状如心动过速、呼吸短促、胸痛或腹痛时才有必要[84]。

从 2008 年到 2013 年，井上和他的团队成功治疗了 500 例所有类型的贲门失弛缓症患者，包括巨食管–乙状结肠型。术后 3 年，患者的 Edkard 评分仍有显著改善[81]。

在比较未接受治疗的贲门失弛缓症患者时，POEM 的 2 年预后优于内镜下气压球囊扩张术[60]。92% POEM 术后患者的吞咽困难有所改善，而气压球囊扩张组只有 54%。然而，POEM 组的反流率更高（41% vs. 7%）。

对于非特异性食管运动障碍，POEM 的应用正获得越来越多的关注。延长或行长段肌切开术的原则非常适合 POEM，因为黏膜下隧道可以很容易地在食管体任何地方开始，并根据压力测试结果量身定制。长肌切开术（如在 III 型贲门失弛缓症中提倡的那样）可以通过 POEM 术很

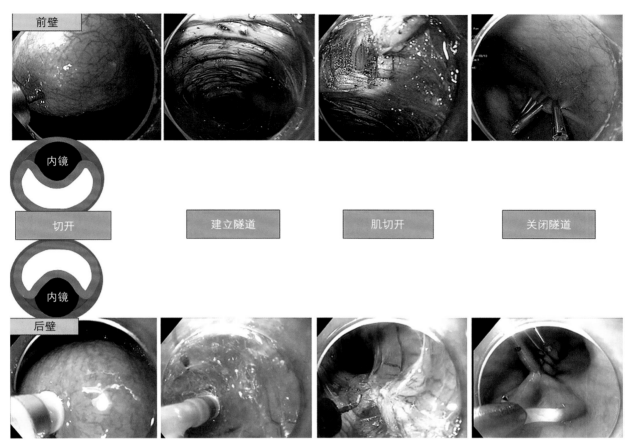

前壁

内镜

切开

建立隧道

肌切开

关闭隧道

内镜

后壁

图 11.9　经内镜下肌切开术（POEM）手术。前壁注射在 12—2 点的位置进行，而后壁注射在 5—6 点的位置进行。这两种方法都需要 4 个阶段：黏膜切开、建立黏膜下隧道、肌切开和关闭隧道（经 Khashab 等许可复制[107]）

好地完成，最近的研究表明，与 Heller 肌切开术相比，POEM 长段肌切开术在这种贲门失弛缓症亚型治疗中取得了更高的成功率，为 98% vs. 80.8%[13]。POEM 治疗Ⅲ型贲门失弛缓症、弥漫性食管痉挛和胡桃夹食管的成功率分别为 92%、88% 和 72%[65]。胡桃夹食管手术成功率的降低可能是因为技术失误，如肌切开术未包括食管下段括约肌[85]。

最近的报道表明，在缓解短期吞咽困难方面，POEM 比 Heller 肌切开术更有效[86]。然而，患者术后容易发生胃食管反流病和无症状食管炎，术后时间越久，发病率越高[81, 86-88]。这个结果并不难解释，因为 POEM 术未同时进行胃底折叠术[35]。与 Heller 肌切开术相比，接受 POEM 的患者 GERD 数量增加也可以从术后 pH 监测中观察到[86]。有意思的是，体质指数可能不是 POEM 患者术后反流发展的危险因素[89]。然而，

这可能表明 POEM 可以使患者容易发生 Barrett 化生-异型增生-癌变的过程。但在对 POEM 进行更长时间的随访之前，以上仍只是推测。此刻并没有证据表明 POEM 是一种致癌行为。

目前，POEM 仍然是一个高度专业化的手术，并不在所有的消化道专业中心提供。大多数普外科住院医师和许多接受微创外科培训的学员都没有接触过这种手术。因此，许多人是在正规的医学研究生教育毕业后才学会了这项技术。初学者需要经过 15～20 次在熟练的教师监督下进行的操作后才能独立操作 POEM 手术并游刃有余[35, 90]。

复发性吞咽困难

手术成功通常定义为术后 Eckardt 评分小于 3 分[12, 65, 91]。吞咽困难通过手术干预通常是一

种强有力的措施，具有持久的长期效果。然而，有一小部分患者手术干预失败，并有复发性吞咽困难。失败的因素可能包括术前预测为高 Eckardt 评分（≥9 分）和 Ⅲ 型失弛缓症[91, 92]。POEM 潜在的吞咽困难复发率为 10%，而腹腔镜肌切开手术的复发率在 3.5%~15%。

复发性吞咽困难的原因是多方面的。Heller 肌切开术最终失败或症状复发是由肌切开不完全所致（33%），肌纤维化（27%）、胃底折叠断裂（13%）、胃底折叠过紧（7%）或某两者的组合（20%）[93]。其他较少但仍有可能导致失败的原因包括膈肌脚关闭过紧（如果做了的话）、消化性狭窄、癌，甚至不正确的诊断指标[94]。作为可能的复发原因，胃轻瘫（无论是未确诊的还是医源性的）很容易与迷走神经损伤相混淆，因为这些患者会出现呕吐和腹胀，伴或不伴吞咽困难。

医师可以对患者随访进行 Eckardt 评分以评价他们的主诉。对于反流的患者，随访的重点是将他们的主诉与客观数据相关联[95]。复发性吞咽困难的检查与原发性吞咽困难的检查相同，应该谨慎准确[75, 94]。上消化道造影检查仍然是首选的检查，可以看到经典的"鸟喙征"。食管高分辨率食管测压对以前做过手术的患者往往是无益而有误导作用，内镜可同时起到诊断和治疗的作用。复发性吞咽困难首先实施的干预措施通常是气压球囊扩张（直径可达 40 mm），据报道，其成功率在 50%~70%[96, 97]。CT 虽然不是必选检查，但它可以帮助确定解剖结构，并可能发现是什么引发了复发性吞咽困难。

然而，一些患者的反复扩张效果欠佳，持续的病情可能导致生活方式的紊乱。许多患者接受再次手术干预，如再做 Heller 肌切开术或 POEM，往往取得良好的疗效[98-100]。选择手术是有挑战性的，建议为患者量身定制。肌切开术再手术通常会更困难，食管穿孔率增加，据报道，其发生率在 13%~33%[98-100]。目前，随着越来越多的中心和外科医师精通 POEM，再次手术的成功率达到了初次 POEM 水平[99]。重要的是，当决定再做手术时，起初做了 Heller 肌

切开手术的患者可以选择行 POEM 手术；反之亦然[12]。

持续治疗后仍反复复发的患者往往需要进行食管切除治疗。但目前仍存在一些挽救性手术方式，虽然很少见到。一些外科医师和中心具有使用先进技术的经验，如改良的 Thal 手术、Serra-Dória 手术[78, 95, 101, 102]。一项新发表的病例报道描述了切除功能失调的贲门，食管-空肠吻合：选择距 Trietz 韧带 30 cm 的处切断空肠，空肠远端与食管吻合，并在 Roux 袢下 60 cm 处使空肠与残胃与胆管空肠残端吻合。

全食管切除术

虽然存在争议，但对于患有终末期失弛缓症和蠕动障碍的患者，食管切除术可能是必需的[68]。高达 5% 的患者，特别是失弛缓症患者，将接受全食管切除术，他们中的大多数曾接受过内镜手术和肌切开术[1, 104]。全食管切除术的指征包括终末期疾病的症状特征，即对既往内科治疗和外科治疗均无效的患者。这些特征包括乙状结肠样食管 > 6 cm（所谓 dolicho-mega 食管）、致残性反流病和吞咽困难、营养不良、反复吸入性肺炎、外部压迫导致气道损害、反复出血、狭窄、癌变，以及作为临床试验的一部分[54, 67, 104]。

一些作者报道，疾病的慢性炎症状态和既往手术可导致致密纵隔粘连，出血率增加，特别是当使用经食管裂孔入路时[105]。喉神经解剖及它的变异也必须考虑在内[68]。与经食管裂孔相比，大多数手术是经胸进行的（73.9% vs. 26.1%）[1]，以上两种方法都是可以接受的，而且是安全的，特别是当外科医师在微创和机器人手术方面变得更有经验时。

全食管切除术在专业的医院通常能够顺利实施。2000—2010 年的全国住院患者样本研究显示，与食管癌患者相比，贲门失弛缓症的食管切除死亡率较低（3% vs. 8%），术后并发症更多与术前营养状况而不是手术过程有关[67]。肺炎（15%）和吻合口瘘（7%）仍是最常见的两种并

发症[1]。

消化道重建的选择仍有争议。然而，大多数外科医师和作者都主张优先选择管胃（当它可以使用时），这一比例达到了 95%，其次是结肠，然后是小肠[1, 54, 68, 104]。这通常是由于胃的血供丰富，并且只需要一个吻合口。

绝大多数（75%～100%）出院患者的生活质量得到改善[1]，20%～30% 的患者因吻合口狭窄需要进一步扩张，20% 的患者出现倾倒综合征。几乎所有患者都能营养参数正常化，体重增加[104]。

结论

食管运动障碍是一种复杂的疾病。重要的是，医师必须谨慎对待患者的术前检查。获得所有可能的客观数据并识别细微差别至关重要，这将使每个患者都能采用标准化的、量身定制的方法。对于贲门失弛缓症，腹腔镜下 Heller 肌层切开术仍是金标准。然而，对于其他疾病，如非特异性痉挛性障碍、Ⅲ 型失弛缓症和 Heller 术后复发性吞咽困难，POEM 获得持续关注，每年都有更多关于长期结果的数据发表，一些人认为这是首选的治疗方法。

词汇表

- 贲门失弛缓症
- 腺癌
- Barrett 食管
- Chagas 病
- 芝加哥分类
- 远端食管痉挛
- 吞咽困难
- 食管受压性吞咽困难
- Eckardt 评分
- 埃德温·史密斯纸草文稿
- Ernst Heller
- 食管切除术
- 食管胃十二指肠镜
- 胃食管反流病
- 胃轻瘫
- 井上晴洋
- Heller 肌切开术
- 高分辨率食管测压
- 高收缩食管
- 胡桃夹食管
- 改良 Thal 手术
- 细条纹图案
- 气压球囊扩张术
- 经口内镜下肌切开术
- 假性贲门失弛缓症
- Roux-en-Y 胃旁路
- Rezende 分型
- 硬皮病
- Serra-Dória 手术
- 鳞状细胞癌
- Thomas Willis
- Trypanosoma Cruzii
- 上消化道造影

参考文献

[1] Aiolf A, Asti E, Bonitta G, Siboni S, Bonavina L. Esophageal resection for end-stage acha lasia. Am Surg. 2018; 84(4): 506-11.

[2] Eslick GD. Esophageal cancer: a historical perspective. Gastroenterol Clin N Am. 2009; 38(1): 1-15. https://doi.org/10.1016/j.gtc.2009.01.003.

[3] Breasted JH. The Edwin Smith Surgical Papyrus, no. Vol. 1, xxiv+596 pages, 8 plates. Chicago: The University of Chicago Press; 1930.

[4] Karamanou M, Markatos K, Papaioannou TG, Zografos G, Androutsos G. Hallmarks in his tory of esophageal carcinoma. J BUON. 2017; 22(4): 1088-91.

[5] Brewer LA. History of surgery of the esophagus. Am J Surg. 1980; 139(6): 730-43. https://doi.org/10.1016/0002-9610(80)90375-X.

[6] Willis ST. Pharmaceutice Rationalis sive Diatriba do Medicamentorum Oerationibus in Humano Corpore. London: Hagae Comitis; 1674.

[7] Heyrovsky H. Idiopathic dilation of the esophagus. In: Hare HA, Martin E, editors. The Therapeutic gazette. vol. 37, no. 3. Detroit: E.G. Swift; 1913. p. 746-7.

[8] Andreollo NA, Lopes LR, Malafaia O. Heller's myotomy: a hundred years of success! Arq Bras Cir Dig. 2014; 27(1): 1-2.

[9] Mittal S. Achalasia — A SAGES Wiki Article. 2008: 1-6.

[10] Hamer PW, Lamb PJ. The management of achalasia and other motility disorders of the oesophagus. In: Griffn SM, Lamb PJ, editors. Oesophagogastric surgery: a companion to specialist surgical practice. 6th ed. Philadelphia: Elsevier; 2019. p. 251-60.

[11] Vaezi MF, Ph D, Richter JE. Diagnosis and management of achalasia. Am J Gastroenterol. 1999; 94(12): 3406−12. https://doi.org/10.1111/j.1572-0241.1999.01639.x.

[12] van Hoeij FB, et al. Management of recurrent symptoms after per-oral endoscopic myotomy in achalasia. Gastrointest Endosc. 2018; 87(1): 95−101. https://doi.org/10.1016/j.gie.2017.04.036.

[13] Kumbhari V, et al. Peroral endoscopic myotomy (POEM) vs laparoscopic Heller myotomy (LHM) for the treatment of Type III achalasia in 75 patients: a multicenter comparative study. Endosc Int Open. 2015; 3(03): E195−201. https://doi.org/10.1055/s-0034-1391668.

[14] Shemmeri E, Aye RW, Farivar AS, Bograd AJ, Louie BE. Use of a report card to evaluate outcomes of achalasia surgery: beyond the Eckardt score. Surg Endosc. 2019; 34(4): 1856−62. https://doi.org/10.1007/s00464-019-06952-2.

[15] Gockel I, Junginger T. The value of scoring achalasia: a comparison of current systems and the impact on treatment — the Surgeon's viewpoint. Am Surg. 2007; 73(4): 327−31.

[16] Amiraian DE, DiSantis DJ. The esophageal bird's beak sign. Abdom Radiol. 2017; 42(5): 1608−9. https://doi.org/10.1007/s00261-016-1028-9.

[17] Teles Filho RV, De Azevêdo LHS, De Matos Abe G. 35 years of the classifcation of rezende: the importance of esophagogram in the context of Chagas disease in Brazil. Arq Gastroenterol. 2019; 56(1): 106−7. https://doi.org/10.1590/s0004-2803.201900000-05.

[18] Matsubara H, et al. Descriptive rules for achalasia of the esophagus, June 2012: 4th edition. Esophagus. 2017; 14(4): 275−89. https://doi.org/10.1007/s10388-017-0589-1.

[19] Minami H, et al. New endoscopic indicator of esophageal achalasia: pinstripe pattern. PLoS One. 2015; 10(2): 1−10. https://doi.org/10.1371/journal.pone.0101833.

[20] Rohof WOA, Bredenoord AJ. Chicago classification of esophageal motility disorders: lessons learned. Curr Gastroenterol Rep. 2017; 19(8): 37. https://doi.org/10.1007/s11894-017-0576-7.

[21] Kahrilas PJ, et al. The Chicago classification of esophageal motility disorders, v3.0. Neurogastroenterol Motil. 2015; 27(2): 160−74. https://doi.org/10.1111/nmo.12477.

[22] Chuah SK, et al. Bridging the gap between advancements in the evolution of diagnosis and treatment towards better outcomes in achalasia. Biomed Res Int. 2019; 2019: 8549187. https://doi.org/10.1155/2019/8549187.

[23] Triantafyllou T, et al. Long-term outcome of myotomy and fundoplication based on intraoperative real-time high-resolution manometry in achalasia patients. Ann Gastroenterol. 2019; 32(1): 46−51. https://doi.org/10.20524/aog.2018.0326.

[24] George NS, et al. Distribution of esophageal motor disorders in diabetic patients with dysphagia. J Clin Gastroenterol. 2017; 51(10): 890−5. https://doi.org/10.1097/MCG.0000000000000894.

[25] Shiroky J, Jimenez Cantisano BG, Schneider A. Esophageal motility disorders after bariatric surgery. Dysphagia. 2013; 28(3): 455−6. https://doi.org/10.1007/s00455-013-9475-8.

[26] Weiss AH, Iorio N, Schey R. Esophageal motility in eosinophilic esophagitis. Rev Gastroenterol Mex (Engl Ed). 2015; 80(3): 205−13. https://doi.org/10.1016/j.rgmxen.2015.05.002.

[27] Côté-Daigneault J, Poitras P, Rabasa-Lhoret R, Bouin M. Plasma leptin concentrations and esophageal hypomotility in obese patients. Can J Gastroenterol Hepatol. 2015; 29(1): 49−51. https://doi.org/10.1155/2015/490818.

[28] Tolone S, Savarino E, Yates RB. The impact of bariatric surgery on esophageal function. Ann N Y Acad Sci. 2016; 1381(1): 98−103. https://doi.org/10.1111/nyas.13107.

[29] Mayberry J. Epidemiology and demographics of achalasia. Gastrointest Endosc Clin N Am. 2001; 11(2): 235−48.

[30] Sonnenberg A. Hospitalization for achalasia in the United States 1997−2006. Dig Dis Sci. 2009; 54(8): 1680−5. https://doi.org/10.1007/s10620-009-0863-8.

[31] Rohof WO, et al. Outcomes of treatment for achalasia depend on manometric subtype. Gastroenterology. 2013; 144(4): 718−25. https://doi.org/10.1053/j.gastro.2012.12.027.

[32] de Aquino JLB, Said MM, Pereira DR, do Amaral PC, Lima JCA, Leandro-Merhi VA. Surgical treatment analysis of idiopathic esophageal achalasia. Arq Bras Cir Dig. 2015; 28(2): 98−101. https://doi.org/10.1590/S0102-67202015000200003

[33] Villanacci V, et al. An immunohistochemical study of the myenteric plexus in idiopathic achalasia. J Clin Gastroenterol. 2010; 44(6): 407−10. https://doi.org/10.1097/MCG.0b013e3181bc9ebf.

[34] Goldblum JR, Whyte RI, Orringer MB, Appelman HD. Achalasia: a morphologic study of 42 resected specimens. Am J Surg Pathol. 1994; 18(4): 327−37.

[35] Kahrilas PJ, Katzka D, Richter JE. Clinical practice update: the use of per-oral endoscopic myotomy in achalasia: expert review and best practice advice from the AGA Institute. Gastroenterology. 2017; 153(5): 1205−11. https://doi.org/10.1053/j.gastro.2017.10.001.

[36] Esposito D, Maione F, D'Alessandro A, Sarnelli G, De Palma GD. Endoscopic treatment of esophageal achalasia. World J Gastrointest Endosc. 2016; 8(2): 30−9. https://doi.org/10.4253/wjge.v8.i2.30.

[37] Tustumi F, et al. Esophageal achalasia: a risk factor for carcinoma. A systematic review and meta-analysis. Dis Esophagus. 2017; 30(10): 1−8. https://doi.org/10.1093/dote/dox072.

[38] Le Page PA, Kwon S, Lord SJ, Lord RV. Esophageal dysmotility after laparoscopic gastric band surgery. Obes Surg. 2014; 24(4): 625−30. https://doi.org/10.1007/s11695-013-1134-5.

[39] Skubleny D, et al. LINX® magnetic esophageal sphincter augmentation versus Nissen fundoplication for gastroesophageal refux disease: a systematic review and meta-analysis. Surg Endosc. 2017; 31(8): 3078−84. https://doi.org/10.1007/s00464-016-5370-3.

[40] Levitt B, Richter JE. Dysphagia lusoria: a comprehensive review. Dis Esophagus. 2007; 20(6): 455−60. https://doi.org/10.1111/j.1442-2050.2007.00787.x.

[41] Pérez-Molina JA, Molina I. Chagas disease. Lancet. 2018; 391(10115): 82−94. https://doi.org/10.1016/S0140-6736(17)31612−4.

[42] Bern C. Chagas' disease. N Engl J Med. 2015; 373(5): 456−66. https://doi.org/10.1056/NEJMra1410150.

[43] Bilder CR, Goin JC. Gastrointestinal involvement in Chagas disease. NeuroGastroLATAM Rev. 2018; 1(4): 168−79. https://doi.org/10.24875/ngl.17000002.

[44] Vicentine FPP, Herbella FAM, Allaix ME, Silva LC, Patti MG. Comparison of idiopathic achalasia and Chagas' disease esophagopathy at the light of high-resolution manometry. Dis Esophagus. 2014; 27(2): 128−33. https://doi.org/10.1111/dote.12098.

[45] Sánchez-Montalvá A, et al. High resolution esophageal manometry in patients with Chagas disease: a cross-

sectional evaluation. PLoS Negl Trop Dis. 2016; 10(2): 1–11. https://doi. org/10.1371/journal.pntd.0004416.

[46] Ponciano H, Cecconello I, Alves L, Ferreira BD, Gama-Rodrigues J. Cardioplasty and Roux-en-Y partial gastrectomy (Serra-Dória procedure) for reoperation of achalasia. Arq Gastroenterol. 2004; 41(3): 155–61. https://doi.org/10.1590/s0004-28032004000300004.

[47] de Oliveira GC, da Rocha RLB, Coelho-Neto J d S, Terciotti-Junior V, Lopes LR, Andreollo NA. Esophageal mucosal resection versus esophagectomy: a comparative study of surgical results in patients with advanced megaesophagus. Arq Bras Cir Dig. 2015; 28(1): 28–31. https://doi.org/10.1590/S0102-67202015000100008.

[48] Alves APR, De Oliveira PG, De Oliveira JM, De Mesquita DM, Dos Santos JHZ. Long-term results of the modifed thal procedure in patients with chagasic megaesophagus. World J Surg. 2014; 38(6): 1425–30. https://doi.org/10.1007/s00268-013-2445-3.

[49] Denaxas K, Ladas SD, Karamanolis GP. Evaluation and management of esophageal manifestations in systemic sclerosis. Ann Gastroenterol. 2018; 31(2): 165–70. https://doi. org/10.20524/aog.2018.0228.

[50] Denton CP, Khanna D. Systemic sclerosis. Lancet. 2017; 390(10103): 1685–99. https://doi. org/10.1016/S0140-6736(17)30933-9.

[51] Weston S, Thumshirn M, Wiste J, Camilleri M. Clinical and upper gastrointestinal motility features in systemic sclerosis and related disorders. Am J Gastroenterol. 1998; 93(7): 1085–9. https://doi.org/10.1111/j.1572-0241.1998.00334.x.

[52] Aggarwal N, Lopez R, Gabbard S, Wadhwa N, Devaki P, Thota PN. Spectrum of esophageal dysmotility in systemic sclerosis on high-resolution esophageal manometry as defned by Chicago classifcation. Dis Esophagus. 2017; 30(12): 1–6. https://doi.org/10.1093/dote/dox067.

[53] Kent MS, et al. Comparison of surgical approaches to recalcitrant gastroesophageal refux disease in the patient with scleroderma. Ann Thorac Surg. 2007; 84(5): 1710–6. https://doi.org/10.1016/j.athoracsur.2007.06.025.

[54] Mormando J, Barbetta A, Molena D. Esophagectomy for benign disease. J Thorac Dis. 2018; 10(3): 2026–33. https://doi.org/10.21037/jtd.2018.01.165.

[55] Schlottmann F, Patti MG. Primary esophageal motility disorders: beyond achalasia. Int J Mol Sci. 2017; 18(7): 1399. https://doi.org/10.3390/ijms18071399.

[56] Bakhos CT, Petrov RV, Parkman HP, Malik Z, Abbas AE. Role and safety of fundoplication in esophageal disease and dysmotility syndromes. J Thorac Dis. 2019; 11(4): S1610–7. https://doi.org/10.21037/jtd.2019.06.62.

[57] Code CF, Schlegel JF, Kelley ML, Olsen AM, Ellis FH. Hypertensive gastroesophageal sphincter. Mayo Clin Proc. 1960; 35: 391–9, PMID 13810841.

[58] Howell M, Moran-Atkin E. Motility disorders of esophagus and surgical interventions. In: Carrau RL, Murry T, Howell RJ, editors. Comprehensive management of swallowing disorders. 2nd ed. San Diego: Plural Publishing; 2016.

[59] Osgood H. cesophagismus, oesophagus. Bost Med Surg J. 1889; 120: 401–5. https://doi.org/10.1056/NEJM188904251201701.

[60] Ponds FA, et al. Effect of peroral endoscopic myotomy vs pneumatic dilation on symptom severity and treatment outcomes among treatment-naive patients with achalasia: a randomized clinical trial. JAMA. 2019; 322(2): 134–44. https://doi.org/10.1001/jama.2019.8859.

[61] Roman S, Tutuian R. Esophageal hypertensive peristaltic disorders. Neurogastroenterol Motil. 2012; 24(Suppl 1): 32–9. https://doi.org/10.1111/j.1365-2982.2011.01837.x.

[62] Inose T, et al. Surgical treatment for nonspecifc esophageal motility disorders. Surg Today. 2013; 43(8): 877–82. https://doi.org/10.1007/s00595-012-0356-9.

[63] Nomura T, et al. Thoracoscopic long myotomy in the prone position to treat rapid esophageal contractions with normal latency. J Clin Gastroenterol. 2015; 49(4): 320–2. https://doi.org/10.1097/MCG.0000000000000123.

[64] Nomura T, Iwakiri K, Uchida E. Thoracoscopic treatment of a patient with jackhammer esophagus. Dig Endosc. 2014; 26(6): 753–4. https://doi.org/10.1111/den.12339.

[65] Khan MA, et al. Is POEM the answer for management of spastic esophageal disorders? A systematic review and meta-analysis. Dig Dis Sci. 2017; 62(1): 35–44. https://doi.org/10.1007/s10620-016-4373-1.

[66] Dawod E, Saumoy M, Xu MM, Kahaleh M. Peroral endoscopic myotomy (POEM) in jackhammer esophagus: a trick of the trade. Endoscopy. 2017; 49(10): E254–5. https://doi.org/10.1055/s-0043-115887.

[67] Molena D, Mungo B, Stem M, Feinberg RL, Lidor AO. Outcomes of esophagectomy for esophageal achalasia in the United States. J Gastrointest Surg. 2014; 18(2): 310–7. https://doi.org/10.1007/s11605-013-2318-y.

[68] Molena D, Yang SC. Surgical management of end-stage achalasia. Semin Thorac Cardiovasc Surg. 2012; 24(1): 19–26. https://doi.org/10.1053/j.semtcvs.2012.01.015.

[69] Patti MG, et al. Effects of previous treatment on results of laparoscopic Heller myotomy for achalasia. Dig Dis Sci. 1999; 44(11): 2270–6. https://doi.org/10.1023/A:1026660921776.

[70] Stefanidis D, Richardson W, Farrell T, Kohn G, Augenstein V, Fanelli R. Guidelines for the surgical treatment of esophageal corresponding author: Dimitrios Stefanidis. Surg Endosc. 2012; 26(2): 296–311. https://doi.org/10.1007/s00464-011-2017-2.

[71] Simchuk EJ, Alderson D. Oesophageal surgery. World J Gastroenterol. 2001; 7(6): 760–5. https://doi.org/10.3748/wjg.v7.i6.760.

[72] Illés A, et al. Is heller myotomy better than balloon dilation? A meta-analysis. J Gastrointestin Liver Dis. 2017; 26(2): 121–7. https://doi.org/10.15403/jgld.2014.1121.262.myo.

[73] Campos GM, et al. Endoscopic and surgical treatments for achalasia: a systematic review and meta-analysis. Ann Surg. 2009; 249(1): 45–57. https://doi.org/10.1097/SLA.0b013e31818e43ab.

[74] Josino IR, et al. Endoscopic dilation with bougies versus balloon dilation in esophageal benign strictures: systematic review and meta-analysis. Gastroenterol Res Pract. 2018; 2018: 5874870. https://doi.org/10.1155/2018/5874870.

[75] DeMeester SR. Per-oral endoscopic myotomy for achalasia. J Thorac Dis. 2017; 9(Suppl 2): S130–4. https://doi.org/10.21037/jtd.2016.09.39.

[76] Rebecchi F, Allaix ME, Schlottmann F, Patti MG, Morino M. Laparoscopic Heller myotomy and fundoplication: what is the evidence? Am Surg. 2018; 84(4): 481–8.

[77] Kim SS, Guillen-Rodriguez J, Little AG. Optimal surgical intervention for achalasia: laparoscopic or robotic approach. J Robot Surg. 2019; 13(3): 397–400. https://doi.org/10.1007/s11701-018-0865-7.

[78] Zilberstein B, Franciss MY, Genovesi A, Volpe P, Domene CE, Barchi LC. Pioneer robotic Serra-Doria operation for

recurrent achalasia after Heller's Cardiomyotomy: a 'new quondam' procedure. J Laparoendosc Adv Surg Tech A. 2017; 27(5): 524−8. https://doi.org/10.1089/lap.2017.0076.

[79] Ali AB, et al. Robotic and per-oral endoscopic myotomy have fewer technical complications compared to laparoscopic Heller myotomy. Surg Endosc. 2020; 34(7): 3191−6. https://doi.org/10.1007/s00464-019-07093-2.

[80] Ortega JA, Madureri V, Perez L. Endoscopic myotomy in the treatment of achalasia. Gastrointest Endosc. 1980; 26(1): 8−10. https://doi.org/10.1016/S0016-5107(80)73249-2.

[81] Inoue H, et al. Per-oral endoscopic myotomy: a series of 500 patients. J Am Coll Surg. 2015; 221(2): 256−64. https://doi.org/10.1016/j.jamcollsurg.2015.03.057.

[82] Khashab MA, et al. Peroral endoscopic myotomy: anterior versus posterior approach: a randomized single-blinded clinical trial. Gastrointest Endosc. 2020; 91(2): 288−97.e7. https://doi.org/10.1016/j.gie.2019.07.034.

[83] Haito-Chavez Y, et al. Comprehensive analysis of adverse events associated with per oral endoscopic myotomy in 1826 patients: an international multicenter study. Am J Gastroenterol. 2017; 112(8): 1267−76. https://doi.org/10.1038/ajg.2017.139.

[84] El Khoury R, et al. Evaluation of the need for routine esophagram after peroral endoscopic myotomy (POEM). Surg Endosc. 2016; 30(7): 2969−74. https://doi.org/10.1007/s00464-015-4585-z.

[85] Bechara R, Ikeda H, Inoue H. Peroral endoscopic myotomy for Jackhammer esophagus: to cut or not to cut the lower esophageal sphincter. Endosc Int Open. 2016; 04(05): E585−8. https://doi.org/10.1055/s-0042-105204.

[86] Schlottmann F, Luckett DJ, Fine J, Shaheen NJ, Patti MG. Laparoscopic Heller myotomy versus peroral endoscopic myotomy (POEM) for achalasia: a systematic review and metaanalysis. Ann Surg. 2018; 267(3): 451−60. https://doi.org/10.1097/SLA.0000000000002311.

[87] Repici A, et al. GERD after per-oral endoscopic myotomy as compared with Heller's myotomy with fundoplication: a systematic review with meta-analysis. Gastrointest Endosc. 2018; 87(4): 934−43.e18. https://doi.org/10.1016/j.gie.2017.10.022.

[88] Swanstrom LL, Kurian A, Dunst CM, Sharata A, Bhayani N, Rieder E. Long-term outcomes of an endoscopic myotomy for achalasia: the POEM procedure. Ann Surg. 2012; 256(4): 659−67. https://doi.org/10.1097/SLA.0b013e31826b5212.

[89] Sanaka MR, et al. Obesity does not impact outcomes or rates of gastroesophageal refux after peroral endoscopic myotomy in achalasia. J Clin Gastroenterol. 2019; 00(00): 1−6. https://doi.org/10.1097/MCG.0000000000001235.

[90] Hungness ES, Sternbach JM, Teitelbaum EN, Kahrilas PJ, Pandolfno JE, Soper NJ. Peroral endoscopic myotomy (POEM) after the learning curve: durable long-term results with a low complication rate. Ann Surg. 2016; 264(3): 508−15. https://doi.org/10.1097/SLA.0000000000001870.

[91] Shea GE, et al. Long-term dysphagia resolution following POEM versus Heller myotomy for achalasia patients. Surg Endosc. 2020; 34(4): 1704−11. https://doi.org/10.1007/.

[92] Ren Y, et al. Pre-treatment Eckardt score is a simple factor for predicting one-year peroral endoscopic myotomy failure in patients with achalasia. Surg Endosc. 2017; 31(8): 3234−41. https://doi.org/10.1007/s00464-016-5352-5.

[93] Iqbal A, et al. Laparoscopic re-operation for failed Heller myotomy. Dis Esophagus. 2006; 19(3): 193−9. https://doi.org/10.1111/j.1442-2050.2006.00564.x.

[94] Weche M, Saad AR, Richter JE, Jacobs JJ, Velanovich V. Revisional procedures for recurrent symptoms after Heller myotomy and per-oral endoscopic myotomy. J Laparoendosc Adv Surg Tech A. 2020; 30(2): 1−7. https://doi.org/10.1089/lap.2019.0277.

[95] Galvani C, et al. Symptoms are a poor indicator of refux status after fundoplication for gastroesophageal refux disease: role of esophageal functions tests. Arch Surg. 2003; 138(5): 514−9. https://doi.org/10.1001/archsurg.138.5.514.

[96] Amani M, Fazlollahi N, Shirani S, Malekzadeh R, Mikaeli J. Assessment of pneumatic balloon dilation in patients with symptomatic relapse after failed Heller myotomy: a single center experience. Middle East J Dig Dis. 2015; 8(1): 57−62. https://doi.org/10.15171/mejdd.2016.08.

[97] Saleh CMG, Ponds FAM, Schijven MP, Smout AJPM, Bredenoord AJ. Effcacy of pneumodilation in achalasia after failed Heller myotomy. Neurogastroenterol Motil. 2016; 28(11): 1741−6. https://doi.org/10.1111/nmo.12875.

[98] Fumagalli U, et al. Repeated surgical or endoscopic myotomy for recurrent dysphagia in patients after previous myotomy for achalasia. J Gastrointest Surg. 2016; 20(3): 494−9. https://doi.org/10.1007/s11605-015-3031-9.

[99] Orenstein SB, et al. Peroral endoscopic myotomy (POEM) leads to similar results in patients with and without prior endoscopic or surgical therapy. Surg Endosc. 2015; 29(5): 1064−70. https://doi.org/10.1007/s00464-014-3782-5.

[100] James DRC, et al. The feasibility, safety and outcomes of laparoscopic reoperation for achalasia. Minim Invasive Ther Allied Technol. 2012; 21(3): 161−7. https://doi.org/10.310 9/13645706.2011.588798.

[101] de Aquino JLB, Said MM, Leandro-Merhi VA, Ramos JPZ, Ichinoche L, Guimarães DM. Esophagocardioplasty as surgical treatment in relapsed non advanced megaesophagus. Arq Bras Cir Dig. 2012; 25(1): 20−4. https://doi.org/10.1590/S0102-67202012000100005.

[102] Griffths EA, Devitt PG, Jamieson GG, Myers JC, Thompson SK. Laparoscopic stapled cardioplasty for end-stage achalasia. J Gastrointest Surg. 2013; 17(5): 997−1001. https://doi.org/10.1007/s11605-012-2111-3.

[103] Ithurralde-Argerich J, Cuenca-Abente F, Faerberg A, Rosner L, Duque-Seguro C, Ferro D. Resection of the gastroesophageal junction and Roux-en-Y reconstruction as a new alternative for the treatment of recurrent achalasia: outcomes in a short series of patient. J Laparoendosc Adv Surg Tech A. 2020; 30(2): 1−6. https://doi.org/10.1089/lap.2019.0300.

[104] Aiolf A, Asti E, Bonitta G, Bonavina L. Esophagectomy for end-stage achalasia: systematic review and meta-analysis. World J Surg. 2018; 42(5): 1469−76. https://doi.org/10.1007/s00268-017-4298-7.

[105] Miller DL, Allen MS, Trastek VF, Deschamps C, Pairolero PC. Esophageal resection for recurrent achalasia. Ann Thorac Surg. 1995; 60(4): 922−6. https://doi. org/10.1016/0003-4975(95)00522-M.

[106] Farrokhi F, Vaezi MF. Idiopathic (primary) achalasia. Orphanet J Rare Dis. 2007; 2: 38. 107. Khashab MA, et al. Peroral endoscopic myotomy anterior versus posterior approach: a randomized single-blinded clinical trial. Gastrointest Endosc. 2020; 91(2): 288−97.e7. https://doi.org/10.1016/j.gie.2019.07.034.

第 12 章

食管动力障碍性疾病的内镜下治疗

The Endoscopic Treatment of Esophageal
Motility Disorders

Vitor Ottoboni Brunaldi and Manoel Galvao Neto

张杰　蒋勇　黄博轩　译

引言

食管动力障碍包括几种食管良性疾病，这些疾病会阻碍食物至胃的顺利传输。理论上可将食管内食物的运输分为四个阶段。第一阶段是纳入，即食团从口咽部进入食管的过程。第二阶段是分段运动，在脊髓调控的食管蠕动下，将食团从食管近端推进至食管远端。第三阶段是排空，这阶段食管蠕动主要受移行后区肌间神经丛调控，使食团从食管排出并进入胃。第四阶段是壶腹部排空，即食管下括约肌（LES）恢复闭合、缩短并回到食管裂孔内，即蠕动前状态[1]。上述任一阶段的异常均可引起临床症状。

芝加哥分类最近对高分辨率食管测压（HRM）结果进行标准化，并对食管动力障碍性疾病进行了再分类。目前广泛共识将食管动力障碍性疾病分为主要疾病［包括贲门失弛缓症、胃食管交界处（EGJ）流出道梗阻、远端食管痉挛、胡桃夹食管 /Jackhammer 食管、无收缩、终末期贲门失弛缓症］和次要疾病［食管无效运动（IEM）和节段性蠕动］。HRM 包括三个关键参数：完整松弛压（IRP）、远端收缩积分（DCI）和远端潜伏期（DL）[2]。不同参数异常的组合提示了特定的动力障碍类型[3]。

贲门失弛缓症是常见的食管动力障碍性疾病，其特征是食管抑制性肌间神经节细胞变性[4]。主要表现为 LES 松弛功能受损。依据 HRM 压力参数可以鉴别三种类型的贲门失弛缓症：Ⅰ 型，无蠕动；Ⅱ 型，全食管增压；Ⅲ 型，食管远端痉挛性的早熟收缩。此外，还定义了第四种表型诊断：流出道梗阻，即 LES 松弛功能受损的情况下保留了食管蠕动，如术后假性贲门失弛缓症[5]。明确贲门失弛缓症的分型尤为重要，因为最佳治疗方法和治疗效果可能会根据不

V. O. Brunaldi (✉)
Gastrointestinal Endoscopy Unit, Gastroenterology Department,
University of São Paulo Medical School, Sao Paulo, Brazil
e-mail: vitor.brunaldi@usp.br

M. Galvao Neto
Surgery Department, ABC University, Sao Paolo, Brazil

© Springer Nature Switzerland AG 2021
N. Zundel et al. (eds.), *Benign Esophageal Disease*,
https://doi.org/10.1007/978-3-030-51489-1_12

同亚型而有所不同[6]。

贲门失弛缓症是一种罕见的疾病，发病率约为 1.6/10 万，患病率约为 10.8/10 万[7]。超过 90% 的患者具有吞咽困难，其他常见症状包括反流、胃灼热和胸痛[8]。HRM 是主要的诊断工具，但上消化道内镜检查和上消化道造影也可协助诊断并对严重程度进行分型，特别是在患者具有异常解剖结构的情况下[3, 9, 10]。

目前，贲门失弛缓症的病理生理机制尚不明确，但病毒感染、遗传和自身免疫性疾病等均可引发食管贲门失弛缓症[4]。在巴西等南美国家，一种由昆虫（barbeiro）传播的寄生虫（Trypanosoma cruzi）可能在感染食管后，破坏食管神经节，最终导致南美锥虫性贲门失弛缓症[9, 11]。由于迄今尚未明确其他贲门失弛缓症的病因，因此除南美锥虫性贲门失弛缓症外，其余贲门失弛缓症仍被称为特发性贲门失弛缓症。不同病因导致的贲门失弛缓症的经典金标准治疗方法均是 Heller 肌切开术，通常联合胃底折叠术以避免长期胃食管反流病（GERD）[9]。但是目前也已报道了几种贲门失弛缓症的内镜下治疗技术，每种技术疗效和安全性有所不同。内镜下治疗的主要技术包括胃食管交界处（EGJ）肉毒毒素（BTx）注射、气压球囊扩张术（PD）及最新的经口内镜下肌切开术（POEM）[12-14]。本章回顾和总结了这些内镜下治疗技术在治疗贲门失弛缓症和其他食管动力障碍性疾病中的作用。

肉毒毒素（BTx）注射

BTx 是一种神经毒素，通过与胆碱能神经末梢的突触前膜强结合而起作用，最终在神经末梢抑制乙酰胆碱的释放[15]。它能抑制肌肉收缩，也可降低胃肠道的平滑肌张力[16]。1994 年，Pasricha 等首次报道在人类 EGJ 中使用 BTx 注射治疗贲门失弛缓症。10 例贲门失弛缓症患者接受了 1～3 次 BTx 注射，其中 6 例患者临床症状改善持续了 1 年，3 例患者注射早期病情有所改善，但在 2 个月时出现复发，1 例患者病情没有改善（治疗失败）[16]。

2 年后，同一工作组发表了后续研究结果。在接受 BTx 注射的 31 例患者中，28 例患者早期病情得到改善，但只有 20 例患者在 3 个月时仍有持续改善（称为应答者）。最终 20 例应答者中 19 例出现复发，中位随访时间为 468 天（153～840 天）[12]。

之后随机对照试验的可靠数据成功地证明了手术方法（Heller 肌切开术）或气囊扩张术（PD）优于 BTx 注射。Vaezi 等招募了 42 例贲门失弛缓症患者随机分配到 BTx 注射组或 PD 治疗组。相比之下，气囊扩张组的初始失败率相同，但在 12 个月时具有更高的缓解率（70%×32%，$P < 0.05$）。此外，PD 显著降低了症状评分、LES 压力和食管钡柱高度，而 BTx 仅降低症状评分[17]。最近发表在 Cochrane 数据库中包括 7 项随机研究的系统评价，比较了这两种内镜下治疗技术。证明从长期疗效看（大于 6 个月），PD 比 BTx 更有效[18]。

为了与肌切开术进行对比，2004 年，Zaninotto 等进行了随机对照试验，随机分配 40 例患者行胃食管交接区注射 BTx 和 40 例患者行肌层切开，而 40 例 Heller 肌切开术组。除了手术治疗症状评分较低，其他大多数终点在 6 个月时无明显差异。但是 65% 的 BTx 治疗患者在 2 年时复发。Heller 肌切开术后 2 年无症状的概率为 87.5%，BTx 治疗组仅为 34%（$P < 0.05$）[19]。

因此，BTx 注射的短期疗效降低了其在贲门失弛缓症内镜下治疗技术的地位。目前，大多数研究者认为 BTx 仅适用于不适合行侵入性内镜下治疗（如 PD、POEM）或手术治疗者[13, 20]。

气压球囊扩张术

LES 的气压球囊扩张术通常在内镜和 X 线透视下进行。因为贲门失弛缓症患者的鳞癌风险很高，所以强烈推荐在治疗前完善上消化道内镜和食管色素内镜检查[21]。首先，需内镜下测量从 EGJ 到上牙弓的距离，帮助气压球囊中部定位在 LES 上。然后，内镜医师依据之前测量数据在透视下跨 EGJ 置入一个直径大的、非顺应性、内镜下的导管气压球囊（图 12.1），使用手持加压逐渐充气，压力表最高可达 1.4 psi，直径最大可达 30 mm（图 12.2）。随访中如果病情复发或初期应答较差，可能需要扩张至 40 mm。与 Heller 肌切开术相比，气压球囊扩张术的不良事件和死亡率更低[22]。

Browne 和 McHardy 于 1939 年首次发表了 PD 治疗贲门失弛缓症的报道[23]，Benedict EB 于 1964 年首次比较了气囊扩张术和 Heller 肌切开术[24]。数十年后，鉴于 PD 的良好预后，其成为可替代 Heller 肌切开术的治疗方式[25, 26]。

迄今为止，最有说服力的研究是 2011 年发表的欧洲一项多中心对照试验，该研究比较了内镜下气压球囊扩张术和腹腔镜下 Heller 肌切开术（LHM）。该研究招募了 201 例新诊断的患者，随机分配为 PD（$n=95$）或 LHM（$n=106$），平均随访 43 个月。意向治疗人群分析结果显示，PD 组的治疗 1 年和 2 年成功率（Eckardt 得分 ≤ 3 分[27]）分别为 90% 和 86%，LHM 组则为 93% 和 90%（$P=0.46$）。研究发现，两组间 2 年的 LES 压力、钡柱高度及生活质量没有差异性，但 PD 组的穿孔率为 4%，LHM 组的黏膜撕裂率为 12%（$P=0.28$）。这项研究的结果认为两组间的有效性和安全性没有差异[28]。为期 5 年的后续研究发现长期预后与上述结果一致，但在 PD 组中 25% 患者需要气压球囊再扩张治疗[29]。一项最新的 meta 分析也得到了类似结果[26]。

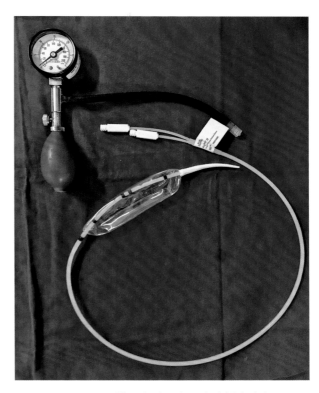

图 12.1　手持压力计和贲门失弛缓症球囊

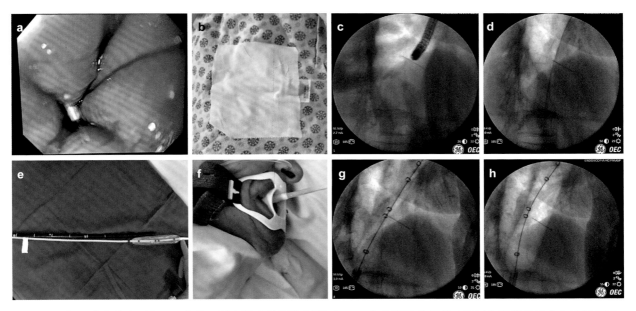

图 12.2　气压球囊扩张过程：a. 内镜下胃食管交界区的判断；b、c. 在食管胃交界处（EGJ）放置体表介入识别标记；d. 通过食管胃交界处放置金属导丝至胃窦；e. 根据上切牙到 EGJ 的距离，用胶带标记气压球囊放置的长度；f、g. 将气压球囊通过导丝置入，直到两个标记相匹配；h. 透视下气压球囊充盈

基于上述数据，内镜下 LES 气压球囊扩张术可作为肌切开术的替代选择[20]。

经口内镜下肌切开术（POEM）

Pasricha 等在 2007 年的动物研究中首次报道了内镜下食管肌切开术[30]。Inoue 等在 2010 年发表了第一篇临床可行性研究，一共纳入了 17 例患者进行 POEM 治疗[31]。POEM 作为近期出现的内镜下技术已经获得了全世界的认可。尽管缺乏对照研究，在目前多达 1 000 例患者的病例系列研究中，几乎没有将 POEM 归类为实验性技术[14]。

该技术通常在全身麻醉下进行，患者取左侧卧位或仰卧位。第一步是测量上牙弓和 EGJ 之间的距离：在距 EGJ 6～10 cm 处，内镜医师向黏膜下注入靛胭脂盐水形成黏膜下缓冲层，然后切开黏膜。将锥形帽前伸至内镜末端，进入黏膜下层并分离该层至 EGJ 下 2～4 cm 处。然后在内镜直视监控下，将 LES 下方胃固有肌层，LES 和 LES 上方食管固有肌层由远端到近端切

开。最后使用内镜夹依次闭合黏膜切口[32]（图 12.3）。不同中心和专家操作间存在不同，体现在选择前壁或后壁隧道[33]，全层（环形和纵形肌）或仅环形肌切开术[34]，以及肌切开术的长度[35]。这些技术差异的短期或长期预后仍未达成共识。

尽管缺乏比较 POEM 与 LHM 的随机对照试验，但可靠的数据证明了 POEM 在大多数临床情况下的有效性。2015 年，Inoue 等报道了包含 500 个 POEM 病例系列研究。大约 82% 的患者为非乙状结肠样食管，接近 40% 的患者曾接受过贲门失弛缓症的治疗（PD、BTx 注射或 LHM）。治疗 2 个月时，研究发现 Eckardt 评分（6.0 ± 3.0 vs. 1.0 ± 2.0，$P < 0.000\ 1$）和 LES 压力（25.4 ± 17.1 mmHg vs. 13.4 ± 5.9 mmHg，$P < 0.000\ 1$）显著降低，疗效均维持到 POEM 术后 3 年。但具有长期不良反应，在术后 2 个月和 3 年时分别有 16.8% 和 21.3% 的患者出现 GERD[32]。

尽管目前尚无全文，但 2017 年一项随机试验比较了 POEM 与 PD 治疗，该研究共纳入 133

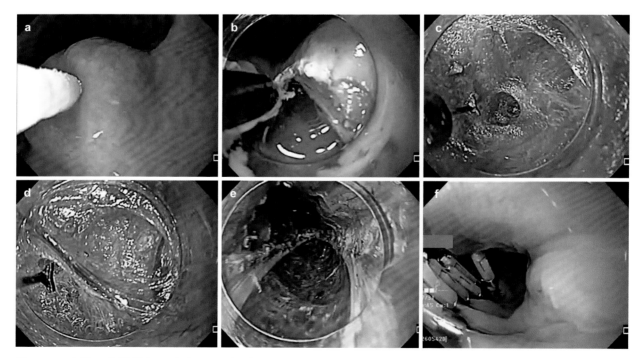

图 12.3 内镜下食管肌切开术（POEM）过程。a. 在食管中部进行注射，以形成黏膜下水垫；b. 黏膜切口；c、d. 黏膜下隧道；e. 内镜下的全层肌切开术显示纵行肌层被完全切开；f. 最后黏膜层钛夹关闭（由 José Eduardo Brunaldi 博士免费提供）

例初治患者。1 年时，POEM 组患者的临床缓解率（Eckardt 评分 ≤ 3 分）为 92.2%，而 PD 组患者为 70%（Eckardt 评分 ≤ 3 分，P < 0.01）。PD 组出现了 2 例严重的不良事件（穿孔 1 例，需要入院治疗的胸痛 1 例），POEM 组未出现；然而 1 年随访结果显示，停止质子泵抑制剂（PPI）治疗后，POEM 患者中有 48% 患食管炎，而 PD 患者中仅有 13%（P < 0.01）。

Patel 等最近发表的系统评价和 meta 分析，评估了 POEM 治疗贲门失弛缓症的疗效和安全性。非比较性分析中，该文章包括 22 项研究，总计 1 122 例患者。POEM 术前后 Eckardt 评分平均分别为 6.8 ± 1.0 和 1.2 ± 0.6（P < 0.01）。同时证明 LES 压力和食管造影钡柱高度分别降低了 66% 和 80%。这项 meta 分析中三项非对照性比较研究发现与 LHM 相比，POEM 的总不良事件发生率和穿孔发生率相似，但住院时间和手术时间较短[36]。另一篇系统综述专门研究了 POEM 与 LHM 的比较，纳入 53 篇包括 5 834 例 LHM 患者和 21 篇包括 1 958 例 POEM 患者的文章。POEM 术后吞咽困难在 12 个月和 24 个月时改善的预测概率分别为 93.5% 和 92.7%（P=0.01），而 LHM 为 91.0% 和 90.0%（P=0.01）。然而，接受 POEM 的患者更有可能出现 GERD 症状、糜烂性食管炎和 pH 改变。与上述系统评价相反，研究发现 POEM 术后的住院时间比 LHM 长 1.03 天（P=0.04）[37]。尽管如此，仍没有比较这两种治疗方式的对照试验数据，但一些正在进行的试验将能弥补这一空白并证实相关结果。

可靠的国际经验证明，POEM 可以有效地解决小儿贲门失弛缓症[38]、初次 POEM 术后复发或失败的患者[39] 及首次 LHM 治疗失败的病例[40, 41]。

POEM 的主要缺点是 GERD 的发病率高。在不联合胃底折叠术的情况下，会破坏最重要的抗反流机制，最终导致胃内容物反流进入食管远端。研究报道在 POEM 术后高达 46% 的患者发生 GERD[20]。最近一项包含 45 项研究多达 4 000 多个个体的系统评价将 POEM 与 LHM 的 GERD 进行了比较。在 POEM 和 LHM 治疗后，

上消化道内镜检查评估的食管炎合并率分别为 29.4% 和 7.6%。监测 pH 发现异常酸暴露的合并率估计分别为 39% 和 16.8%[42]。因此，为防止 GERD 的长期并发症，强烈建议对 POEM 患者进行严格的随访。

为了解决这个缺陷，Inoue 等报道了一项病例系列研究，包含 21 例将 NOTES 胃底折叠术与标准 POEM 联合治疗的病例。全层肌切开术后，内镜医师进入腹腔在胃的前壁切开腹膜。通过内镜圈套器和内镜夹使胃底在 EGJ 处缩小，从而产生胃底折叠。研究者报道，该手术没有早期或延迟的并发症，且住院时间和镇痛效果与传统的 POEM 相似。联合的胃底折叠术使手术平均延长了 51 分钟。术后 2 个月有 20/21 例患者（95%）EGJ 被包裹，并伴有完整的褶皱[43]。尽管该技术仅有 1 例可用报道，但其原理及预后令人欣喜。需要进一步研究以评估其预防长期 GERD 的可行性。

根据 HRM 选择治疗方案

在食管动力障碍性疾病的治疗中通过 HRM 可以发现新的预测因素，从而选择应答良好的治疗方案。贲门失弛缓症不同亚型是其中最重要的一种。尽管治疗方式不同，但在大多数研究中，Ⅱ 型贲门失弛缓症的缓解率均超过 90%，而 Ⅲ 型贲门失弛缓症的缓解率最差：除了 POEM，其他内镜治疗的应答率低至 30%，并且 LHM 疗法中也只有 69%。最后，Ⅰ 型贲门失弛缓症应答率居中[6, 44-46]。

事实上，自芝加哥分类法发布以来[2]，可以将贲门失弛缓症进行分型而不是单纯归为一种疾病，从而对其进行针对性指导治疗。从这方面就能体现出 POEM 程序的主要优点：可以根据需要增加肌切开术的长度，甚至可以由 HRM 结果决定治疗方法。Khan 等最近发表的 meta 分析汇总了非对照的 POEM 疗法的病例系列研究数据，并根据测压结果分析了应答率。与之前的数据相反，研究显示 Ⅲ 型贲门失弛缓症应答率为 92%，平均肌切开长度为 17 cm。这种治疗方法

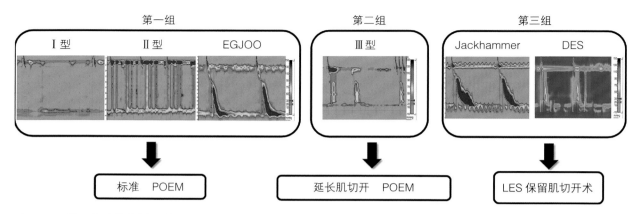

图 12.4   基于高分辨率测压结果的 POEM 治疗方法（由 Ricardo Brandt 博士和 Leticia Roque 博士提供）。EGJOO，食管胃交界处流出道梗阻；DES，弥漫性食管痉挛；POEM，经口内镜下肌切开术；LES，食管下括约肌

对 72% 的 Jackhammer 食管患者和 88% 的远端食管痉挛患者均有效。肌切开长度变长使 POEM 在上述情况下有效，从而为根据 HRM 结果针对每个病例进行特异性治疗的基本原理提供了依据[47]。

根据这个理论，一个非常有经验的日本研究小组根据特定的测压结果创建了一种将食管动力障碍性疾病分组的治疗性算法，最终定义了治疗的个体性。Tuason 和 Inoue 提出将食管动力障碍性疾病分为三组：第一组（Ⅰ型、Ⅱ型贲门失弛缓症和 EGJ 流出道梗阻型），第二组（Ⅲ型贲门失弛缓症）和第三组（弥漫性食管痉挛和 Jackhammer 食管）。最佳治疗方法因组而异：第一组应进行标准 POEM，第二组应进行延长的肌切开术，第三组应对食管体进行 LES 保留的肌切开术[20]（图 12.4）。该算法具有新颖性，但目前尚无相关对照试验数据。尽管如此，根据障碍起源来制订治疗方式似乎是非常准确的。

目前仍需要对照数据来比较 POEM 与 LHM 的有效性和安全性。同时可靠的非对照数据在一定程度上支持 POEM 常规治疗贲门失弛缓症。未来仍需要进一步的随机对照试验评估上述内镜疗法在长期疗效上的影响。至于其他内镜下治疗技术，如 EGJ 注射肉毒毒素，其适应证非常有限；但 PD 仍被认为可以替代手术治疗，尤其是对于Ⅱ型贲门失弛缓症患者。

参考文献

[1] Lin Z, Yim B, Gawron A, Imam H, Kahrilas PJ, Pandolfno JE. The four phases of esophageal bolus transit defned by high-resolution impedance manometry and fuoroscopy. Am J Physiol Gastrointest Liver Physiol. 2014; 307: G437−44.

[2] Kahrilas PJ, Bredenoord AJ, Fox M, Gyawali CP, Roman S, Smout AJPM, Pandolfno JE. The Chicago classifcation of esophageal motility disorders, v3.0. Neurogastroenterol Motil. 2015; 27: 160−74.

[3] Kahrilas PJ, Bredenoord AJ, Carlson DA, Pandolfno JE. Advances in Management of Esophageal Motility Disorders. Clin Gastroenterol Hepatol. 2018; 16: 1692−700.

[4] Park W, Vaezi MF. Etiology and pathogenesis of achalasia: the current understanding. Am J Gastroenterol. 2005; 100: 1404−14.

[5] Kahrilas PJ, Bredenoord AJ, Fox M, Gyawali CP, Roman S, Smout AJPM, Pandolfno JE. Expert consensus document: advances in the management of oesophageal motility disorders in the era of high-resolution manometry: a focus on achalasia syndromes. Nat Rev Gastroenterol Hepatol.

2017; 14: 677−88.

[6] Pandolfno JE, Kwiatek MA, Nealis T, Bulsiewicz W, Post J, Kahrilas PJ. Achalasia: a new clinically relevant classifcation by high-resolution manometry. Gastroenterology. 2008; 135: 1526−33.

[7] Sadowski DC, Ackah F, Jiang B, Svenson LW. Achalasia: incidence, prevalence and survival. A population-based study. Neurogastroenterol Motil. 2010; 22: e256−61.

[8] Fisichella PM, Raz D, Palazzo F, Niponmick I, Patti MG. Clinical, radiological, and manometric profle in 145 patients with untreated achalasia. World J Surg. 2008; 32: 1974−9.

[9] Herbella FAM, Aquino JLB, Stefani-Nakano S, et al. Treatment of achalasia: lessons learned with Chagas' disease. Dis Esophagus. 2008; 21: 461−7.

[10] Ramos AC, Murakami A, Lanzarini EG, Neto MG, Galvao M. Achalasia and laparoscopic gastric bypass. Surg Obes Relat Dis. 2009; 5: 132−4.

[11] de Lima MA, Cabrine-Santos M, Tavares MG, Gerolin

GP, Lages-Silva E, Ramirez LE. Interstitial cells of Cajal in chagasic megaesophagus. Ann Diagn Pathol. 2008; 12: 271−4.

[12] Pasricha PJ, Rai R, Ravich WJ, Hendrix TR, Kalloo AN. Botulinum toxin for achalasia: longterm outcome and predictors of response. Gastroenterology. 1996; 110: 1410−5.

[13] Vaezi MF, Pandolfno JE, Vela MF. ACG clinical guideline: diagnosis and management of achalasia. Am J Gastroenterol. 2013; 108: 1238−49; quiz 1250.

[14] Bechara R, Onimaru M, Ikeda H, Inoue H. Per-oral endoscopic myotomy, 1000 cases later: pearls, pitfalls, and practical considerations. Gastrointest Endosc. 2016; 84: 330−8.

[15] Jankovic J, Brin MF. Therapeutic uses of botulinum toxin. N Engl J Med. 1991; 324: 1186−94.

[16] Pasricha PJ, Ravich WJ, Hendrix TR, Sostre S, Jones B, Kalloo AN. Treatment of achalasia with intrasphincteric injection of botulinum toxin. A pilot trial. Ann Intern Med. 1994; 121: 590−1.

[17] Vaezi MF, Richter JE, Wilcox CM, Schroeder PL, Birgisson S, Slaughter RL, Koehler RE, Baker ME. Botulinum toxin versus pneumatic dilatation in the treatment of achalasia: a randomised trial. Gut. 1999; 44: 231−9.

[18] Leyden JE, Moss AC, MacMathuna P. Endoscopic pneumatic dilation versus botulinum toxin injection in the management of primary achalasia. Cochrane Database Syst Rev. 2014; (12): CD005046.

[19] Zaninotto G, Annese V, Costantini M, et al. Randomized controlled trial of botulinum toxin versus laparoscopic heller myotomy for esophageal achalasia. Ann Surg. 2004; 239: 364−70.

[20] Tuason J, Inoue H. Current status of achalasia management: a review on diagnosis and treatment. J Gastroenterol. 2017; 52: 401−6.

[21] Tustumi F, Bernardo WM, da Rocha JRM, Szachnowicz S, Seguro FC, Bianchi ET, Sallum RAA, Cecconello I. Esophageal achalasia: a risk factor for carcinoma. A systematic review and meta-analysis. Dis Esophagus. 2017; 30: 1−8.

[22] Lynch KL, Pandolfno JE, Howden CW, Kahrilas PJ. Major complications of pneumatic dilation and Heller myotomy for achalasia: single-center experience and systematic review of the literature. Am J Gastroenterol. 2012; 107: 1817−25.

[23] Browne DC, McHardy G. A new instrument for use in esophagospasm. J Am Med Assoc. 1939; 113: 1963−4.

[24] Benedict EB. Bougienage, forceful dilatation, and surgery in treatment of achalasia. A comparison of results. JAMA. 1964; 188: 355−7.

[25] Pandolfno JE, Gawron AJ. Achalasia: a systematic review. JAMA. 2015; 313: 1841−52.

[26] Bonifacio P, de Moura DTH, Bernardo WM, de Moura ETH, Farias GFA, Neto ACM, Lordello M, Korkischko N, Sallum R, de Moura EGH. Pneumatic dilation versus laparoscopic Heller's myotomy in the treatment of achalasia: systematic review and meta-analysis based on randomized controlled trials. Dis Esophagus. 2019; 32(2) https://doi.org/10.1093/dote/doy105.

[27] Eckardt VF. Clinical presentations and complications of achalasia. Gastrointest Endosc Clin N Am. 2001; 11: 281−92.

[28] Boeckxstaens GE, Annese V, des Varannes SB, et al. Pneumatic dilation versus laparoscopic Heller's myotomy for idiopathic achalasia. N Engl J Med. 2011; 364: 1807−16.

[29] Moonen A, Annese V, Belmans A, et al. Long-term results of the European achalasia trial: a multicentre randomised controlled trial comparing pneumatic dilation versus laparoscopic Heller myotomy. Gut. 2016; 65: 732−9.

[30] Pasricha PJ, Hawari R, Ahmed I, Chen J, Cotton PB, Hawes RH, Kalloo AN, Kantsevoy SV, Gostout CJ. Submucosal endoscopic esophageal myotomy: a novel experimental approach for the treatment of achalasia. Endoscopy. 2007; 39: 761−4.

[31] Inoue H, Minami H, Kobayashi Y, Sato Y, Kaga M, Suzuki M, Satodate H, Odaka N, Itoh H, Kudo S. Peroral endoscopic myotomy (POEM) for esophageal achalasia. Endoscopy. 2010; 42: 265−71.

[32] Inoue H, Sato H, Ikeda H, Onimaru M, Sato C, Minami H, Yokomichi H, Kobayashi Y, Grimes KL, Kudo S. Per-Oral endoscopic myotomy: a series of 500 patients. J Am Coll Surg. 2015; 221: 256−64.

[33] Tan Y, Lv L, Wang X, Zhu H, Chu Y, Luo M, Li C, Zhou H, Huo J, Liu D. Efficacy of anterior versus posterior per-oral endoscopic myotomy for treating achalasia: a randomized, prospective study. Gastrointest Endosc. 2018; 88: 46−54.

[34] Wang X-H, Tan Y-Y, Zhu H-Y, Li C-J, Liu D-L. Full-thickness myotomy is associated with higher rate of postoperative gastroesophageal refux disease. World J Gastroenterol. 2016; 22: 9419−26.

[35] Familiari P, Calì A, Landi R, Gigante G, Boskoski I, Barbaro F, Tringali A, Zurita SA, Perri V, Costamagna G. Tu2041 long vs short POEM for the treatment of achalasia. Interim analysis of a randomized controlled trial. Gastrointest Endosc. 2016; 83: AB624.

[36] Patel K, Abbassi-Ghadi N, Markar S, Kumar S, Jethwa P, Zaninotto G. Peroral endoscopic myotomy for the treatment of esophageal achalasia: systematic review and pooled analysis. Dis Esophagus. 2016; 29: 807−19.

[37] Schlottmann F, Luckett DJ, Fine J, Shaheen NJ, Patti MG. Laparoscopic Heller Myotomy versus Peroral Endoscopic Myotomy (POEM) for achalasia: a systematic review and meta-analysis. Ann Surg. 2018; 267: 451−60.

[38] Lee Y, Brar K, Doumouras AG, Hong D. Peroral endoscopic myotomy (POEM) for the treatment of pediatric achalasia: a systematic review and meta-analysis. Surg Endosc. 2019; 33(6): 1710−20. https://doi.org/10.1007/s00464-019-06701-5.

[39] Tyberg A, Seewald S, Sharaiha RZ, et al. A multicenter international registry of redo per-oral endoscopic myotomy (POEM) after failed POEM. Gastrointest Endosc. 2017; 85: 1208−11.

[40] Tyberg A, Sharaiha RZ, Familiari P, et al. Peroral endoscopic myotomy as salvation technique post-Heller: international experience. Dig Endosc. 2018; 30: 52−6.

[41] Fernandez-Ananin S, Fernandez AF, Balague C, Sacoto D, Targarona EM. What to do when Heller's myotomy fails? Pneumatic dilatation, laparoscopic remyotomy or peroral endoscopic myotomy: a systematic review. J Minim Access Surg. 2018; 14: 177−84.

[42] Repici A, Fuccio L, Maselli R, et al. GERD after per-oral endoscopic myotomy as compared with Heller's myotomy with fundoplication: a systematic review with meta-analysis. Gastrointest Endosc. 2018; 87: 934−943.e18.

[43] Inoue H, Ueno A, Shimamura Y, et al. Peroral endoscopic myotomy and fundoplication: a novel NOTES procedure. Endoscopy. 2019; 51: 161−4.

[44] Rohof WO, Salvador R, Annese V, et al. Outcomes of

treatment for achalasia depend on manometric subtype. Gastroenterology. 2013; 144: 714−8.

[45] Salvador R, Costantini M, Zaninotto G, et al. The preoperative manometric pattern predicts the outcome of surgical treatment for esophageal achalasia. J Gastrointest Surg. 2010; 14: 1635−45.

[46] Pratap N, Kalapala R, Darisetty S, et al. Achalasia cardia subtyping by high-resolution manometry predicts the therapeutic outcome of pneumatic balloon dilatation. J Neurogastroenterol Motil. 2011; 17: 48−53.

[47] Khan MA, Kumbhari V, Ngamruengphong S, et al. Is POEM the answer for management of spastic esophageal disorders? A systematic review and meta-analysis. Dig Dis Sci. 2017; 62: 35−44.

第 13 章

初始治疗失败后的临床干预

Redo Interventions in Failed Procedures

Kelly R. Haisley and Lee L. Swanström

谢俊涛　译

引言

　　食管运动障碍可表现为一系列广泛的临床症状和食管功能的动态差异，这使得识别治疗失败变得复杂。贲门失弛缓症是定义最明确的一种食管运动障碍疾病，但还有其他诊断不属于贲门失弛缓症的范畴，包括流出道梗阻障碍、重度蠕动障碍［远端食管痉挛（DES）、过强收缩食管、无收缩］和轻度蠕动障碍（食管无效运动、节段性蠕动）[1]。短期内缓解症状的手段有服用钙通道阻滞剂、注射肉毒毒素及内镜下行气压球囊扩张术等，但目前唯有胸腔镜、腹腔镜或内镜下行肌切开术才能根治食管动力障碍。肌切开术对强力型（切断肌肉可减少痉挛）和弱力型（切断 LES 可通过微弱的蠕动或重力使食团更容易通过）都很有效。通过适当的初步检查和严格的手术操作，肌切开术在适当选择的患者群体中，初次治疗有效率可达 80%～90%[2]。

　　尽管如此，仍有患者于肌切开术后复发。目前，对这类患者的临床干预尚无统一意见，各治疗手段缺乏随机临床试验数据支持[3]。治疗的选择主要取决于患者的临床症状、疾病的严重程度和治疗失败的原因。根据个体因素，治疗方案可能包括药物管理、气压球囊扩张、手术修复或其他手术[3]。

动力学治疗失败的比例

　　尽管早期治疗的成功率很高，但有 10%～20% 的患者在初次手术后的几年内会复发吞咽困难或其他症状。尽管复发率相对较高，但大多无须重新手术。Gouda 及其同事对 38 年间 12 000 多例接受 Heller 式肌切开术的患者进行了回顾性分析，结果显示再手术率仅为 6.2%[4]。值得注意的是，这些再次治疗一般在初次手术后 8～9 年后才发生，这表明要么是复发较晚，要么是许多患者在得到治疗前可长期耐受这些症状[3]。

　　经口内镜肌切开术（POEM）是治疗食管运动障碍的一种新技术，只有不到 10 年的结果数据，因此，对行 POEM 治疗失败的原因和术后需再次治疗的比例了解不多。最近，Teitelbaum

K. R. Haisley (✉) · L. L. Swanström
Gastrointestinal and Minimally Invasive Surgery, The Oregon Clinic, Portland, OR, USA

© Springer Nature Switzerland AG 2021
N. Zundel et al. (eds.), *Benign Esophageal Disease*,
https://doi.org/10.1007/978-3-030-51489-1_13

等的一项为期 5 年的随访研究表明，在 2～5 年时，症状会有小幅但明显的恶化，尽管这与临床的相关性还有待观察。但在这项研究中，36 例患者中只有 3 例（0.8%）在此期间需要再次治疗，其中 2 例是因为复发性吞咽困难，1 例是因为新发胃食管反流病[5]。更长期的结果和需再次治疗的比例仍有待确定。

总的来说，这些数据表明，食管运动障碍患者接受肌切开术后有一定的复发率（20%～30%），但需要再手术的比例很低（0.8%～6.2%）。

动力学治疗失败的症状

由于症状和恢复是非常主观的，因此食管肌切开术后的临床评估很具挑战性。无论是因贲门失弛缓症引起的原发性食管蠕动消失或因行长段肌切开术引起的继发性食管蠕动消失，即使接受了成功的食管肌切开术，食管功能也永远不会真正恢复到完全正常的程度。因此，对于许多接受过这些手术的患者来说，某种程度的吞咽异常可能会持续存在。然而，如果肌切开术后没有任何改善，或者在改善一段时间后吞咽困难恶化，则应当视为临床治疗的失败。目前，动力障碍手术失败最常见的表现是吞咽困难，平均复发时间约为首次手术后 1.5 年[6]。其他非特异性的症状包括持续的胸痛或胃食管反流病（GERD）症状，如胃灼热、反胃。患者复发时的主要症状在一定程度上反映了治疗失败的原因，有助于指导临床工作。

动力学治疗失败的原因

食管肌切开术治疗失败的原因有很多（表13.1），后续最佳治疗方法取决于失败的病因、对生活质量的影响及患者的手术风险情况。复发的具体原因也可以预测再次治疗成功的可能性。Veenstra 及其同事发现，同样是对于复发吞咽困难的患者进行再次治疗，如果复发是由肌切开术不完全或失败的胃底折叠术导致的，则再次治疗的约为 75%，但如果是由于黏膜狭窄或与明显

表 13.1　动力性手术后再次治疗的适应证

肌切开术不完全	50%
胃食管反流病	30%
巨食管	16%
其他	4%

的纤维化有关，则再次治疗的远期成功率就会急剧下降到 0～40%[7]。因此，明确初始治疗失败的原因对于制订治疗方案至关重要。

初次手术适应证不正确

由于食管运动障碍性疾病诊断本身有一定难度，因此有些初始治疗的失败源于最初的诊断错误。食管胃交界处流出道梗阻（EJGOO）在临床上诊断很困难。虽然 EJGOO 和贲门失弛缓症都伴有 IRP 升高，但 EJGOO 与贲门失弛缓症相比有一些明显不同的临床特点。EJGOO 患者的食管蠕动功能通常尚在，LES 失调通常也是间歇性的。EJGOO 可由许多不同的疾病导致，如胃食管反流病、PEH，甚至是癌症。最近的报道表明，对于 EJGOO 患者，尽管传统的治疗手段包括内镜下扩张、注射肉毒毒素、POEM 或腹腔镜肌切开术，但只有少数患者术后能显著缓解症状，因而应谨慎选择手术[1]。事实上，如果 EJGOO 的真正潜在的疾病过程是胃食管反流，肌切开术甚至会导致症状恶化。因此，初始检查和动力学评估对于治疗这些患者至关重要。

初次手术失败

如果患者在术后不久未能从他们的手术中得到预期的效果，应考虑初次手术的问题。这可能是由肌切开不完全或不当的胃底折叠术导致的。当然，应当在术后观察一段时间，待术后肿胀消退和总体恢复。如果术后早期（<3 个月）即出现吞咽困难，一些研究者倾向于直接再次手术，而不尝试内镜下扩张[3]。晚期出现的吞咽困难则不太可能是由手术失败造成的，治疗将更多取决于失败的具体原因。

肌切开术不完全

肌切开术不完全是术后需要重新干预的最常见指征，约占所有修复手术的 50%[4]。术后复发吞咽困难时，首先应当怀疑是否与近端或远端切除范围不足有关。研究表明，初始手术选择扩大肌切开术，可将复发率从 17% 降至 5%，并将重新干预的需求率从 7% 降至基本 0[3]。当怀疑症状是由肌切开术不完全导致时，通过腹腔镜或内镜行扩大肌切开术可能是有效的。在贲门失弛缓症中常出现肌切开术没有完全延伸到高压区，但在除贲门失弛缓症之外的其他动力障碍疾病中，也可能出现同样情况，如远端食管痉挛（DES）和累及整个食管的 Jackhammer 食管。由于病变的食管可能远远超过传统的 LES 肌切开术的切除范围，传统的经腹腔镜 Heller 式肌切开术（LHM）可能会导致肌切开术不完全，这其实是由于经腹切口的限制。VATS 可以扩大手术切除范围，但也同时增加了手术并发症风险。POEM 在这方面可能更优势，但如果解剖标志标记不清楚，仍有可能出现不完全性切除。

胃食管反流病（GERD）

新发或复发的胃食管反流病始终是食管肌切开术术后的一个问题，也是术后需要再次手术的第二大原因，约占 30%[3]。尤其在行球囊扩张术或 POEM 的患者中尤为显著。因为此类手术通常不包括任何胃底折叠术。即使是联合胃底折叠术的食管肌切开术，包绕也有一定的失败率，这可能导致肌切开术后胃食管反流病的发生。此外，尽管目前 LHM 通常联合胃底折叠术，但在以前的时代并不总是如此，不能必然地假定都联合行了胃底折叠术[4]。

在客观评估中，POEM 与 LHM 联合胃底折叠术相比，前者有 30% 的患者远端食管的酸暴露比术前增加，其比例接近后者 2 倍[8]。然而，应当注意的是，两组患者的生活质量评分相近，大多数肌切开术后的胃食管反流患者（POEM 或 LHM）仅用药物就能轻松控制[9]。反流也可能是吞咽困难的原因（食管炎或消化道

狭窄），在这种情况下，积极的 PPI 治疗是手术重新介入前的一线治疗[3]。然而，在极少数情况下，如果症状严重或患者对长期抑酸药物有禁忌，则可能需要再次手术。

失败的胃底折叠术

在接受 LHM 联合胃底折叠术的患者中，包绕失败会引起明显的症状。如上所述，胃底折叠术松动或开裂可导致胃食管反流，而胃底折叠术滑脱、过紧或形成疝气可能与吞咽困难及疼痛有关。Heller 式肌切开术后需再次手术的患者中，大约 25% 是由失败的包绕导致的[7]。对这类患者，治疗重点可能在于包绕而不是肌切开术本身。

食管无效运动 / 泛蠕动

除贲门失弛缓症外，许多严重的运动障碍性疾病是某个渐进性疾病过程中的一个阶段，可导致消化道其他部位的运动功能随之恶化，包括食管近端、胃、小肠和大肠。因此，即使在 LES 肌切开术成功的情况下，也可能出现复发性吞咽困难或反胃[4]。由于食管运动能力一旦丧失就没有办法彻底恢复，因此食管无效运动和泛蠕动的治疗选择有限。这些病例的治疗目标应侧重于食管排空、减轻胸痛和控制反流。在这些病例中，预期管理是极其重要的。尽管进行了积极和适当的治疗，这些复杂的病例可能会逐渐进展，发展为巨食管和终末期。最终，这类患者中，16.2% 的患者在接受了 LHM 后仍需接受再次手术[4]。当病程进展到这一步时，食管切除术可能是患者的最佳选择。

发展为食管癌

由于慢性淤积、炎症和饮食中致癌物质的暴露增加，贲门失弛缓症患者罹患鳞状细胞癌的风险升高。这种风险即使在接受治疗的患者中也持续存在，可能高达 3%，明显高于普通人群。这就强调了对所有接受肌切开术的患者进行终生监测的重要性[3, 4]。此外，肌切开术后胃食管反流引起的食管远端酸暴露时间增加，理论上也会使

患者面临肠化生（intestinal metaplasia，IM）的风险，进而发展为腺癌。一旦发现，这些患者应按照标准的食管畸形/发育不良/癌症方案进行治疗，而不论其是否同时存在运动障碍[10]。

其他导致治疗失败的因素

其他导致治疗失败的原因包括但不限于憩室形成、术后愈合不良/缝合不良，以及急性手术并发症，如出血和血清肿/脓肿。

患者检查

当患者在术后出现持续或复发的症状时，首要任务是仔细分析找出失败的原因，并为患者量身定制具体的治疗方案，以改善治疗结果[11]。

上消化道造影 ± 钡剂

上消化道造影（UGI）是了解运动功能障碍手术后治疗失败的一个首要手段。对比评估提供了关于食管解剖的宝贵信息，特别是在有术前片子可供比较的情况下。UGI 可以识别许多胃底折叠问题、食管裂孔疝，并能记录食管的解剖学演变，如乙状结肠化或末期扩张，这可能增加任何重做干预的难度，特别是 POEM（图 13.1）。UGI 能发现任何可能的从胸段肌切开术手术部位发展而来的，可能是导致症状的憩室化病变。UGI 也可以显示食管痉挛的存在，这可能是一个有价值的诊断工具，特别是如果患者在检查时没有症状。

除了标准的 UGI，对于运动障碍性疾病的患者，吞钡造影是非常有帮助的检查，主要是因为其能量化排空延迟的程度，可以作为治疗成功或失败的客观跟踪工具。如果患者的主要症状是固体吞咽困难，吞钡造影可能对评估转运延迟的位置特别有用。

UGI 可能特别有助于分辨确定哪些患者可能从重做肌切开术中获益。那些食管扩张和迂曲有限的患者重新行肌切开术可能效果更好，而那些食管大量扩张或明显迂曲的患者更可能无法从中获益[12]。

食管胃十二指肠镜检查（EGD）

所有在运动功能障碍手术后有复发症状的患者都应进行上消化道镜检查（EGD），以评估结构异常或其他可能导致症状的意外病变（尤其是癌症）。如上所述，胃食管反流病可能导致食管炎、溃疡或狭窄，一旦确诊，用药物治疗可以更好地控制。EGD 检查时，食管或胃内的食物或液体滞留情况也有助于了解食管或胃排空延迟的程度。如果存在胃底折叠术，可通过目测评估其

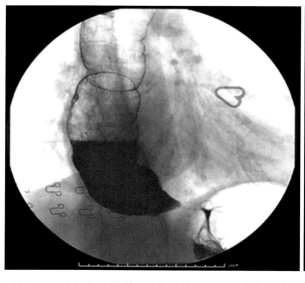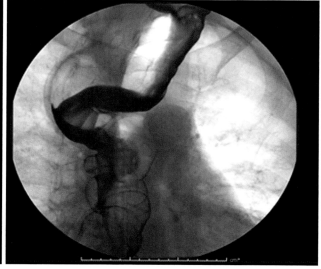

图 13.1　上消化道造影显示腹腔镜下 Heller 肌切开术后 15 年，复发性贲门失弛缓症伴食管显著扩张和乙状结肠化

位置和结构，以确定是否存在包绕失败。有时，可以通过感受进镜时的阻力来判断肌切开不完全的具体部位。在有疑问的情况下，可行功能性管腔成像探头（Endoflip，Medtronic，爱尔兰）测量，以帮助更好地定位狭窄区域，并根据持续的高阻力来确定是否存在肌切开不完全[13]。

高分辨率食管测压（HRM）

HRM 检查对于了解食管运动障碍与症状的关系至关重要。在进行初次手术前，动力学检查当然很重要，但在了解治疗失败方面也极有价值，因为它们可能发现初次手术中的误诊或随时间推移的临床变化。重复测压可以对手术前后 LES 模式和压力进行比较，以评估是否存在肌切开不完全及残余蠕动的程度。在 Jackhammer 食管或 DES 的病例中，动力学检查将显示在以前

的肌切开区域的近端是否仍有过度收缩或痉挛的节段，或者是否出现了新的近端痉挛。带阻抗的高分辨率测压仪结合阻抗检测能全面评估运动障碍分类体系（芝加哥分类法），应成为上消化道标准检查流程的一部分。

pH/ 阻抗

如果怀疑肌切开术后引发胃食管反流，必须通过客观的 pH 测试来确认其存在，因为运动障碍的许多症状甚至一些测压结果都可以由反流引起[1]。相反，胃食管反流的症状，甚至没有症状，都不是诊断胃食管反流的可靠指标[15]。在进行 EGD 检查时，可以放置 48 小时的 Bravo 胶囊检测 pH，或者标准的 24 小时 pH 测试可以提供类似的信息。阻抗测试可包含在标准 pH 检测中，以评估非酸性液体反流。由于食管运动障碍

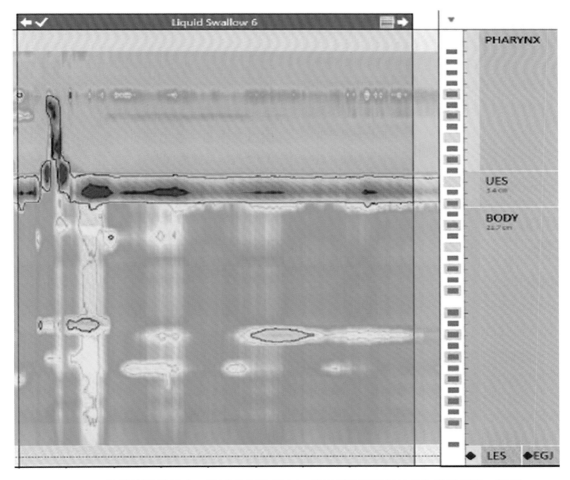

图 13.2　腹腔镜下行 Heller 肌切开术后 15 年，患者反复出现固体食物吞咽困难，行高分辨率食管测压示导管无法穿过食管下括约肌，液体瘀滞引起食管内广泛高压

性疾病中常伴食管淤血，这类数据可能难以解读，应谨慎地由专家来解读这些数据。

胃排空试验（GES）

食管运动障碍患者的消化道的其他部分可能也存在运动障碍的情况。在胃痉挛或胃排空延迟（DGE）的情况下，胃内容物可溢出反流到食管。有这种问题的患者除典型的反流症状外，通常还抱怨腹胀、恶心和早饱。如果怀疑或证实了这一点，治疗最好侧重于改善胃排空，而不是简单的食管干预[16]。

医学治疗

运动功能障碍手术失败后的医疗选择本就局限，对症状较轻或高危的患者，保守治疗可能是最好的选择。对痉挛引起的非心源性胸痛，无论是新发的还是一直存在的食管松弛剂，如钙通道阻滞剂（硝苯地平）可能对部分肌切开术后的患者有效，即使患者在术前用这些药物不能完全缓解。在食管疼痛的情况下，应尽可能避免使用麻醉剂，因为疗效有限，而且有很大的不良反应和风险，事实上，会使食管收缩强度恶化或诱发痉挛性蠕动[17]。由于失败率高和出现纤维化，一般不建议在肌切开术后注射肉毒毒素[3]。

气压球囊扩张

气压球囊扩张（PD）是肌切开术后复发性吞咽困难患者的良好初始治疗选择，64%～80%的复发性患者（无论是 LHM 还是 POEM）使用PD 都有良好的效果[3]。据报道，Heller 手术失败后，PD 的短期成功率很高，约为 85%，但平均需要 2.5 次治疗（范围 1～3 次）[3]。据推测，这种效果有一部分会随着时间的推移而恶化，正如接受气压球囊扩张的初治贲门失弛缓症患者的情况一样，他们的长期有效性只有 60% 左右[3]。如果在肌切开术术后进行气囊扩张，时机很重要。术后前 4 个月穿孔的风险最高，应尽可能避免在这个时间段进行。如果需要早期扩

张，扩张到 35～40 mm 仍可接受，但应认识到，由于存在明显的瘢痕组织，更激进的扩张将增加食管穿孔的风险[3]。两次扩张后，如果患者的情况没有改善，应视为治疗失败，应考虑进行手术修复。导丝引导的扩张也是可考虑的，但效果较差，在乙状结肠食管的病例中应谨慎使用。

许多接受 PD 的患者会继续发展到需要正式的手术再干预，手术可以是 LHM 或 POEM。虽然没有数据表明，PD 会使增加 LHM 的困难，但关于 PD 是否会导致 POEM 的成功率下降，有一些相互矛盾的数据，但这些数据有些有限，特别是在二次手术的人群中[18, 19]。

初次手术后的修复手术
重做 Heller 式肌切开术

重做 Heller 式肌切开术一直被认为是治疗 LHM 后复发性吞咽困难的主要方法[3]。在过去，大部分的初诊和复诊手术都是开腹进行的，不过自 20 世纪 90 年代以来，已被腹腔镜手术所取代[4]。自 1995 年以来，超过 50% 的 Heller 肌切开术是通过腹腔镜进行的；然而，只有 2.3% 的二次手术是通过微创方法进行的[4]。尽管如此，腹腔镜下行修复性 Heller 肌切开术已经在多个机构中得到有效应用，并取得了良好的效果[3, 6, 7]。这些研究报道称，腹腔镜下的临床成功率在 73%～89%[3, 18]。为了保留食管，甚至第二次和第三次的肌切开术的病例报道也已发表，但这种手术当然只能由非常有经验的外科医师进行[7]。

当再行 LHM 时，与最初的肌切开术相比，最好以新的方向进行肌切开术。考虑到未来可能最终会行食管切除术，为了将来胃管的制作，最好在右侧进行。由于二次手术最常见原因是肌切开不完全，应确保肌切开在近端和远端都得到充分的扩展。

二次 LHM 的并发症发生率高于初次手术，中转开放率高达 6%[3]。术中黏膜穿孔可能是二次 LHM 的最大风险，发生率高达 20%，幸运的是这种穿孔在术中被发现时似乎没有临床影响。没有明确的迹象表明以前的气压球囊扩张会增加

穿孔的风险[3]。此外，外科医师应该注意初次手术时联合行胃底折叠术的类型，因为与 Dor 手术的患者相比，Toupet 或无胃底折叠术的患者黏膜损伤的风险更高，可能是因为暴露的黏膜已经黏附在肝左叶的下表面[12]。然而，通过谨慎的技术，任何黏膜穿孔一般都能被发现并修复，不会对患者的病程产生重大的负面影响[7]。

重做 POEM

已证明再行 POEM 在技术上是可行的，尽管与首次 POEM 相比，临床成功率略低（约85%），并发症发生率略高（约17%）[20]。如果决定再做 POEM，相对于最初的肌切开术，黏膜下隧道和肌切开术应该在一个新的位置进行。虽然此方法是可行的，但应注意到手术往往更加复杂，尤其是乙状结肠食管的患者，可能需要比首次手术多 1 倍以上的手术时间[19]。

重做胃底折叠术

是否在二次手术时联合胃底折叠术是一个有争议的问题。在包绕失败的情况下，特别是由于疝形成、滑脱或开裂，再行胃底折叠术是合理的，可能是缓解症状所必需的，特别是如果包绕失败被认为是主要问题时。在这种情况下，只要原来的肌切开是充分的，可能术中无须延长切口，手术的重点可以仅仅放在纠正包绕上。在选择胃底折叠术时，应考虑到最后的动力学结果，不过一般来说，建议进行部分包绕，可以是后部（Toupet）或前部（Dor）[21]。在少数情况下，如果患者的蠕动完全保留，但反流严重（例如，被误诊为贲门失弛缓症的患者做了不适当的肌切开术），可能会进行全胃底折叠术，但这应该是非常谨慎的选择。

然而，有些患者在重新进行运动功能障碍手术时，联合胃底折叠术可能是有害的，特别是那些患有巨食管、明显迂曲或以前进行过多次干预的患者。如果试图保留食管，胃底折叠术可能在胃食管交界处产生过多的阻力，导致食管恶化。在这种罕见的临床情况下，一般不推荐行胃底折叠术[3]。

转换为其他手术方式

从 LHM 转换为 POEM

如果患者行修复手术的指征是肌切开不完全，POEM 是一个有吸引力的替代方案，因为它可以比 LHM 更容易延展切口，侵入性也更小。在 LHM 之后，如果患者已经接受了一些抗反流的治疗，POEM 作用则更明显，因为 POEM 能将术后继发胃食管反流风险降到最低，理论上这一直是该手术的关键[3]。

多个中心的研究表明，在 Heller 式肌切开术后，POEM 是安全有效的，技术成功率为 98%～100%，临床治疗成功率为 81%～100%[18, 22-24]。虽然这略低于以前未做过 Heller 肌切开术的患者的首次 POEM 结果，但似乎也略高于重做 LHM 的临床治疗成功率（73%～89%），不过还没有进行头对头的随机试验[18, 24]。与以前没有做肌切开术的患者相比，以前做过 LHR 的患者进行 POEM 似乎没有增加并发症风险[18]。据报道，与重做 LHM 相比，POEM 的手术时间更短，失血更少，术后疼痛更轻，住院时间更短，恢复更快[3, 18]。当对以前做过手术的患者进行 POEM 时，应避开食管前壁，以避开以前的手术部位的瘢痕组织。虽然有些作者建议采用后路，但侧方或 3 点钟方向的入路可避开手术瘢痕、主要纵隔结构和主动脉[22]。

从 POEM 转为 Heller 肌切开术

对于 POEM 后表现为持续吞咽困难的患者，只要确定吞咽困难的原因可以通过对 LES 进行更有针对性的干预来解决，例如，是由在食管胃交界处肌切开不完全导致的，那么 Heller 肌切开术就是一种合理的选择。如果患者除了吞咽困难，还患有无法控制的反流，而检查结果显示需要进行胃底折叠术，那么 Heller 肌切开术也是一个很好的选择。

由于 POEM 通常在食管侧方进行，这使得前部肌切面未受干扰，通常可按标准方式进行传统的 Heller 肌切开术。目前有限的数据表明，POEM 后行 LHM 是安全和有效的[25]。

增加胃底折叠术

大多数 POEM，甚至是一些 Heller 肌切开术，都不会在初次手术中联合行胃底折叠术。虽然患有胃食管反流病的 POEM 患者通常能通过药物得到很好的控制，但那些症状严重或对长期抑酸药物有禁忌的患者可能会从胃底折叠术中受益。这类患者，如果肌切开术本身成功，且符合其他临床干预指征（客观上证实了反流、症状、适当的风险状况），加做胃底折叠术是合理的，并倾向于采用部分折叠。

其他新技术已经被提出，特别是内镜胃底折叠术，无论是经口无切口胃底折叠术（TIF）[26]，还是 POEM 胃底折叠术[27]，其在既往行肌切开术患者中的安全性和有效性还没有得到充分评估。

食管切除术

在以前，初次肌切开术失败被认为是食管切除术的指征[12]。然而，最近的研究表明，即使进行第二次和第三次手术，对于经验丰富的术者，保留食管也是可能的[7]。尽管如此，对于进展到终末期的食管扩张、持续的胸痛、晚期出现的吞咽困难，甚至严重的难治性胃食管反流病，有时还是需要进行"最后的手段"——食管切除术。虽然这种治疗方法在消除吞咽困难的症状方面非常有效，特别是对于患有巨食管的患者，但并发症和死亡率相对较高，一般不作为一线治疗。然而，对于已经接受了多种低侵入性手术但均失败的患者，食管切除术可以提供良好的长期结果，应当作为治疗手段予以考虑[28]。

机器人技术

机器人技术在上消化道手术中的作用仍在不断发展，目前数据有限。然而，小规模的研究表明，机器人的三维可视化和精细的操作可能对肌切开术和修复手术特别有益。小样本研究表明，机器人对比腹腔镜，初次 Heller 肌切开术的黏膜穿孔率更低，二次手术中转开放率也更低，但还

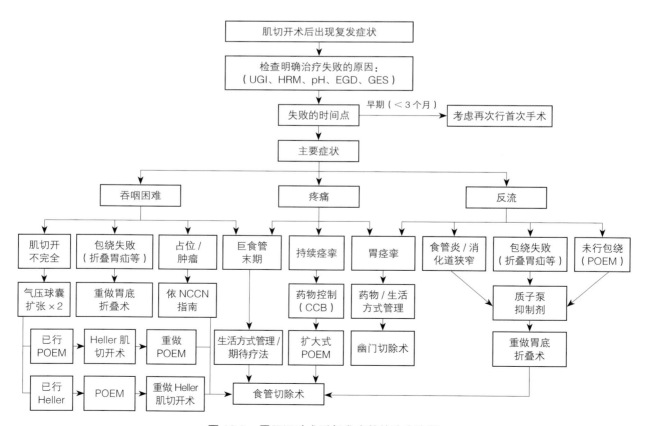

图 13.3　胃肠运动术后复发症状的治疗流程

需要更多数据来证实这些发现[29]。

总结

二次运动功能障碍手术无论在诊断上还是技术上都是极具挑战的困难工作。然而，如果有适当的检查，对各种运动障碍有清楚的了解，以及对治疗失败的原因有清楚的认识，那么运动功能障碍二次手术可以提供良好的临床结果。在具有多学科、拥有熟悉潜在挑战的专家的中心医院，运动功能障碍修复手术能取得良好的效果[11]。成功管理这些患者需要周到的检查和细心的治疗。

参考文献

[1] Schlottmann F, Patti MG. Primary Esophageal motility disorders: beyond achalasia. Int J Mol Sci. 2017; 18(7): 1399.

[2] Awaiz A, Yunus RM, Khan S, Memon B, Memon MA. Systematic review and meta-analysis of perioperative outcomes of peroral endoscopic myotomy (POEM) and laparoscopic Heller myotomy (LHM) for achalasia. Surg Laparosc Endosc Percutan Tech. 2017; 27(3): 123–31.

[3] Fernandez-Ananin S, Fernández AF, Balagué C, Sacoto D, Targarona EM. What to do when Heller's myotomy fails? Pneumatic dilatation, laparoscopic remyotomy or peroral endoscopic myotomy: a systematic review. J Minim Access Surg. 2018; 14(3): 177–84.

[4] Gouda BP, Nelson T, Bhoyrul S. Revisional surgery after heller myotomy for treatment of achalasia: a comparative analysis focusing on operative approach. Indian J Surg. 2012; 74(4): 309–13.

[5] Teitelbaum EN, Dunst CM, Reavis KM, Sharata AM, Ward MA, DeMeester SR, Swanström LL. Clinical outcomes fve years after POEM for treatment of primary esophageal motility disorders. Surg Endosc. 2018; 32(1): 421–7.

[6] Mandovra P, Kalikar V, Patel A, Patankar RV. Redo laparoscopic Heller's cardiomyotomy for recurrent achalasia: is laparoscopic surgery feasible? J Laparoendosc Adv Surg Tech A. 2018; 28(3): 298–301.

[7] Veenstra BR, Goldberg RF, Bowers SP, Thomas M, Hinder RA, Smith CD. Revisional surgery after failed esophagogastric myotomy for achalasia: successful esophageal preservation. Surg Endosc. 2016; 30(5): 1754–61.

[8] Repici A, Fuccio L, Maselli R, et al. GERD after per-oral endoscopic myotomy as compared with Heller's myotomy with fundoplication: a systematic review with meta-analysis. Gastrointest Endosc. 2018; 87(4): 934–943.e18.

[9] Chan SM, Wu JC, Teoh AY, Yip HC, Ng EK, Lau JY, Chiu PW. Comparison of early outcomes and quality of life after laparoscopic Heller's cardiomyotomy to peroral endoscopic myotomy for treatment of achalasia. Dig Endosc. 2016; 28(1): 27–32.

[10] National Comprehensive Cancer Network. Esophageal and Esophagogastric Junction Cancers (Version 2.2018). https://www.nccn.org/professionals/physician_gls/pdf/esophageal.pdf.

[11] Patti MG, Allaix ME. Recurrent symptoms after Heller myotomy for achalasia: evaluation and treatment. World J Surg. 2015; 39(7): 1625–30.

[12] Loviscek MF, Wright AS, Hinojosa MW, Petersen R, Pajitnov D, Oelschlager BK, Pellegrini CA. Recurrent dysphagia after Heller myotomy: is esophagectomy always the answer? J Am Coll Surg. 2013; 216(4): 736–43; discussion 743–4.

[13] Yoo IK, Choi SA, Kim WH, Hong SP, Cakir OO, Cho JY. Assessment of clinical outcomes after peroral endoscopic myotomy via esophageal distensibility measurements with the endoluminal functional lumen imaging probe. Gut Liver. 2019; 13(1): 32–9.

[14] Bredenoord AJ, Fox M, Kahrilas PJ, Pandolfno JE, Schwizer W, Smout AJ, International High Resolution Manometry Working Group. Chicago classifcation criteria of esophageal motility disorders defned in high resolution esophageal pressure topography. Neurogastroenterol Motil. 2012; 24 Suppl 1: 57–65.

[15] Khajanchee YS, O'Rourke RW, Lockhart B, Patterson EJ, Hansen PD, Swanstrom LL. Postoperative symptoms and failure after antirefux surgery. Arch Surg. 2002; 137(9): 1008–13.

[16] Zihni AM, Dunst CM, Swanström LL. Surgical Management for Gastroparesis. Gastrointest Endosc Clin N Am. 2019; 29(1): 85–95.

[17] Ratuapli SK, Crowell MD, DiBaise JK, et al. Opioid-induced esophageal dysfunction (OIED) in patients on chronic opioids. Am J Gastroenterol. 2015; 110(7): 979–84.

[18] Ngamruengphong S, Inoue H, Ujiki MB, et al. Effcacy and safety of peroral endoscopic myotomy for treatment of achalasia after failed Heller myotomy. Clin Gastroenterol Hepatol. 2017; 15(10): 1531–7.

[19] Louie BE, Schneider AM, Schembre DB, Aye RW. Impact of prior interventions on outcomes during per oral endoscopic myotomy. Surg Endosc. 2017; 31(4): 1841–8.

[20] Tyberg A, Seewald S, Sharaiha RZ, et al. A multicenter international registry of redo per-oral endoscopic myotomy (POEM) after failed POEM. Gastrointest Endosc. 2017; 85(6): 1208–11.

[21] Siddaiah-Subramanya M, Yunus RM, Khan S, Memon B, Memon MA. Anterior dor or posterior toupet with Heller myotomy for achalasia cardia: a systematic review and meta-analysis. World J Surg. 2019; 43(6): 1563–70.

[22] Vigneswaran Y, Yetasook AK, Zhao JC, Denham W, Linn JG, Ujiki MB. Peroral endoscopic myotomy (POEM): feasible as reoperation following Heller myotomy. J Gastrointest Surg. 2014; 18(6): 1071–6.

[23] Onimaru M, Inoue H, Ikeda H, et al. Peroral endoscopic myotomy is a viable option for failed surgical esophagocardiomyotomy instead of redo surgical Heller myotomy: a single center prospective study. J Am Coll Surg. 2013; 217(4): 598–605.

[24] Kristensen HØ, Kirkegård J, Kjær DW, Mortensen FV, Kunda R, Bjerregaard NC. Long-term outcome of peroral endoscopic myotomy for esophageal achalasia in patients with previous Heller myotomy. Surg Endosc. 2017; 31(6): 2596–601.

[25] Giulini L, Dubecz A, Stein HJ. Laparoscopic Heller myotomy

after failed POEM and multiple balloon dilatations: better late than never. Chirurg. 2017; 88(4): 303−6.

[26] Chimukangara M, Jalilvand AD, Melvin WS, Perry KA. Long-term reported outcomes of transoral incisionless fundoplication: an 8-year cohort study. Surg Endosc. 2018; 33(4): 1304−9.

[27] Inoue H, Ueno A, Shimamura Y, et al. Peroral endoscopic myotomy and fundoplication: a novel NOTES procedure. Endoscopy. 2019; 51(2): 161−4.

[28] Gockel I, Kneist W, Eckardt VF, Oberholzer K, Junginger T. Subtotal esophageal resection in motility disorders of the esophagus. Dig Dis. 2004; 22(4): 396−401.

[29] Rebecchi F, Allaix ME, Morino M. Robotic technological aids in esophageal surgery. J Vis Surg. 2017; 3: 7.

第 14 章

食管憩室的检查与评估
Diverticulum: Workup and Evaluation

Juan S. Barajas-Gamboa and Matthew Kroh

李志刚　潘杰　李斌　译

引言

食管是一根肌性管道，主要功能是将吞咽的物质（食物和液体）从口腔输送到胃。从环状软骨以下的颈部开始测量，其平均长度为 25 cm[1]。

在解剖学上，可以识别出三个不同的区域：颈段食管、胸段食管和腹段食管。功能上，食管可分为三个区域：食管上括约肌（UES）、食管本体和食管下括约肌（LES）。这些区域的协调是至关重要的，以确保食团从咽到胃的顺利推进[2]。

食管由两组肌肉组成，外层为纵行肌，内层为环状肌。纵行肌负责收缩并使食管缩短和拉长。环状肌层负责挤压运动，影响蠕动和食管括约肌的闭合。食管良性疾病包括一系列非恶性疾病，包括胃食管反流病（GERD）、食管运动障碍、食管裂孔疝、Barrett 食管和不同解剖位置的憩室[3]。

食管憩室（esophageal diverticulum，ED）是一种从食管腔向外突出的黏膜袋，根据其位置（咽–食管、食管中段或膈上）、所累及的食管层（真性或假性）、形成机制（推压或牵引）进行分类[1]。

基于先前发表的人群研究，ED 是一种罕见的临床疾病，发病率为 0.06%～3.6%。大多数 ED 患者无症状。然而，患者可能会出现吞咽困难、胃灼热、胸痛、嗳气、口臭和咳嗽等症状。治疗包括基于患者的症状和整体健康、解剖位置和相关疾病的非手术和手术方法。本章的目的是描述 ED 检查和评估的一般方法[2, 3]。

临床表现

Zenker 憩室

Zenker 憩室（Zenker diverticulum，ZD），又

J. S. Barajas-Gamboa

Department of General Surgery, Digestive Disease Institute, Cleveland Clinic Abu Dhabi, Abu Dhabi, United Arab Emirates

M. Kroh (✉)

Department of General Surgery, Digestive Disease Institute, Cleveland Clinic Abu Dhabi, Abu Dhabi, United Arab Emirates

Cleveland Clinic Lerner College of Medicine, Cleveland Clinic, Cleveland, OH, USA
e-mail: KrohM@ClevelandClinicAbuDhabi.ae; krohm@ccf.org

© Springer Nature Switzerland AG 2021
N. Zundel et al. (eds.), *Benign Esophageal Disease*,
https://doi.org/10.1007/978-3-030-51489-1_14

称咽食管憩室，由 Abraham Ludlow 博士于 1764 年首次提出。然而，其命名是来自德国病理学家 Frederick Albert von Zenker，他在 1878 年发表了一个 27 例咽食管憩室患者的系列研究。ZD 是最常见的食管憩室。据报道，患病人数为总人口的 0.01%～0.11%，约 50% 的患者年龄在 70～80 岁；女性更为多发。

临床表现为吞咽困难、未消化食物反流、误吸、口臭、嗓音改变。这种解剖异常最常见的并发症是发生误吸和并发的肺部疾病，如肺炎及潜在的憩室穿孔。ZD 与恶性肿瘤发展无明显相关，但与食管裂孔疝、胃十二指肠溃疡和贲门失弛缓症有关。

ZD 起于咽下缩肌内，在甲状腺咽肌斜纤维之间，并通过或高于环状咽肌的水平纤维（食管上括约肌）。Killian 三角是咽食管憩室发生最多的部位。一些专家报道说，ZD 是一种后天的异常。其生理机制包括一定程度的吞咽机制不协调，异常高的咽内压力导致食管黏膜和黏膜下层通过食管壁突出。随着时间的推移，在重复的机制下，这导致随后的憩室形成[6, 7]。

作为一种异常结构，治疗通常以手术为基础。大多数描述的干预都有共同的技术：通过环状咽肌切开术解除相对于梗阻远端的膨出。不同的步骤包括环状咽肌分离、切除、重塑和消除憩室。90% 以上的病例取得了成功，复发率较低。20% 的患者可能需要再干预以达到可接受的临床结果，这取决于所使用的技术和术者的经验[8]。

胸中段食管憩室

胸中段食管憩室（midthoracic diverticulum，MD）又称食管中段憩室，常与纵隔肉芽肿病（组织胞浆菌病或结核病）有关。MD 被认为是一种真正的憩室，因为其累及食管壁各层[1, 3]。

这种罕见的情况在成人食管造影中发现的比例不到 4%。Rokitansky 在 1840 年首次描述了 MD，它通常位于隆突 4～5 cm 以内。这些憩室通常是无症状的，大多数不需要干预。

MD 被认为是由发炎的纵隔淋巴结和食管之间的粘连引起的。通过收缩，粘连产生对食管壁

的拉力，最终发展成憩室。有这种临床表现的患者通常无症状，或者无可疑异常。然而，一部分患者会出现吞咽困难、嗳气、胸骨后疼痛、反流、胃灼热和（或）体重减轻。并发症较少见，包括吸入性肺炎和食管支气管瘘，恶性肿瘤也有报道[10]。

有症状的憩室需要治疗。较大或有症状的憩室通常需要手术切除或憩室固定术。完整的术前检查包括食管测压，在没有食管运动异常的情况下建议单独进行憩室切除术。一些权威机构在没有明确证据的情况下也建议在行憩室切除的同时行 Heller 肌层切开术。远端肌层切开术的生理目的是减轻任何潜在的梗阻，并减少术后早期食管腔压力增加继发的吻合口瘘的风险[11]。

对于初次治疗的失败的患者，再次干预可能是必要的。对于选择性病例，报告的死亡率差异很大，从 0 到 9% 不等。死亡率主要与食管吻合口瘘引起的纵隔炎及吸入性肺炎等肺部并发症有关。

膈上憩室

膈上憩室（epiphrenic diverticulum，ED）由 Mondiere 于 1833 年首次描述的，他最初提出 ED 是继发于腔内压力增高。膈上憩室通常是单发，然而，高达 10% 的患者可能有 2 个或 2 个以上食管憩室。很少情况下，膈上憩室可能是先天性的（Ehlers-Danlos 综合征）或由创伤导致的。

膈上憩室出现在食管远端 1/3 处，距胃食管交界处 10 cm 内，伴有贲门失弛缓症、高压性食管下括约肌、弥漫性食管痉挛和非特异性运动障碍等[13]。

患者的症状可能是由于蠕动异常和食管下括约肌松弛不良。临床表现为呕吐、胸痛、上腹痛、厌食、体重减轻、咳嗽、口臭等。憩室大小与症状之间的关系尚不清楚。膈上憩室的治疗需要食管肌切开术，从憩室颈部延伸至贲门，距离 1.5 ～ 3.0 cm。憩室切除术、胃底折叠或修补裂孔疝也可能是必要的，取决于相关的条件和憩室大小[14]。

膈上憩室通常是无症状的，并不总是需要手术治疗。外科手术包括微创手术的成功率约为85%。通常情况下，患者可能需要不止一个手术步骤来实现可接受的临床改善。并发症与缝合缘的潜在瘘有关[15]。

壁内假性憩室

壁内假性憩室（intramural pseudodiverticulosis，IP）是一种罕见的食管壁良性病变，其特征是黏膜下腺体扩张。IP 不被认为是真正的憩室。这些患者患食管癌的风险增加。该病变最早由 Mendl 等于 1960 年报道，并在全球范围内有近200 例的报道。超过 3/4 的 IP 发生在食管近端或中段[3, 5]。

IP 的发病机制尚不清楚，然而组织学上，在病理标本中确定了黏膜下腺体和分泌管。IP 主要见于青少年和 50～60 岁的人。男性受影响的程度略高于女性。既往有糖尿病、食管念珠菌病、反流性食管炎、慢性酒精滥用和腐蚀性酸损伤病史的患者发生 IP 的风险较高。一些报道表明良性食管疾病之间有直接关系；然而，其他作者也提到了与食管癌的发生存在关联。此外，超过 90% 的患者伴有狭窄[5]。

考虑到这种情况涉及食管壁的改变和管腔的缩小，其症状主要与吞咽有关。部分患者出现食管出血、呕吐带血和黑便。吞咽固体物困难是典型的症状，体重减轻和厌食症也很常见。

IP 的治疗主要是针对合并症的治疗和缓解症状。干预措施通常仅限于内镜扩张和基础食管疾病的护理，包括酸抑制治疗或真菌感染的治疗。手术方式只适用于罕见病例和晚期疾病。Cho 等报道，食管狭窄伴假性憩室病的扩张治疗[17]可显著改善 IP 症状。

评估

Zenker 憩室

上消化道造影检查是诊断 ZD 的首选临床手段（动态观察），通常有前后位片和侧位片。在胸锁关节水平，可见食管背侧表面的一个典型的膨出；大小和位置都可以通过该检查评估[5, 7]。食管胃十二指肠镜检查（EGD）也可诊断 ZD 并排除其他病理。计算机断层扫描（CT）也被认为是一个有价值的替代评估过程。测压在常规诊断中是无用的[9]（图 14.1）。

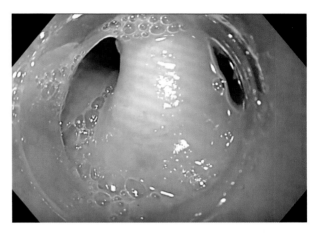

图 14.1　胃十二指肠镜下的 Zenker 憩室

胸中段食管憩室

钡剂检查是鉴别 MD 的合适方法。食管测压对于鉴别憩室的原因和指导治疗是有用的。然而，如果憩室阻碍了测压导管的通过可能就难以实施这个检查[3, 4]。CT 扫描也有助于鉴别其他相关的食管或食管外异常的诊断[11]（图 14.2）。

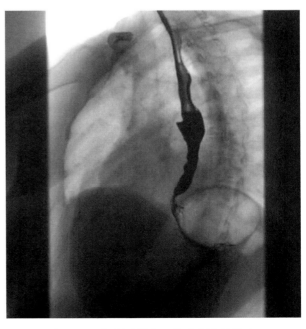

图 14.2　钡剂造影显示胸中段食管憩室

膈上憩室

诊断评估包括钡剂、上消化道内镜、CT 扫描和食管测压[7]。钡剂能够确定憩室的大小和位置，可提示憩室的手术切除可行性。食管测压法用于对潜在的食管运动障碍进行分类[12]。需要注意的是，测压结果不一定表现为异常。考虑到膈上憩室和食管运动障碍之间的相关性，仅凭测压结果正常不能用于指导手术处理（图 14.3）。

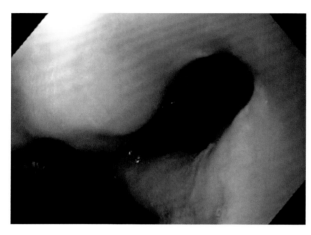

图 14.3　胃十二指肠镜下的膈下憩室

壁内假性憩室

壁内假性憩室行通常在 EGD 时被诊断。内镜下见假性憩室，在食管壁有许多类似的小凹，通常位于食管上段[4]。钡剂也可用于评估该病变[2]，外观一般为烧瓶形，可累及整个食管，有时纵向排列，平行于食管长轴。由于这种情况的性质，食管活检是必要的。测压可以提供信息，以协助壁内假性憩室与运动障碍的鉴别诊断[7]。

结论

食管憩室在良性前肠疾病中是很少见的。对疾病的评估包括病史、放射成像、内镜检查，通常还包括一些补充检查，如食管测压和 pH 监测。在大多数情况下，病变的存在本身并不是干预的指征，考虑到疾病的罕见性，这应该与患者的症状表现、生活质量、潜在的并发症、手术风险和手术可能性等合并考虑。

参考文献

[1] Sonbare DJ. Pulsion diverticulum of the oesophagus: more than just an out pouch. Indian J Surg. 2015; 77(1): 44−8. https://doi.org/10.1007/s12262-013-0955-8. Epub 2013 Aug 2.

[2] Meyer GW, Castell DO. Evaluation and management of diseases of the esophagus. Am J Otolaryngol. 1981; 2(4): 336−44.

[3] Lallemant Y. Esophageal diverticula. Cah Coll Med Hop Paris. 1969; 10(14): 1109−24.

[4] Baker ME, Zuccaro G Jr, Achkar E, et al. Esophageal diverticula: patient assessment. Semin Thorac Cardiovasc Surg. 1999; 11(4): 326−36.

[5] Costantini M, Zaninotto G, Rizzetto C, et al. Oesophageal diverticula. Best Pract Res Clin Gastroenterol. 2004; 18(1): 3−17.

[6] do Nascimento FA, Lemme EM, Costa MM. Esophageal diverticula: pathogenesis, clinical aspects, and natural history. Dysphagia. 2006; 21(3): 198−205.

[7] Jang KM, Lee KS, Lee SJ, et al. The spectrum of benign esophageal lesions: imaging findings. Korean J Radiol. 2002; 3(3): 199−210.

[8] Valenza V, Perotti G, Di Giuda D, et al. Scintigraphic evaluation of Zenker's diverticulum. Eur J Nucl Med Mol Imaging. 2003; 30(12): 1657−64. Epub 2003 Sep 9.

[9] Kumar VV, Amin MR. Evaluation of middle and distal esophageal diverticuli with transnasal esophagoscopy. Ann Otol Rhinol Laryngol. 2005; 114(4): 276−8.

[10] Herbella FA, Dubecz A, Patti MG. Esophageal diverticula and cancer. Dis Esophagus. 2012; 25(2): 153−8. https://doi.org/10.1111/j.1442-2050.2011.01226.x. Epub 2011 July 21.

[11] Rice TW, Baker ME. Midthoracic esophageal diverticula. Semin Thorac Cardiovasc Surg. 1999; 11(4): 352−7.

[12] Cohen JT, Postma GN, Koufman JA. Epiphrenic diverticulum. Ear Nose Throat J. 2003; 82(5): 354−5.

[13] Smith CD. Esophageal strictures and diverticula. Surg Clin North Am. 2015; 95(3): 669−81. https://doi.org/10.1016/j.suc.2015.02.017. Epub 2015 Apr 15.

[14] Bagheri R, Maddah G, Mashhadi MR, et al. Esophageal diverticula: analysis of 25 cases. Asian Cardiovasc Thorac Ann. 2014; 22(5): 583−7. https://doi.org/10.1177/0218492313515251. Epub 2013 Dec 9.

[15] Tobin RW. Esophageal rings, webs, and diverticula. J Clin Gastroenterol. 1998; 27(4): 285−95.

[16] Thomas ML, Anthony AA, Fosh BG, et al. Oesophageal diverticula. Br J Surg. 2001; 88(5): 629−42.

[17] Khan N, Ismail F, Van de Werke IE. Oesophageal pouches and diverticula: a pictorial review. S Afr J Surg. 2012; 50(3): 71−5.

第15章

食管憩室
Esophageal Diverticula

Andrew T. Strong and Jeffrey L. Ponsky

李志刚　潘杰　译

引言

食管憩室是食管黏膜和黏膜下层的囊性膨出，并根据其形成并扩大的解剖位置和推测的机制进行分类。可能的位置包括下咽食管段（咽食管）、食管中段和膈上。形成机制是牵引和压力。牵引性憩室是源于食管外部的拉力。典型的例子是炎症反应和瘢痕组织形成的脊柱前固定和持续的牵引或纵隔淋巴结病。压力憩室是由于压力的产生推动食管腔，黏膜通过食管肌肉薄弱部分疝出。最常见的食管憩室是 Zenker 憩室。Zenker 憩室是一种压力性憩室，发生于食管后外侧位于环状咽肌上、甲状腺咽肌下（均为下缩肌的一部分）的自然薄弱点，称为 Killian 三角。食管憩室的表现和症状因所在的位置而有所不同。食管憩室的诊断通常遵循相似的原则，主要是用钡剂对比食管造影。我们将详细讨论下咽憩室，因为在过去的 20 年里，手术方法已经取得了广泛的进展，这些都是最常见的。其他食管憩室，包括食管中段和膈上憩室，也将简要讨论。我们在本章中使用憩室这个术语，然而，大多数讨论的憩室其实是假憩室，仅黏膜和黏膜下层疝出。真正的食管憩室涉及食管壁全层，比较少见，主要是近端和食管中段发生的牵引型憩室。

食管憩室发病情况

下咽憩室是食管最常见的憩室，占所有食管憩室的 70% 以上。典型患者表现为有症状的下咽憩室，多是 60～70 岁男性。虽然有可能在较年轻时出现下咽憩室，但 40 岁以下出现下咽憩室的情况非常少见[1, 2]。大多数相关文章报道了有症状的下咽憩室病例，而真正包括无症状表现的患者的发病率可能是未知的。已发表的最佳描述此病发病率的文章来自英国，估计每年每 10 万人中约有 2 人发生下咽憩室[1, 3]。既往研究发现，下咽憩室的发病率存在地理差异，与日本和印度尼西亚相比，欧洲、美国和加拿大的发病率

A. T. Strong · J. L. Ponsky (⊠)
Digestive Disease and Surgery Institute, Cleveland Clinic, Cleveland, OH, USA

Cleveland Clinic Lerner College of Medicine of Case Western Reserve University, Cleveland, OH, USA
e-mail: ponskyj@ccf.org

© Springer Nature Switzerland AG 2021
N. Zundel et al. (eds.), *Benign Esophageal Disease*,
https://doi.org/10.1007/978-3-030-51489-1_15

更高，这可能与颈部长度的差异有关[1, 4]。食管中段憩室占食管憩室的 10%～15%[5]。与下咽憩室不同的是，食管中段憩室可能是由压力和牵引力同时引起的，因此也可能是涉及食管各层的假憩室或真憩室。食管中段憩室常与其他食管或食管外疾病有关，如纵隔淋巴结病。膈上憩室是食管憩室的一部分，非常罕见。在文献中仅报道了数百例膈上憩室[6]。在过去的 30 年里，消化道内镜和横断面成像被越来越多地使用，因此在所有的食管水平越来越多无症状的憩室被发现。

下咽憩室的病理生理

典型的 Zenker 憩室发生在前面所述的 Killian 三角环状咽肌上方和甲状腺咽肌下方[7]，常发生在第六颈椎水平。另外还有两种比较罕见的下咽憩室。一种是环状咽肌内疝，环状咽肌上斜纤维从下横纤维（Killian-Jamieson 三角）分叉，称为 Killian 憩室。另一种发生在环咽下缘和食管纵向肌纤维汇合处（Larimer 三角）之上，称为 Larimer 憩室。这些都有类似的症状，治疗方法也相同。统称下咽憩室（图 15.1）。

下咽憩室的病因起源自 Zenker 首次将其描述为压力憩室以来一直是一个有争议的问题。具体来说，目前尚不清楚其发病是否存在序贯的协调性障碍、肌张力障碍和顺应性障碍的发生，外加下咽区域过度加压而引发憩室化过程。当代的理解来源于视频荧光和压力测量研究，并集中于两种异常：邻近上食管括约肌的后咽肌肉的解剖薄弱和（或）上食管括约肌的肌肉功能障碍。最好的证据来自 20 世纪 90 年代早期发表的一项研究，该研究对有症状的下咽憩室患者进行了 6 cm 袖状导管测压并同时视频荧光记录[8, 9]。实验表明，食管上括约肌实现了完全压力松弛。然而，视频荧光法显示松弛是不完全的，特别是与对照组相比减少了。这导致食团通过该节段时压力增加，这被称为食团内压力[8, 9]。因此，食管上括约肌的不完全放松导致下咽加压增加，特别是对食团的反应。环状咽的组织学研究和肌肉收缩性研究为这一理论提供了额外的支持证据[10]。与正常对照组相比，下咽憩室患者肌肉收缩较慢、较弱，环状咽肌松弛延迟。这部分与占主导地位的 1 型肌肉纤维有关[10]。组织学切片的酶功能研究表明，乙酰胆碱酯酶降低和神经丝减少，表明去神经支配可能同样起作用[10]。此外，颈段食管黏膜组织学标

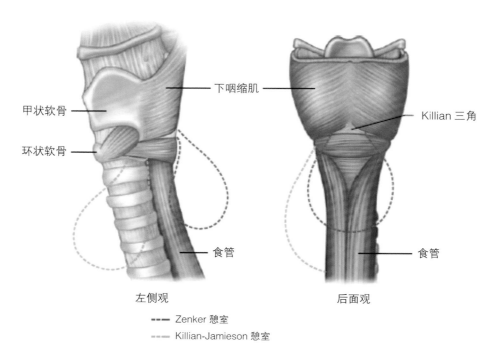

图 15.1　下咽憩室与咽部和食管近端肌肉的潜在解剖位置关系（摘自 Kroh & Reavis[134]；图 18.1）

本显示，食管黏膜肌层胶原纤维整体增加，弹性蛋白含量减少，可能提示黏膜顺应性较差[11]。然而值得注意的是，这些研究大多是在已经发生有症状的下咽憩室的患者中进行的，因此很难确定是先出现这些变化并导致了憩室的形成，还是在憩室发生后继发了这些变化。虽然很可能是很多神经肌肉和组织学的变化共同启动导致了下咽憩室形成的病理过程，但目前还不存在统一的理论。理想的研究必须获得功能研究、动态解剖学研究和下咽及其相关肌肉组织和定时点的组织学样本的研究，这些样本应来自下咽和食管近端基线结构和功能正常的人群。随后通过分析比较那些最终发展成憩室和未发生憩室的。然而，这种性质的研究不太可能切实完成。

肌肉松弛受损和不协调的理论并不排斥由解剖变异引起病损的补充理论。下咽有一个天然的薄弱点，发生在甲状腺斜纤维和环咽水平纤维之间，也称为 Killian 三角。Jos van Overbeek 提出，脖子较长的人可能有更大的 Killian 三角。这也可以解释发病率的地区差异，因为来自西方国家的人往往有较长的脖子和较长的咽部，下咽憩室也更常见[4]。然而，这并没有得到解剖学研究的支持[12]。

最近的技术进步为这一问题提供了新的解释。高分辨率视频测压术的出现为食管运动性疾病带来了新的分类模式。详细描述吞咽的咽部阶段的高分辨率食管测压研究目前还很有限；然而，下咽憩室患者与正常对照组之间的比较可以更好地阐明和（或）分类与下咽憩室相关的运动障碍的性质。对阻力平面的测量也可以提供新的见解。阻力平面测量为一个导管上的电极区域，导管周围有一个包含导电液体的气球。信号处理可以利用球囊直径变化引起的电场微小变化重建食管上括约肌的轮廓。食管扩张、直径、松弛时间和压力的测量可以在食管上括约肌内进行[8, 13, 14]。

下咽憩室的症状

下咽憩室的主要症状是进行性吞咽困难，绝大多数患者都存在吞咽困难。吞咽困难可能有两种机制。第一种是前面提到的食管上括约肌松弛受损。第二种是食团的内容优先填充憩室，通过肿块效应阻碍食管腔的扩张。憩室内容物的重量会引起食管的牵引和成角，憩室的填充也会使食管发生扭曲。除了吞咽困难，未消化食物的反流甚至在进食后数小时都可能发生。大量报道在手术干预时发现下咽憩室内有药片，由于药片未被消化，会降低药物的疗效。其他症状包括口臭、嗳气、颈部胀气、咽球和不明原因误吸导致的反复呼吸道感染。Boyce 征是在体格检查中在侧颈部发现有气过水声的肿块，虽然罕见，但却是下咽憩室的特异性体征。

下咽憩室的诊断

有症状时，下咽憩室的诊断通常采用钡剂食管造影（图 15.2）。在大多数情况下，软内镜

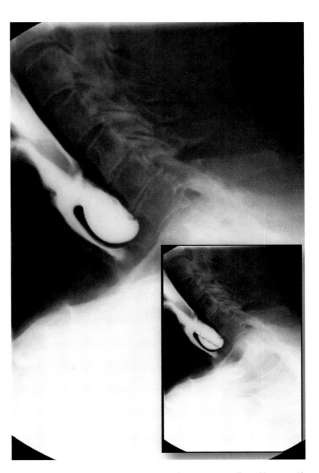

图 15.2　钡剂食管造影颈部侧位图，显示典型的下咽憩室。图示 X 线测量憩室大小

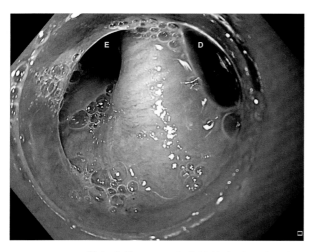

图 15.3 下咽憩室内镜图，图中内镜的末端连接镜帽。左侧为食管腔（E），右侧为憩室（D），憩室被共壁隔开，其中包含环咽肌

评估也被用来排除吞咽困难的其他原因，特别是肿瘤（图 15.3）。由于内镜检查和横断面成像的使用增加，有一部分下咽憩室是无症状患者在检查时偶然被发现的。憩室大小不同，增长一般较缓慢。从手术室测量憩室大小与放射图像测量结果相一致，但与内镜测量的大小不一致[15]。许多作者试图根据下咽憩室的大小和预估的疾病严重程度来分类[7]。这些在表 15.1 中进行了总结，尽管它们在临床环境中的效用相对有限。

下咽憩室的治疗和治疗成功的定义

下咽憩室的手术治疗一般只适用于有症状的个体。开放性经颈和经口两种治疗下咽憩室的方法都存在，较小憩室的效果最好。横断面成像和内镜检查的使用增加了对无症状小憩室的诊断。虽然在无症状时不必进行手术修复，但当出现较轻的并发症时，应跟踪随访患者并尽早修复。在大多数研究中，主要结果是症状缓解，因为这是最有临床意义的结果。然而，定量或半定量跟踪指标因研究而异。有许多评分系统已经被证实可以评估吞咽困难的严重程度和功能障碍的程度。对这些评分系统的全面回顾在研究设置中十分有用，但本章不做过多探讨。总的来说，以目前的手术技术，95% 以上的患者在手术干预后有望获得症状缓解，尽管症状缓解的时间长度有差异。

复发的诊断可根据症状或 X 线确定。然而，与食管旁疝相似，影像学上的复发证据可能并不代表症状性复发。一些作者建议在解释引用复发率的研究时要谨慎，因为这些复发率是特定文章中随访时间和用于定义复发率的函数。这在过去 10 年中使用软内镜技术出现的文献中尤为重要，因为一些患者在短时间内经历了"多次"内镜干预，复发被引用为症状完全消除后复发，而不是第一次干预。此外，考虑到可能存在食管运动障碍和下咽憩室，一些症状的复发可能是由于运动障碍，而不是出现新的或复发的憩室。

下咽憩室外科治疗的历史展望

对下咽憩室管理的研究包括跨越一个多世纪的外科历史创新和智慧。开放和经口技术长足

表 15.1 Zenker 憩室分级系统

作者 / 年份	基础	1 期	2 期	3 期	4 期
Lahey/1930	仅外观	小的黏膜球状膨出	梨形	手套形	（无 4 期）
Brombart 和 Monges/1964	外观 / 大小及吞咽时相	棘刺状憩室（2～3 mm）仅在食管上括约肌收缩时可见	棒状憩室（7～8 mm）仅在食管上括约肌收缩时可见	条状憩室（长径＞1 cm）不伴食管受压	食管受压伴腹侧移位
Morton 和 Bartley/1993	大小	＜ 2 cm	2～4 cm	＞ 4 cm	（无 4 期）
Van Overbeck 和 Groote/1994	大小	1 个椎体	1～3 个椎体	＞ 3 个椎体	（无 4 期）

发展，本书将予以详细说明。鉴于这种情况的稀有性，大部分积累的证据是由病例系列和回顾性比较研究组成的。下面总结的证据表明，在历史和当代所使用的技术和设备上存在着巨大的异质性。虽然在过去的 20 年里，软内镜有了新的应用，但下咽的外科治疗必须同时解决两个独立的问题：分离环状咽肌以减少咽部压力和消除憩室囊袋。后者可以通过切除、内翻、悬吊或消除憩室和食管共用的壁来完成。

下咽憩室开放手术治疗策略

下咽憩室开放手术切除

下咽憩室手术治疗的一些最早描述出现在 1830 年，由 Bell 进行了描述。其所描述的技术是通过手术制造憩室-皮肤瘘[12]。1877 年首次记录了这种手术技术的尝试，并导致患者死亡[12]。在接下来的 10 年中，首次尝试通过左侧颈部切口进行手术切除，这再次导致患者死于纵隔脓毒症[12]。早期的单阶段憩室切除术和食管闭合术受到频繁且经常致命的纵隔脓毒症的困扰[16]。1910 年发表的关于下咽憩室手术治疗的早期出版物之一囊括了来自多个中心和文献的 60 例患者。该文章中报道的总死亡率为 16.6%，还有许多其他并发症，包括出血、肺炎、喉返神经麻痹和食管狭窄[12]。虽然情况悲惨，但这些早期的出版物是推动后来创新的一个重要部分，这是一个世纪以来朝着更安全的操作方法发展的动力。

第一个创新是由 Goldmann 在 1909 年提出的两阶段方法，并由 Charles Mayo 和 Frank Lahey 推广[12, 17]，该方法在 20 世纪早期得到了最广泛的接受。第一阶段在胸锁乳突肌前缘行颈侧切口，憩室与周围附着体完全分离，但未切除。然后将分离好的憩室暂时悬浮在手术伤口的深层内，然后闭合伤口。患者住院 7 ～ 10 天，后进行二期手术。同样的切口被重新切开，憩室从颈部结扎并切除，食管闭合。该技术的优点是，在第二次手术时，可以消除颈部和纵隔之间的筋膜平面，防止食管渗漏导致的纵隔炎，将其移至颈部手术间隙，引流更简单，并发症减少[16, 18]。

经颈入路同期下咽憩室切除术在后期得到推广，特别是在 1956 年 Sweet[19, 20] 和 Payne[21] 发表文章后[19, 20]，其显示出与两期憩室切除术[17] 相似的并发症。然而值得注意的是，这些同期憩室切除术大部分是在抗生素更容易获得的时代进行的，这给了外科医师除手术刀和引流管以外的武器来治疗纵隔脓毒症，也带来了更好的预后结果[16]。开放性经颈憩室切除术仍然是一个管理下咽憩室可行的手术方法，尽管通常是在其他方法不可行的时候才用。

开放下咽憩室固定术

1912 年，Schmid 提出单独憩室固定术作为一种治疗选择。在该技术中，憩室从相同的左外侧颈部切口入路。彻底分离憩室后，永久将憩室底缝合固定于椎前筋膜，将憩室反转，并将憩室底固定于头侧。这种结构既可以使已积累的食物向下推进，又可防止新的堆积[17]。重要的是，憩室固定术避免了黏膜的破坏和由此造成的食管瘘[16]。然而，在一些患者中，这会导致憩室向足侧延伸[16, 17]。憩室固定术后来被纳入联合手术中，不再作为一种独立的手术治疗存在。

开放下咽憩室内翻手术

下咽憩室内翻在 1896 年由 Girard 报道[16, 17]。在这种技术中，从颈外侧切口进入并完全分离憩室。为避免侵犯黏膜，将憩室底推入憩室颈，倒入食管腔。然后缝合肌层缺损。由于复发率高，这种治疗方法不可行，临床上也很少使用。

开放环状咽肌切开术

对环状咽肌（包括痉挛和松弛受损）在下咽憩室发展中的作用有了更好的了解后，开放式手术管理进入了一个新阶段，并有助于奠定手术框架，也支持内镜治疗。环状咽肌切开术于 1958 年由 Harrison 首次报道[17, 22]。Sutherland 在 1962 年发表了该报道，提出单独的肌切开术可能是治疗小憩室的有效方法，而不需要切除或憩室内翻[17, 23]。Belsey 展示了在仅行环状咽肌切开术后小憩室的影像学完全缓解。其他几个主要包括小下咽憩室的研究指出，环状咽肌切开术在减轻症状方面是有效的，但没有解决憩室本身。环状咽肌切开术也采用颈外侧切口，但由于避免了广泛剥离引起的更严重的并发症（喉返神经损伤、食管瘘等），与憩室切除术相比发病率明显降低。然而，在另一个大憩室的研究中，仅行环状咽肌切开术并不能解决症状，可能是因为一些症状直接源自大憩室本身，而不是潜在的运动障碍。随后的研究评估了肌切开长度对疗效和症状缓解持续时间的影响。Lerut 等根据组织学分析[25]，主张对下咽憩室患者进行 5 cm 的肌切开术，提示下咽憩室患者的肌肉异常不止在环状咽肌，也延伸到了食管。Pera 和他的同事证实，在使用术中测压中，环状咽肌切开术后食管压力显著降低。他们还证实，将肌切开术进一步延伸至下咽 2 cm 会导致食管压力更大的降低[26]。

开放式联合手术：环状咽肌切开术与其他开放式技术

目前的理解支持这样的观点，即症状可能来自憩室囊袋，一个高张力或功能障碍的环状咽肌的收缩和加压。同时处理环状咽肌和憩室囊袋在过去 60 年指导了本病的外科思想。从 20 世纪 60 年代开始，几个中心发表了关于环状咽肌切开术结合憩室切除术和憩室固定术的报道。有趣的是，在经颈憩室切除术的基础上增加环状咽肌切开术实际上减少了并发症，这可能是因为咽部压力的降低而减少了食管瘘的发生[16]。

关于同开放技术治疗下咽憩室相比较的文献很少，也没有随机试验。然而，总的来说，文献证据最支持的是距离憩室囊袋 < 1 cm 的肌切开术。中等大小的囊袋可联合环状咽肌切开术和憩室固定术治疗，而大囊袋如果采用开放技术，则环状咽肌切开术和憩室切除术最适合。对于有大憩室囊且有严重并发症的患者，环状咽肌切开术和憩室固定术可以作为一种选择，因为它可以避免黏膜破裂和由此产生的与憩室切除术相关的并发症风险[17]。然而，正如下面所讨论的，除非外科医师有使用这些技术的经验，目前还是应该选择其他侵入性较小的方法。

下咽憩室的经口手术方式

这种术式主要是为了降低开放式手术的发病率和死亡率，是外科医师对侵入性较低的治疗方案的探索。有关这些技术的文献种类繁多，术语与技术共同发展。"内镜"这个术语经常被使用；然而，这可能是指食管镜、硬质憩室镜（weerda 镜）或软内镜等。我们选择将所有这些技术统称为经口手术方法，并将其划分为刚性和柔性装置。传统上使用刚性或固定装置来固定头颈部和（或）提供直接观察下咽或憩室的导管。柔性内镜方法使用软质的支气管镜或内镜，通常用于胃肠道内镜检查，其中镜的效应器末端由手控制，该设备集成了一个或多个通道，可以通过该通道接入相应的仪器。大多数关于经口技术的文献是回顾性的，通常是单中心的。有与开放手术入路相比较的文献报告，但目前仍缺乏 2 种或 2 种以上经口技术之间的比较。

经口下咽憩室切开术

经口治疗下咽憩室在 1917 年由 Mosher 首次报道[27]。通过食管镜显露术野，他描述了使用剪刀钳来划开食管和憩室之间的共壁的方法[12]。然而，由于管壁的基底层无法加固，发生瘘的风险增加。不幸的是，瘘的发生几乎肯定会导致纵隔炎，这在他的第一个患者身上被证明是一个致命的并发症。结果，他放弃了这项技术。分离共壁的这项技术几乎必定要完成环状咽肌切开的步骤，这一事实是环状咽肌切开术在开放技术中发展和研究后才被认识到的。

在进一步讨论经口治疗之前，我们将不得不提及 Chevalier Jackson 在这一领域的贡献。他在 1915 年的报道标志着第一次食管镜辅助憩室固定术的使用[28, 29]。虽然他的文章更多地支持经颈憩室切除术的一期手术，但他是第一个利用手术中内镜作为工具，以方便识别解剖和完成开放式手术的外科医师之一。他首先用内镜观察憩室，然后清理囊袋中的食物残渣。他把食管镜推进袋内，利用从憩室囊袋的透光从外部识别憩室。将内镜退至食管腔内随后切除，内镜观察下闭合可确保管腔不狭窄[12]。虽然很难确认这是不是第一个内镜辅助开放性手术的例子，但值得注意的是，该技术极好地反映了当代柔性内镜在执行多种手术中的辅助功能。

经口热力器械下咽憩室切开

经口治疗下咽憩室的下一个主要进展是在1960年，由Dohlman和Mattsson提出。在一份100例患者的报道中，他们描述了使用改良的刚性食管镜（weerda镜，Karl Storz，图15.4）观察下咽憩室和共壁，类似于Chevalier Jackson所描述的。Dohlman在技术上的进步超过了Mosher，他使用电灼完成了共壁的分离。基于他自己先前的放射学研究，这项工作既描述了环状咽肌的重要性，又恰当地阐明了该肌的内镜分离方法。该系列报道的内镜下食管憩室造口术中没有出现纵隔炎病例，复发率为7%，这在当时是十分令人称赞的。此外，他还作出以下论断：对于先前经口入路治疗的复发性憩室，经口再手术可能比重复开放性手术容易得多，因为开放性手术的各个层面解剖可能会很模糊[10, 12]。

在随后的30年里，许多作者对Dohlman憩室切开术技术提出了改进，使用各种器械和新的热技术，通过分离环状咽肌来划分憩室和食管之间共有的共壁。这包括其他中心报道的腹腔镜剪刀连接到电刀[31, 32]。在20世纪90年代末，

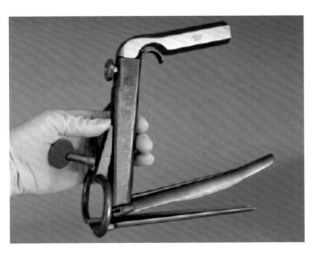

图15.4　刚性分开式憩室镜，未与固定臂连接（Weerda®scope，Karl Storz）（摘自Kroh和Reavis[134]；图18.3）

Lippert引入了一种使用CO_2激光的显微内镜方法来分离黏膜和包含在共壁内的环状咽肌[33, 34]。结果相似；然而，电灼仍然经常用于封闭远端夹层皮瓣或纵隔开口。另一种激光（KTP/532 nm）也被其他作者用于类似的操作[35]。总的来说，这些作者都使用热能装置暴露和分隔憩室隔，封闭暴露的边缘。这些报道的病例通常住院时间短、饮食恢复更快，且与经颈手术的疗效相似。使用热设备进行经口憩室切开术时发生纵隔炎的风险更大，但由于创口较小，这种情况通常比开放入路的纵隔炎要轻。经口治疗后的纵隔炎通常对单纯药物治疗有反应。此外，经口入路比经颈入路降低了喉返神经损伤的风险。总的来说，由于激光技术未被广泛使用，也限制了这些使用激光的手术技术的更广泛使用。大多数治疗下咽憩室的外科医师也普遍认为，缺乏机械装置来封闭边缘增加了纵隔炎的风险，因此无缝合的内镜下食管憩室造口术已不再受欢迎[10]。

经口吻合的下咽憩室切开

经口入路下咽憩室的下一个主要进展是使用吻合器分离和封闭憩室和食管之间的共壁，以及其中包含的环状咽肌。这项技术由Collard和他的同事在1993年首次报道[36]，在当时的一个推广基于激光的显微内镜方法的队列中研究。Collard和他的同事改进了一种刚性经口憩室镜，使其吻合处更窄。他们通过憩室镜引入了直径为12 mm的腹腔镜胃肠吻合器（长度为30 mm），然后在启动吻合器之前使用5 mm的内镜摄像机确认位置（图15.5）[36]。他们还指出，分裂的环状咽肌由于被覆盖的吻合口黏膜封闭，提供了切口边缘外侧的收缩，在憩室和食管[36]之间创造了一个大的开口。他们的报道包括6例患者，其中5例吞咽困难完全缓解，1例症状改善。许多其他出版物使用非常相似的技术重复了这些结果[37-52]。该技术的一个挑战是，吻合器的尖端有一小部分超出了切线，这导致了小的间隔残余。为了克服这一点，一些作者改进了吻合器，确保其尽可能深入憩室[36]。一些作者也报道放置临时牵引缝线在憩室隔的两边，以

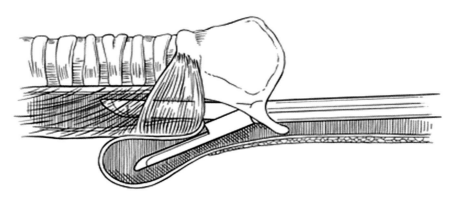

图 15.5　腹腔镜下线性吻合器 / 切割器在经口憩室吻合术中的位置。图中无硬憩室镜
（摘自 Fisichella 和 Patti[135]；图 11.5）

帮助其拉入吻合器咬合处的恰当位置。最大的研究共纳入 585 例患者，这些患者包括从 1995 年至 2010 年发表的文献中挑选出来的（534 例患者）和研究中心回顾的 51 例患者（1999—2011 年）[53]。92.3% 的经口吻合手术在平均 22 分钟内完成。在完成手术的患者中，91% 的患者症状有所改善。大多数病例取消手术是由于憩室过小（＜ 3 cm），或不能充分延伸颈部以放置憩室镜。共有 9.6% 的患者出现并发症，大多数较轻微[53]。最常见的并发症是医源性穿孔（ $n=26$，4.8%），大多数并发症通过单纯药物治疗可以得到控制。该研究中有 1 例死亡（0.2%）。症状复发率估计为 12.8%[53]。然而，他们指出，与推荐的吻合技术相比，经口吻合的复发风险更小[16, 54]。在最近的系统综述中也发现了类似的结果[55]。对于小憩室（＜ 2 cm）的患者，经口吻合操作可能比较困难，因为吻合器可能无法吻合过小的憩室隔，而对于非常大的憩室，吻合器可能无法到达间隔的最远端[16]。对于较大的憩室，可能需要一个以上的吻合钉，并且也是允许这样做的。经口憩室切开术的患者满意度高于开放式手术，这可能与疼痛较少、住院时间更短和总体恢复期更短有关。总的来说，经口吻合器憩室切开术可能是治疗下咽憩室最广泛的经口技术，也可能是大多数中心实施的一线手术。

经口软镜下咽憩室切开术

　　刚性经口技术的一个主要限制是他们依赖于使用刚性设备来可视化憩室和隔。刚性憩室镜

的功能是线性的，要求颈部伸直，使下咽和食管之间有一条直观的直线。在患有下咽憩室的人群中常见骨关节炎、颈椎间盘融合手术史或脊柱后凸，这些都可能会限制颈部的伸展，导致视野受限，不能准确定位。总的来说，柔性内镜技术的进步，很大程度上是由器械的进步提供的，为治疗下咽憩室提供了新方法。图 15.6 展示了经口内镜下下咽憩室切开术前后的钡剂食管造影。

　　虽然首次描述软内镜下治疗下咽憩室是在 1982 年[56]，但直到 1995 年才有了第一个有随访资料的病例系列，有两个中心报道使用类似的技术[57, 58]。Ishioka 和他的同事使用针刀进行黏膜切开和肌切开术，而 Mulder 和他的同事报道使用单极凝血钳。这两种技术都利用电外科器械分离和封闭食管和憩室之间的共壁及环状咽肌[57, 58]。在这些系列中，并发症少见，短期症状缓解率高。然而，在这些（以及随后的）系列中，有患者进行了多次内镜治疗完成了部分分离，然后对症状进行评估。如果症状持续，则安排进一步的内镜治疗，间隔至少 1 天[57-59]。虽然理论上将分离的范围尽可能减到最小对症状缓解有一定好处，但这些好处可能被多次镇静 / 麻醉带来的相关风险所抵消。这些早期的报道随后出现了其他使用其他内镜设备的系列研究，包括氩等离子电凝[59, 60]、钩刀[61, 62]，以及最近开发的用于内镜下黏膜切除和内镜黏膜下剥离的刀，包括 Dualknife[63]、尖端绝缘刀[64]、钳状电刀等[65, 66]。各种辅助装置也有报道，包括内镜帽[61, 67, 68]和内镜夹来封闭黏膜边缘或切除

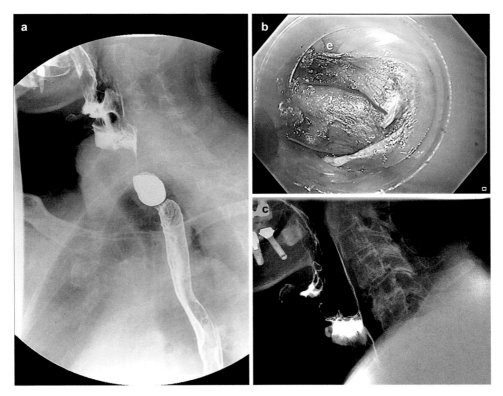

图 15.6 a. 钡剂食管造影显示下咽憩室充盈的颈部侧位图；此图为内镜下经口憩室切开术前；b. 环状咽肌的黏膜下内镜视图。红线表示肌肉的边缘，"e"表示食管的真腔；c. 经腔镜经口憩室切开术后钡剂食管造影的颈部侧位图显示造影剂进入持续存在的囊袋，但仍可自由排空至食管

范围下端。然而，最常提到的器械是柔性憩室镜（图 15.7）[63-66, 69, 70]。大多数使用柔性憩室镜的研究来自欧洲的中心，那里的商业设备更容易获得[71]。其他中心报道改进了内镜上管的末端，使其类似于一个软质憩室镜。软质憩室镜的目的是在分隔时隔离并稳定憩室隔。表 15.2 给出了早期文献总结、内镜设备、并发症和结果报道。

软内镜下入路治疗下咽憩室的一个优势在于无须使用全身麻醉。正如 Sakai 在一篇社论中所描述的，"……对于手术风险过高的患者，建议使用开放手术……（然而）同样的原理被用来提出相反的建议，即柔性内镜"[56]。也就是说，有严重呼吸系统并发症的患者可能难以脱离术中机械通气，可能更适合软内镜入路。这是一种对"开放经颈入路很保守，只适用于高危人群"的传统思维的颠覆。许多早期的软内镜手术报道使用了清醒状态下的镇静[57, 58, 60, 72, 74]。因为大多数作者都是内镜医师，更喜欢在清醒镇静的情况下进行这类手术。但后期的系列研究使用插管

和全身麻醉，或允许选择性使用全身麻醉。在大多数报告软内镜入路手术结果的文献中，手术时间为 15～25 分钟。

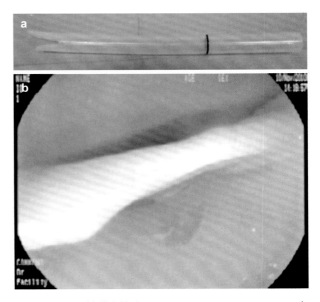

图 15.7 a. 柔性憩室镜（ZD overtube，Cook Endoscopy）；b. 下咽憩室和食管的隔或共壁，通过柔性憩室镜显示并固定（摘自 Kroh 和 Reavis[134]；图 18.5）

表 15.2　下咽憩室非隧道式柔性内镜手术汇总

作者；国籍	发表年份	研究例数	年龄（范围）	肌切开手术设备；附属设备	憩室大小	单次/多次术	不良事件	症状缓解	随访时间（范围）	复发率
Ishioka et al.[57]; Brazil	1995	42	平均68.4（46~102）	针刀	NR	多次（1~5）	2例（4.8%）：1例皮下气肿；1例出血	100%	38个月	7.1%
Mulder et al.[58]; The Netherlands	1995	20	平均82.3（64~88）	电凝钳	5.65 cm（1~12）	多次（1~12）	0（0）	100%	平均6.7个月（1~18）	0
Hashiba et al.[72]; Brazil	1999	47	（51~81）	针刀	平均4.1 cm（2~7）	多次（1~4）	7例（14.8%）：1例出血；5例局部皮下气肿；1例明显皮下气肿	96%	（0~12）	NR
Mulder[59]; The Netherlands	1999	125	中位77（41~100）	氩等离子电凝	平均4.5 cm（1~12）	多次（1~12）	24（19.2%）：17例皮下气肿；5例纵隔气肿；2例出血	NR	NR	NR
Sakai et al.[73]; Brazil	2001	10	（67~87）	针刀内镜帽	NR	单次	无	100%	（2~12）	0
Christiaens et al.[74]; Belgium	2007	21	平均77.5±9.7	电凝钳内镜帽	NR	多次（1~2）	1（4.7%）颈部气肿	100%	中位22.6个月	0
Evrard et al.[75]; Belgium	2003	30	中位78（57~93）	针刀憩室镜	4 cm（2~6）	单次	4（13.3%）：3例轻微出血；2例肺炎；1例皮下气肿伴纵隔炎和脓毒症	96%	中位12.5个月（3~34）	1（3.3%）
Rabenstein et al.[60]; Germany	2006	41	平均73±11	氩等离子电凝内镜帽	NR	多次（1~3）	8（19.5%）：7例发热；1例穿孔伴纵隔炎	95.1%	平均16个月（6~43）	14.7%
Costamagna et al.(a)[67]; Italy	2007	28	中位66（47~86）	针刀内镜帽	4 cm（2~8）	单次	9（32%）（全为内镜帽辅助）：4例出血，2例镜下穿孔，3例肉眼穿孔	43%	平均39个月（9~60）	14%
Costamagna et al.(b)[7]; Italy	2007	11	中位70（63~84）	针刀憩室镜	NR	NR	0	91%	平均6.5个月（3~15）	9%
Vogelsang et al.[68]; Germany	2006	31	中位69（52~92）	针刀内镜帽	3.7±1.3 cm	多次（1~3）	7例（22.6%）：1例中度出血；7例纵隔/颈部气肿	84%	平均26个月（14~29）	NR

续　表

作者；国籍	发表年份	研究例数	年龄（范围）	肌切开术设备；附属设备	憩室大小	单次/多次手术	不良事件	症状缓解	随访时间（范围）	复发率
Al-Kadi et al.[76]；Canada	2010	18	平均80（68~91）	针刀	NR	单次	4（22.2%）；1例穿孔，3例轻度出血	87.5%	平均27.5个月（0.5~84）	11.1%
Case and Baron[77]；USA	2010	22	中位84.5（59~96）	针刀	NR	单次	8（36.4%）；5例出血，6例穿孔	100%	平均12.7个月	31.8%
Repici et al.[61]；Italy	2010	32	74.8（58~92）	钩刀内镜帽	NR	单次	2（6.2%）；1例出血，1例纵隔气肿	28%（87.5%）	平均23.9个月（12~48）	6.2%
Huberty et al.[69]；Belgium	2012	150	73（42~94）	针刀憩室镜内镜夹	中位3 cm（1~8）	单次	4（2.2%）；3例发热，1例肺炎	90.3%	中位43个月（13~121）	23.1%
Manno et al.[64]；Italy	2014	19	中位74（46~84）	IT刀憩室镜	中位4.2 cm（3.0~5.5）	单次	0	100%	中位27个月（3~48）	10.5%
Laquière et al.[63]；France	2014	42	平均74.5	海博刀/dual刀憩室镜	中位3.5 cm	多次（1~3）	8（19%）；5例出血，3例发热	88.1%	所有患者都是16个月	14.2%
Battaglia et al.[65]；Italy	2015	31	中位71（52~85）	SB刀，内镜绞断器；憩室镜，内镜夹	3 cm（1~8）	多次	1（3.2%）；1例延迟出血	90.3%	中位7个月（2~18）	6.5%
Antonello et al.（a）[66]；Italy	2015	34例初次治疗的患者	中位71（48~88）	针刀/钩刀/SB刀憩室镜内镜夹	2 cm（1.0~5.4）	多次	3（8.8%）；1例穿孔，2例中度出血	82.3%	中位18个月（6~50）	14.7%
Antonello et al.（b）[66]；Italy	2015	25例复发的患者	中位68（48~85）	针刀/钩刀/SB刀憩室镜内镜夹	2.2 cm（1.0~4.4）	多次	2（8%）；1例镜下穿孔，1例出血	84%	中位18个月（6~58）	24%
Costamagna et al.[70]；Italy	2016	89	平均70±10	针刀憩室镜	NR	单次	3（3.3%）；1例出血，2例穿孔	71%（85.5%）	中位32个月（1~98）	15%
Halland et al.[78]，USA	2016	52	中位77（34~97）	针刀	平均2.8 cm（1~5）	单次	11（21%）；10例镜下穿孔，1例穿孔需治疗，1例颈部肿胀	100%	中位21个月（0.5~68）	26.9%
Pescarus et al.[79]；Canada	2016	26	平均74.9（47.3~96.7）	针刀/钩刀	2.8 cm（1~5）	单次	1（3.8%）；1例穿孔	100%	中位21个月（1~68.2）	0
Rouquette et al.[62]；Canada	2017	24	中位77（44~90）	钩刀憩室镜	平均3.0 cm（2~8）	多次（1~3）	2（8.3%）	91.7%	中位19.5个月（6~53）	12.5%

大多数已发表的技术，包括表 15.2 中的所有技术，采用单一切口，即从憩室隔向憩室底部进行单一线性切口。这一方法复制了通过硬质经口内镜吻合器完成的分离。最近有文献将该入路推进为双切口入路，其中两个平行切口相距1 cm，持续至憩室底部，远端由内镜绞断器摘取[82, 83]。最终的楔形切除拿掉了更大块的组织，可能带来较少的复发，但缺乏长期数据[84]。

对于下咽憩室软质内镜下手术切除的范围也存在争议。虽然很少有人认为完全分离憩室隔最有可能解决症状并减少复发[70]，但面对筛查并决定最后切除哪一个纤维则完全是另一回事。在早期的出版物中，使用逐步多阶段方法的理由之一可能是害怕游离穿孔进入纵隔和最终的纵隔炎；然而，类似的问题也存在于经口吻合术中，残留的间隔可导致持续性症状。随着时间的推移，越来越多的证据表明，即使发生穿孔，它们通常很小，可以用内镜夹处理，通常不需要手术。有些人甚至认为分离可以直接推进到颈部，超过憩室底部 1 cm，将肌切开延伸到食管[85]。因为他们发现，当肌切开术延长时，术后吞咽困难发生率降低[79]。

引入柔性内镜平台治疗下咽憩室的意义之一是提供治疗的医疗提供者的转变。经颈和最严格的经口技术是由普通外科、耳鼻喉科或胸外科的专科医师开发的。另外，许多涉及柔性内镜的论文来自胃肠病学专业的作者。胃肠病学家，虽然可以通过他们引进内镜和治疗设备，但通常没有接受过外科实践原则的培训。这些互补的专业在自然孔道内镜手术（NOTES）的赞助下有合作和共同进步的历史。有一些胃肠病学家仍然对他们在治疗下咽憩室中的特殊作用感到不安[71]。然而，正如下一节所指出的，如果没有这种跨专业合作的历史，从黏膜下平面治疗下咽憩室的最新进展也许是不可能的。

经口软镜黏膜下入路下咽憩室

随着黏膜下隧道技术在胃肠道各种良恶性病变的治疗中越来越普遍，包括早期结直肠癌、胃癌、平滑肌瘤、胃轻瘫、贲门失弛缓症等，对下咽憩室的黏膜下治疗也开始了探索。在该技术中，由黏膜下隧道入路到达环状咽肌[85-89]。内镜的方向是使憩室隔垂直而不是水平。在隔近端约 3 cm 处做黏膜切口，并纵向延伸以容纳内镜。一条隧道通向憩室隔，然后在肌肉两侧形成隧道，将肌纤维分开。这种肌切开术可以根据需要向远端延伸，甚至可以延伸到憩室底部。最后用夹子关闭黏膜切口。虽然目前仅限于有黏膜下隧道技术广泛经验的中心，但这仍是一个应用于下咽憩室的新兴技术领域。

术前评估

通过上述的诊断方法确诊下咽憩室。对于实施手术的外科医师来说，通过自己的内镜检查来制订手术计划通常是很有帮助的，而软质内镜检查通常是最好的方法，也可能由此发现并发症的证据，包括反流性食管炎。体格检查应包括颈部评估和口腔开合检查。对并发症的回顾，特别是心脏和肺部疾病，将指导医师选择恰当的麻醉方法，通常我们会选择全身麻醉。

术后护理

关于术后护理有各种各样的方案，没有任何比较研究表明孰优孰劣。恢复饮食的时间、饮食结构、抗生素使用的时间（如果使用的话），以及食管造影都是可变的。我们通常在全身麻醉的情况下，在手术室进行经口软质内镜检查。典型做法是让患者在手术当天只允许喝一小口透明液体。次日，进行食管造影，以确认食管有无瘘的发生，并在以后症状复发时建立新的基线。如果没有瘘或穿孔，并且患者能够进行该检查且没有吞咽困难，那么他们可以推进到半流质饮食。这种饮食在之后持续 12 周，以促进黏膜愈合，并减少对组织的机械损伤。在我们的实践中，住院通常只在手术当晚。

当代下咽憩室手术技术：开放下咽憩室手术

患者仰卧在手术室的手术台上，通常进行肩部翻转以促进颈部伸展。在一些实践中，在进行手术切开前使用柔性内镜探查并填充纱布以帮助确定憩室位置。鼻胃管和（或）食管扩张器也可以用来帮助鉴别真正的食管腔。在憩室同侧的胸锁乳突肌前缘做一个切口，通常在左侧。另外，在舌骨和锁骨之间的皮肤折痕处做一个横向切口，形成颈阔肌下皮瓣，后外侧收缩胸锁乳突肌。当咽后壁确定，喉返神经也确定，甲状腺血管也就找到了。根据憩室的大小和位置的不同，这些血管可能需要结扎。憩室随后被找到，并从周围的附着物中分离出来。一旦完成，憩室囊可被切除或悬挂。这个手术同时几乎也都会做一个环状咽肌切开术。许多研究表明，保持环咽肌完整会导致频繁的复发。对于小憩室，单用环状咽肌切开术可能就足够完成治疗。

在早期的描述中，多重干预的需要和抗生素的缺乏导致了高发病率甚至死亡率。在当代系列中，下咽憩室开放技术的总死亡率约为1.5%，并发症发病率约为11.5%。并发症包括瘘管形成、复发、喉返神经损伤、纵隔炎和食管狭窄[90]。

经口下咽憩室硬镜治疗

患者仰卧在手术室的手术台上，通常进行肩部翻转以促进颈部伸展。全身麻醉诱导后插管。放置双瓣憩室镜，前（上）瓣位于食管腔内，后（下）瓣位于憩室内。内镜观察憩室隔，悬挂憩室镜。如果需要，可以在侧方处临时牵拉缝合。将憩室内容物取出。然后进入内镜吻合器。吻合器的吻合器筒（锤状部分）通常更容易定位在憩室中，因为从这个角度看这通常是一个较大的孔，而砧部位于食管腔内。吻合钉钉住后，隔被分开，在食管后壁形成一个共同的开口（憩室-食管吻合术）。分离组织的边缘包括两个黏膜边缘，下面的肌肉被吻合器封闭。根据使用的吻合器大小和憩室的大小，可能需要多次吻合。

因为吻合器的砧总是超出刀片范围，可能留下小的残余隔膜。也有对超声刀或单极钳分离剩余隔膜的描述。这种技术的局限性包括由于小开口或突出的牙列不能延长颈部或憩室镜的位置。小憩室（＜3 cm）的治疗比较困难。由于这两个原因，多达30%的符合条件的患者将无法用这种方法进行治疗，应该寻求另一种方法。

下咽憩室的软镜治疗

患者仰卧在手术室的手术台上，通常进行肩部翻转以促进颈部伸展。大量文献报道，在有意识镇静或监测麻醉护理/深度镇静下对下咽憩室进行软质内镜治疗。虽然这是一种选择，但我们更喜欢插管和全身麻醉，以防需要开放入路。此外，由于内镜稳定性是该入路最具挑战性的方面，全身麻醉和由此产生的最小患者运动可使手术更容易进行。对于那些对软质内镜技术缺乏经验的医师，我们建议使用全麻方法，因为不太镇静的患者可能不能很好地忍受手术时间的延长。使用标准的胃镜，配一个透明帽，这有助于保持组织的可视化。首先进行诊断性内镜检查。我们通常在内镜引导下将鼻胃管置入真正的食管腔，导丝也可以用于同样的目的。这有助于保持方向，也可能有助于稳定内镜。虽然有大量的报道使用柔性憩室镜，或改良的上管，但我们不喜欢这种方法。柔性憩室镜的主要优点是镜子固定，但我们经常发现其在灵活性上的限制是有害的。将憩室中内容物全部取出，通常我们用三角刀完成此操作。分离黏膜，然后再电凝止血。三角刀比大多数其他内镜刀都要大，所以必须谨慎使用，因为热扩散也会更大。然而，增加的表面积允许用刀来推动纤维或边缘，角也可以用来拉纤维；刀的多种使用方式在小空间中可能是有利的。

有两种方法，我们使用的第一个是仅切割的技术。覆盖在隔中部的黏膜被分离，并与隔长轴正交。它被带到憩室的基部。帽盖施加的压力会使黏膜边缘分开，下面的肌肉和结缔组织呈V形。如果能看到网状纤维外没有肌肉，则说明已到达纵隔。应在基底部放置夹子，以帮助减少难以发现的医源性穿孔到纵隔的风险。

另一种方法是黏膜下隧道技术，暴露环状咽肌底层，同时保持皮瓣待稍后关闭。在这种情况下，黏膜切开术是沿着隔长轴进行的，足够长以容纳内镜帽然后小心地剥开黏膜下层，将黏膜与隔膜两侧的下层肌肉分开。环状咽肌纤维暴露后即可完全分离。黏膜切开术可以用内镜夹关闭。在这种技术中，可能存在部分持续隔；然而，完成环状咽肌完全切开术仍可产生持久的症状缓解。

非 Zenker 食管憩室

食管中段憩室和膈上憩室在普遍的人群中发生，但下咽憩室更广泛。由于食管中段憩室和膈上憩室位置较远，治疗不同于下咽憩室，由于其相对少见，指导治疗的证据也十分有限。

食管中段憩室

食管中段憩室发生在隆突上方或下方 5 cm 的区域，占所有食管憩室的 10%～17%[5, 91]。在该区域的憩室传统上需要经胸手术治疗。食管中段憩室往往与固有的长期疾病有关，特别是食管旁炎症。早期研究将许多食管中段憩室与结核相关的淋巴结炎或组织胞浆菌病联系起来。支气管周围淋巴结的炎症导致真性牵引憩室，食管壁的所有层都被拉入一个囊外。最常见的憩室形成于食管右侧，在隆突下方，因为隆突下淋巴结位于离食管最近的位置[5]。更多当代研究表明，压力性憩室也可能发生，可能与食管神经肌肉功能障碍有关[5, 92]。具体来说，食管远端过度收缩或过度活动可能导致该异常节段近端出现高压区域[92]。然而，需要注意的是，大多数将高压确定为致病因素的研究是在高分辨率食管测压法可用之前进行的，这导致了食管运动障碍某些亚组的分类发生了重大变化。也可能有先天性附着物在食管中段作为牵引点，促使压力性憩室扩大[5]。另一种解释是，食管中段压力性憩室是通过食管壁的薄弱点形成的，其中存在先天性前肠囊肿。这也符合观察到的主要发生在食管左

侧的压力性憩室的模式[5]。

食管中段憩室的症状

食管中段小憩室可能是无症状的，通常体积小，基底宽，这种憩室表现典型与肺结核相关。然而，有报道提示也可能出现一些并发症，包括出血和（或）气管或中央血管瘘管连接等。食管中段憩室与食管神经肌肉或运动障碍之间的联系，使我们难以确定症状是由憩室引起的，还是由潜在的运动障碍引起的。

食管中段憩室诊断

食管中段憩室的诊断通常需要用放射学方法。食管造影是诊断食管中段憩室的最佳方法。与下咽憩室类似，一些食管中段憩室是由于横断面成像的使用越来越普遍而偶然发现的。内镜可能是有用的评估憩室并发症的方法，但没有额外的诊断价值。压力分析在确定病因方面可能有用。当存在大憩室时，测压导管可能难以放置，因为导管可能优先进入憩室；这时需要进行内镜引导，以确保导管进入食管腔。

食管中段憩室的手术治疗

食管中段憩室的治疗指征为症状或并发症的出现。牵引型食管中段憩室可采用憩室切除术治疗。传统上，通过右侧开胸手术，在食管探条的帮助下避免食管腔狭窄。该入路传统上是在食管对侧进行肌切开术，可显著降低瘘的发生率[93]。缺损用两层可吸收缝合线缝合，通常用心包脂肪垫或胸膜加固[5]。替代方法包括憩室固定术和椎前筋膜悬吊术。如果这是一种相关的运动障碍，仅进行肌切开术可能就足以缓解症状。胸腔镜手术是可行的，但可能最好由在微创食管手术方面有丰富经验的中心外科医师实施[91, 94]。机器人辅助的方法也有报道。也有越来越多的报道使用黏膜下隧道入路对食管中段憩室进行肌切开术，类似于上文讨论的下咽憩室手术[86, 95]。鉴于某些食管中段憩室可能与运动障碍有关，这种疗法十分有趣；然而，目前还缺乏长期数据的支持。

食管壁内假性憩室

钡剂造影可见壁内假憩室。食管内出现多个小的（通常 < 5 mm）囊性结构，垂直于食管壁[96]。伴有壁内假憩室的患者通常没有相关的内镜异常。然而，壁内假性憩室通常与远端狭窄相关，并可能不能随着远端狭窄的治疗而解决。这种异常不需要手术干预。

膈上食管憩室

膈上憩室是在食管远端形成的压力型憩室，通常在远端 10 cm 范围内。它们非常罕见，估计每年的发病率为 1/50 万[97]。典型的膈上憩室发生在食管的右侧[98]。Hoxie 在 1804 年首次基于解剖学研究对其进行了描述，然后 1898 年 Zeitstein 进行了放射学描述[6]。Mondiere 阐述了由膈上憩室引起的症状，并于 1833 年首次提出腔内压力在膈上憩室的发生中起作用的假说[99]。目前的认识是，膈上憩室是压力型憩室，是由食管壁固有的薄弱点引起的黏膜和黏膜下层的疝出。与下咽憩室相似，大多数膈上憩室与潜在的运动障碍有关，导致功能性远端梗阻和食管管腔超压[24, 99, 100]。一个研究小组对有症状的膈上憩室患者进行了钡剂食管造影、上消化道内镜和食管测压[98]。通过这一补充研究，他们证明所有患者都伴有运动异常，并且分布在五种不同的疾病中：贲门失弛缓症、弥漫性食管痉挛、高血压性食管下括约肌、胡桃夹食管和高强度贲门失弛缓症[98]。然而，即使没有诊断出食管运动障碍，膈憩室患者也会出现肌间丛改变，导致肌肉收缩协调不良[101]。

膈上憩室症状

与其他食管憩室一样，与运动障碍的关联使得很难确定哪些是由膈上憩室引起的症状。吞咽困难和反流是患者最常见的症状[102]。另外有反流、胸痛、上腹痛和吸入性肺炎的报道。症状的严重程度和憩室大小似乎没有相关性[102]。

膈上憩室诊断

大多数膈上憩室是通过钡剂食管造影诊断

的。还应进行上消化道镜检查，以排除相关的恶性肿瘤或异型增生。由于经常并发食管运动障碍，食管测压检查是必要的。对于一些只有间歇性症状或只在进食时有症状的患者，移动式食管监测可能会有一些发现[98]。如果憩室明显扭转了远端食管，测压导管可能需要由内镜引导下放置。食管测压尤其有帮助手术计划的制订，如肌层所需要切开的长度及判断是否应同时进行抗反流手术。

膈上憩室手术治疗

尽管人们普遍认为手术应该只对有症状的患者进行，但这也并非没有争议。虽然一些作者使用膈上憩室的大小标准作为手术指征[103]，但憩室大小与症状之间的相关性较差，对潜在病理生理学的更好理解也不支持这一单一的指征[104]。此外，虽然一些作者主张所有已知的膈上憩室患者都应进行手术[105]，但这必须与显著的发病率风险和已发表的系列文章中高达 11.1% 的死亡率相平衡[106]。此外，许多轻微症状的患者没有进展，或至少是缓慢的进展[107]。也许 Orringer 提出的总结陈述是最好的，"不治疗通常就是最好的治疗"，对有轻微症状的膈上憩室患者，每年观察随访就是最佳方法[6, 108]。当需要手术干预时，通常会进行憩室切除术和食管肌切开术[93, 109]。

手术方式也是一个有争议的问题。传统上，食管远端最好从左侧开胸进入，而且是首选的入路，尽管右侧的膈憩室更常见。在过去的几十年里，在已发表的文献中，无论是胸腔镜、腹腔镜，还是两者联合的微创治疗都有长足的进展[93, 109, 110]。值得注意的是，即使在进行大量食管微创手术的中心，膈上憩室手术后的并发症也是很多的[104]。

鉴于食管运动障碍是膈上憩室发展的基础，肌切开术已被提倡作为手术治疗的一部分。目前，肌切开术被认为是常规术式，在报道的文献中，大多数病例（85.5%）都采用了肌切开术，且具有选择性，对膈上憩室本身不进行干预[93]。肌切开术旨在缓解高压区，类似于环状咽肌切开术治疗下咽憩室；未能消除高压区与围手术期瘘

表 15.3　膈上憩室手术治疗的研究汇总

作者	年份	患者	平均年龄（岁）	手术方式	食管肌切开术（%）	抗反流（%）	憩室切除率（%）	瘘（%）	发病率（%）	二次手术（%）	死亡率（%）	随访	复发人数
Fekete and Vonns[106] France	1992	27	63	开放	55.6	51.9	85.2	8.7	18.5	37	11.1	6	2（7.4%）
Streitz et al.[112] USA	1992	16	62	开放	81.3	0	100	63	37.5	0	0	84	0
Altorki et al.[105] USA	1993	17	65	开放	100	100	82.4	7.1	5.9	0	5.9	84	0
Benacci et al.[107] USA	1993	33	65	开放	69.7	18.2	97	18.8	33.3	6.1	9.1	83	0
Hudspeth et al.[115] USA	1993	9	62	开放	66.7	0	100	11.1	11.1	11.1	0	36	0
Castrucci et al.[116] Italy	1998	27	55	开放	81.5	63	63	11.8	11.1	7.4	7.4	47	0
Jordan and Kimner[117] USA	1999	19	59	开放	58.4	21.1	84.2	63	5.3	0	0	NR	1（20%）
van der Peet et al.[118] The Netherlands	2001	5	58	腹腔镜/胸腔镜	40	0	100	20	20	20	0	NR	0
Nehra et al.[98] USA	2002	18	66	开放	94.4	94.4	77.8	71	16.7	11.1	9.1	24	0
Klaus et al.[111] USA	2003	11	68	腹腔镜/胸腔镜	90.9	90.9	54.5	16.7	18.2	9.1	0	26	0
Matthews et al.[119] USA	2003	5	64	腹腔镜/胸腔镜	100	80	100	0	0	0	0	16	0
Tedesco et al.[120] USA	2005	7	73	腹腔镜	100	100	100	14.3	14.3	14.3	0	60	0
Varghese et al.[104] USA	2007	35	71	开放	94.3	97.1	94.3	6.1	14.3	2.9	2.9	45	NR
D Journo et al.[121] Canada	2009	23	58	开放	100	95.7	56.5	0	8.7	0	0	61	0
Melman et al.[122] USA	2009	13	67	腹腔镜	100	92.3	100	7.7	15.4	7.7	0	14	0
Soares et al.[123] USA	2011	23	57	开放/腔镜	91.3	100	100	4.3	21.7	4.3	4.3	34	0

续 表

作者	年份	患者	平均年龄（岁）	手术方式	食管肌切开术（%）	抗反流（%）	憩室切除率（%）	瘘（%）	发病率（%）	二次手术（%）	死亡率（%）	随访	复发人数
Fumagalli et al.[124] Italy	2012	30	62	腹腔镜	100	100	100	3.3	6.7	33	0	52	0
Zaninotto et al.[125] Italy	2012	24	61	腹腔镜	87.5	100	100	16.7	25	0	0	96	NR
Rossetti et al.[126] Italy	2013	21	59	腹腔镜	100	100	100	23.8	28.6	0	4.8	78	0
Bagheri et al.[127] Iran	2014	17	39	开放	70.6	0	76.5	7.7	17.6	0	0	12	0
Gonzalez-Calatayud et al.[128] Spain	2014	6	64	腹腔镜/胸腔镜	100	100	100	33.3	33.3	0	0	62	0
Hauge et al.[129] Norway	2014	11	60	开放/腹腔镜	27.3	27.3	81.2	33.3	27.3	18.2	0	27	0
Allaix et al.[130] USA	2015	13	65	腹腔镜	100	100	46.2	15.7	7.7	0	0	24	0
Bowman et al.[131] USA	2015	44	70	腹腔镜	100	100	100	18.2	75	0	0	39	0
Macke et al.[132] USA	2015	57	71	腹腔镜/胸腔镜	82.5	42.1	100	7	31.6	7	1.8	21	0
Kao et al.[110]	2018	27	62	腹腔镜/胸腔镜	88.9	85.2	100	0	29.6	0	0	35.8	0
Brandeis et al.[133]	2018	27	67	腹腔镜/胸腔镜	100	92.6	96	3.7	11.1	0	0	33.1	0
Tapias et al.[109]	2018	31	65	开放	90.3	19.4	90.3	3.1	35.5	0	0	34	NR

的发生和膈上憩室复发的风险增加有关[110]。因此，已提倡将肌切开术延伸至胃部[104, 110, 111]。然而，这使患者有术后反流的风险。因此，在一些中心，在术前食管测压结果的指导下，采用选择性肌切开术或局限性肌切开术[98, 112]。

在开放手术时代，一种抗反流手术与膈上憩室切除术和肌切开术联合进行[107]。在已发表的研究中，少于70%的患者同时进行了抗反流手术[93]。有些人认为，如果食管下括约肌未分离，则反流风险较小，这通常意味着经胸入路并进行有限的肌切开术[6, 109]。从文献中得出的结论是，部分折叠的抗反流手术比完全的胃底折叠更可取。最常见的抗反流手术是Dor型（前，180°包绕）或belsey-Mark Ⅳ型（前，220°~240°包绕伴膈肌折叠）[93]。总之，最近一项关于膈上憩室手术选择的meta分析得出结论，憩室切除术加肌切开术在大多数情况下可能是最好的手术，伴或不伴抗反流手术[93]。考虑到开放手术和微创手术在发病率和死亡率方面的结果相似，最好由医师自行决定采用哪种手术方式，以及哪种手术方式最舒适。

新兴的经口内镜治疗膈上憩室方法

鉴于经口食管肌切开术（POEM）作为一种新发展的治疗贲门失弛缓症和其他食管运动性疾病的方法[113]，这些疾病通常伴发膈上憩室，因此，将POEM和黏膜下隧道术应用于膈上憩室或许并不令人惊讶。目前有零星的关于该技术的病例报道，单个多中心研究中包括3例患者[86, 114]。初步的技术很成功，短期内症状缓解。我们预计在未来几年将有更多类似的报道，并热切期待选择标准、高分辨率食管测压术前和术后的相关性以及长期结果的研究描述。

结论

外科针对已发表的食管憩室手术治疗结果的文献报道的评价，仍缺乏可进行对照的文献。食管憩室的罕见性和表现的多样性可能使随机对照试验的可行性降低。技术的异质性及症状和成功率的非标准化报告使直接比较变得困难。目前没有一套包含症状（吞咽困难、吞咽疼痛、误吸、反流）、症状严重程度评估（吞咽困难评分）、手术适应证（大小、症状、并发症）、临床成功定义（症状消除、症状改善）复发（多次或一次手术后）或随访时间（早期 vs. 晚期）。我们无法推荐一种相对而言更加具有优越性的方法。不过，鉴于上述大多数的术式都有很好的效果和相当低的并发症的风险，最好的方法还是留给外科医师或内镜医师基于他们的知识、经验及坐在他们面前的患者来决定。

参考文献

[1] Law R, Katzka DA, Baron TH. Zenker's Diverticulum. Clin Gastroenterol Hepatol. 2014; 12: 1773-82; quiz e111-112.

[2] Ferreira LEVVC, Simmons DT, Baron TH. Zenker's diverticula: pathophysiology, clinical presentation, and flexible endoscopic management. Dis Esophagus. 2008; 21: 1-8.

[3] Laing MR, Murthy P, Ah-See KW, Cockburn JS. Surgery for pharyngeal pouch: audit of management with short- and long-term follow-up. J R Coll Surg Edinb. 1995; 40: 315-8.

[4] van Overbeek JJ. Meditation on the pathogenesis of hypopharyngeal (Zenker's) diverticulum and a report of endoscopic treatment in 545 patients. Ann Otol Rhinol Laryngol. 1994; 103: 178-85.

[5] Rice TW, Baker ME. Midthoracic esophageal diverticula. Semin Thorac Cardiovasc Surg. 1999; 11: 352-7.

[6] Allen MS. Treatment of epiphrenic diverticula. Semin Thorac Cardiovasc Surg. 1999; 11: 358-62.

[7] Scher RL, Puscas L. Chapter 71: Zenker diverticulum. In: Cummings Otolaryngology. 6th ed. Philadelphia: Saunders Elsevier; 2015. p. 1025-34.

[8] Zaninotto G, Costantini M. Chapter 11: Cricopharyngeal dysfunction and Zenker diverticulum. In: Shackelfords surgery alimentary tract. 8th ed. Philadelphia: Elsevier; 2019. p. 157-72.

[9] Cook IJ, Gabb M, Panagopoulos V, Jamieson GG, Dodds WJ, Dent J, Shearman DJ. Pharyngeal (Zenker's) diverticulum is a disorder of upper esophageal sphincter opening. Gastroenterology. 1992; 103: 1229-35.

[10] Veenker EA, Andersen PE, Cohen JI. Cricopharyngeal spasm and Zenker's diverticulum. Head Neck. 2003; 25: 681-94.

[11] Zainabadi K, Courcoulas AP, Awais O, Raftopoulos I.

Laparoscopic revision of Nissen fundoplication to Roux-en-Y gastric bypass in morbidly obese patients. Surg Endosc. 2008; 22: 2737−40.

[12] Hillel AT, Flint PW. Evolution of endoscopic surgical therapy for Zenker's diverticulum. Laryngoscope. 2009; 119: 39−44.

[13] Regan J, Walshe M, Timon C, McMahon BP. Endoflip® evaluation of pharyngo-oesophageal segment tone and swallowing in a clinical population: a total laryngectomy case series. Clin Otolaryngol. 2015; 40: 121−9.

[14] Regan J, Walshe M, Rommel N, Tack J, McMahon BP. New measures of upper esophageal sphincter distensibility and opening patterns during swallowing in healthy subjects using EndoFLIP®. Neurogastroenterol Motil. 2013; 25: e25−34.

[15] Pomerri F, Costantini M, Dal Bosco C, Battaglia G, Bottin R, Zanatta L, Ancona E, Muzzio PC. Comparison of preoperative and surgical measurements of Zenker's diverticulum. Surg Endosc. 2012; 26: 2010−5.

[16] Aly A, Devitt PG, Jamieson GG. Evolution of surgical treatment for pharyngeal pouch. Br J Surg. 2004; 91: 657−64.

[17] Stewart K, Sen P. Pharyngeal pouch management: an historical review. J Laryngol Otol. 2016; 130: 116−20.

[18] Lahey FH. Pharyngo-esophageal diverticulum: its management and complications. Ann Surg. 1946; 124: 617−36.

[19] Sweet RH. Pulsion diverticulum of the pharyngo-esophageal junction: technic of the one-stage operation: a preliminary report. Ann Surg. 1947; 125: 41−8.

[20] Sweet RH. Excision of diverticulum of the pharyngo-esophageal junction and lower esophagus by means of the one stage procedure; a subsequent report. Ann Surg. 1956; 143: 433−8.

[21] Payne WS. The treatment of pharyngoesophageal diverticulum: the simple and complex. Hepato-Gastroenterology. 1992; 39: 109−14.

[22] Harrison MS. The aetiology, diagnosis and surgical treatment of pharyngeal diverticula. J Laryngol Otol. 1958; 72: 523−34.

[23] Sutherland HD. Cricopharyngeal achalasia. J Thorac Cardiovasc Surg. 1962; 43: 114−26.

[24] Belsey R. Functional disease of the esophagus. J Thorac Cardiovasc Surg. 1966; 52: 164−88.

[25] Lerut T, van Raemdonck D, Guelinckx P, Dom R, Geboes K. Zenker's diverticulum: is a myotomy of the cricopharyngeus useful? How long should it be? Hepato-Gastroenterology. 1992; 39: 127−31.

[26] Pera M, Yamada A, Hiebert CA, Duranceau A. Sleeve recording of upper esophageal sphincter resting pressures during cricopharyngeal myotomy. Ann Surg. 1997; 225: 229−34.

[27] Mosher H. Webs and pouches of the oesophagus, their diagnosis and tratment. Surg Gynecol Obstet. 1917; 25: 175.

[28] Gaub O, Jackson C. Pulsion diverticulum of the esophagus: a new operatoin for its cure. Surg Gynecol Obstet. 1915; 21: 52.

[29] Jackson C, Shallow TA. Diverticula of the oesophagus, pulsion, traction, malignant and congenital. Ann Surg. 1926; 83: 1−19.

[30] Dohlman G, Mattsson O. The endoscopic operation for hypopharyngeal diverticula: a roentgencinematographic study. AMA Arch Otolaryngol. 1960; 71: 744−52.

[31] Von Doersten PG, Byl FM. Endoscopic Zenker's diverticulotomy (Dohlman procedure): forty cases reviewed. Otolaryngol Head Neck Surg. 1997; 116: 209−12.

[32] Wayman DM, Byl FM, Adour KK. Endoscopic diverticulotomy for the treatment of Zenker's diverticulum. Otolaryngol Head Neck Surg. 1991; 104: 448−52.

[33] Lippert BM, Folz BJ, Rudert HH, Werner JA. Management of Zenker's diverticulum and postlaryngectomy pseudodiverticulum with the CO_2 laser. Otolaryngol Head Neck Surg. 1999; 121: 809−14.

[34] Lippert BM, Folz BJ, Gottschlich S, Werner JA. Microendoscopic treatment of the hypopharyngeal diverticulum with the CO_2 laser. Lasers Surg Med. 1997; 20: 394−401.

[35] Kuhn FA, Bent JP. Zenker's diverticulotomy using the KTP/532 laser. Laryngoscope. 1992; 102: 946−50.

[36] Collard JM, Otte JB, Kestens PJ. Endoscopic stapling technique of esophagodiverticulostomy for Zenker's diverticulum. Ann Thorac Surg. 1993; 56: 573−6.

[37] Scher RL, Richtsmeier WJ. Long-term experience with endoscopic staple-assisted esophagodiverticulostomy for Zenker's diverticulum. Laryngoscope. 1998; 108: 200−5.

[38] Thaler ER, Weber RS, Goldberg AN, Weinstein GS. Feasibility and outcome of endoscopic staple-assisted esophagodiverticulostomy for Zenker's diverticulum. Laryngoscope. 2001; 111: 1506−8.

[39] Cook RD, Huang PC, Richstmeier WJ, Scher RL. Endoscopic staple-assisted esophagodiverticulostomy: an excellent treatment of choice for Zenker's diverticulum. Laryngoscope. 2000; 110: 2020−5.

[40] Lüscher MS, Johansen LV. Zenker's diverticulum treated by the endoscopic stapling technique. Acta Otolaryngol Suppl. 2000; 543: 235−8.

[41] Baldwin DL, Toma AG. Endoscopic stapled diverticulotomy: a real advance in the treatment of hypopharyngeal diverticulum. Clin Otolaryngol Allied Sci. 1998; 23: 244−7.

[42] Philippsen LP, Weisberger EC, Whiteman TS, Schmidt JL. Endoscopic stapled diverticulotomy: treatment of choice for Zenker's diverticulum. Laryngoscope. 2000; 110: 1283−6.

[43] Narne S, Cutrone C, Bonavina L, Chella B, Peracchia A. Endoscopic diverticulotomy for the treatment of Zenker's diverticulum: results in 102 patients with staple-assisted endoscopy. Ann Otol Rhinol Laryngol. 1999; 108: 810−5.

[44] Omote K, Feussner H, Stein HJ, Ungeheuer A, Siewert JR. Endoscopic stapling diverticulostomy for Zenker's diverticulum. Surg Endosc. 1999; 13: 535−8.

[45] Koay CB, Bates GJ. Endoscopic stapling diverticulotomy for pharyngeal pouch. Clin Otolaryngol Allied Sci. 1996; 21: 371−6.

[46] Peracchia A, Bonavina L, Narne S, Segalin A, Antoniazzi L, Marotta G. Minimally invasive surgery for Zenker diverticulum: analysis of results in 95 consecutive patients. Arch Surg. 1998; 133: 695−700.

[47] Raut VV, Primrose WJ. Long-term results of endoscopic stapling diverticulotomy for pharyngeal pouches. Otolaryngol Head Neck Surg. 2002; 127: 225−9.

[48] Stoeckli SJ, Schmid S. Endoscopic stapler-assisted diverticuloesophagostomy for Zenker's diverticulum: patient satisfaction and subjective relief of symptoms. Surgery. 2002; 131: 158−62.

[49] Bonavina L, Aiolfi A, Scolari F, Bona D, Lovece A, Asti E. Long-term outcome and quality of life after transoral stapling for Zenker diverticulum. World J Gastroenterol. 2015; 21: 1167−72.

[50] Wasserzug O, Zikk D, Raziel A, Cavel O, Fleece D, Szold A. Endoscopically stapled diverticulostomy for Zenker's

diverticulum: results of a multidisciplinary team approach. Surg Endosc. 2010; 24: 637−41.

[51] Jaramillo MJ, McLay KA, McAteer D. Long-term clinico-radiological assessment of endoscopic stapling of pharyngeal pouch: a series of cases. J Laryngol Otol. 2001; 115: 462−6.

[52] Morse CR, Fernando HC, Ferson PF, Landreneau RJ, Luketich JD. Preliminary experience by a thoracic service with endoscopic transoral stapling of cervical (Zenker's) diverticulum. J Gastrointest Surg. 2007; 11: 1091−4.

[53] Leong SC, Wilkie MD, Webb CJ. Endoscopic stapling of Zenker's diverticulum: establishing national baselines for auditing clinical outcomes in the United Kingdom. Eur Arch Otorhinolaryngol. 2012; 269: 1877−84.

[54] Koay CB, Commins D, Bates GJ. The role of endoscopic stapling diverticulotomy in recurrent pharyngeal pouch. J Laryngol Otol. 1998; 112: 954−5.

[55] Verdonck J, Morton RP. Systematic review on treatment of Zenker's diverticulum. Eur Arch Otorhinolaryngol. 2015; 272: 3095−107.

[56] Sakai P. Endoscopic myotomy of Zenker's diverticulum: lessons from 3 decades of experience. Gastrointest Endosc. 2016; 83: 774−5.

[57] Ishioka S, Sakai P, Maluf Filho F, Melo JM. Endoscopic incision of Zenker's diverticula. Endoscopy. 1995; 27: 433−7.

[58] Mulder CJ, den Hartog G, Robijn RJ, Thies JE. Flexible endoscopic treatment of Zenker's diverticulum: a new approach. Endoscopy. 1995; 27: 438−42.

[59] Mulder CJ. Zapping Zenker's diverticulum: gastroscopic treatment. Can J Gastroenterol. 1999; 13: 405−7.

[60] Rabenstein T, May A, Michel J, Manner H, Pech O, Gossner L, Ell C. Argon plasma coagulation for flexible endoscopic Zenker's diverticulotomy. Endoscopy. 2007; 39: 141−5.

[61] Repici A, Pagano N, Romeo F, Danese S, Arosio M, Rando G, Strangio G, Carlino A, Malesci A. Endoscopic flexible treatment of Zenker's diverticulum: a modification of the needle-knife technique. Endoscopy. 2010; 42: 532−5.

[62] Rouquette O, Abergel A, Mulliez A, Poincloux L. Usefulness of the Hook knife in flexible endoscopic myotomy for Zenker's diverticulum. World J Gastrointest Endosc. 2017; 9: 411−6.

[63] Laquière A, Grandval P, Arpurt JP, Boulant J, Belon S, Aboukheir S, Laugier R, Penaranda G, Curel L, Boustière C. Interest of submucosal dissection knife for endoscopic treatment of Zenker's diverticulum. Surg Endosc. 2015; 29: 2802−10.

[64] Manno M, Manta R, Caruso A, Bertani H, Mirante VG, Osja E, Bassotti G, Conigliaro R. Alternative endoscopic treatment of Zenker's diverticulum: a case series (with video). Gastrointest Endosc. 2014; 79: 168−70.

[65] Battaglia G, Antonello A, Realdon S, Cesarotto M, Zanatta L, Ishaq S. Flexible endoscopic treatment for Zenker's diverticulum with the SB Knife. Preliminary results from a single-center experience. Dig Endosc. 2015; 27: 728−33.

[66] Antonello A, Ishaq S, Zanatta L, Cesarotto M, Costantini M, Battaglia G. The role of flexible endotherapy for the treatment of recurrent Zenker's diverticula after surgery and endoscopic stapling. Surg Endosc. 2016; 30: 2351−7.

[67] Costamagna G, Iacopini F, Tringali A, Marchese M, Spada C, Familiari P, Mutignani M, Bella A. Flexible endoscopic Zenker's diverticulotomy: cap-assisted technique vs. diverticuloscope-assisted technique. Endoscopy. 2007; 39:

146−52.

[68] Vogelsang A, Preiss C, Neuhaus H, Schumacher B. Endotherapy of Zenker's diverticulum using the needle-knife technique: long-term follow-up. Endoscopy. 2007; 39: 131−6.

[69] Huberty V, El Bacha S, Blero D, Le Moine O, Hassid S, Devière J. Endoscopic treatment for Zenker's diverticulum: long-term results (with video). Gastrointest Endosc. 2013; 77: 701−7.

[70] Costamagna G, Iacopini F, Bizzotto A, Familiari P, Tringali A, Perri V, Bella A. Prognostic variables for the clinical success of flexible endoscopic septotomy of Zenker's diverticulum. Gastrointest Endosc. 2016; 83: 765−73.

[71] Katzka DA, Baron TH. Transoral flexible endoscopic therapy of Zenker's diverticulum: is it time for gastroenterologists to stick their necks out? Gastrointest Endosc. 2013; 77: 708−10.

[72] Hashiba K, de Paula AL, da Silva JG, Cappellanes CA, Moribe D, Castillo CF, Brasil HA. Endoscopic treatment of Zenker's diverticulum. Gastrointest Endosc. 1999; 49: 93−7.

[73] Sakai P, Ishioka S, Maluf-Filho F, Chaves D, Moura EG. Endoscopic treatment of Zenker's diverticulum with an oblique-end hood attached to the endoscope. Gastrointest Endosc. 2001; 54: 760−3.

[74] Christiaens P, De Roock W, Van Olmen A, Moons V, D'Haens G. Treatment of Zenker's diverticulum through a flexible endoscope with a transparent oblique-end hood attached to the tip and a monopolar forceps. Endoscopy. 2007; 39: 137−40.

[75] Evrard S, Le Moine O, Hassid S, Devière J. Zenker's diverticulum: a new endoscopic treatment with a soft diverticuloscope. Gastrointest Endosc. 2003; 58: 116−20.

[76] Al-Kadi AS, Maghrabi AA, Thomson D, Gillman LM, Dhalla S. Endoscopic treatment of Zenker diverticulum: results of a 7-year experience. J Am Coll Surg. 2010; 211: 239−43.

[77] Case DJ, Baron TH. Flexible endoscopic management of Zenker diverticulum: the Mayo Clinic experience. Mayo Clin Proc. 2010; 85: 719−22.

[78] Halland M, Grooteman KV, Baron TH. Flexible endoscopic management of Zenker's diverticulum: characteristics and outcomes of 52 cases at a tertiary referral center. Dis Esophagus. 2016; 29: 273−7.

[79] Pescarus R, Shlomovitz E, Sharata AM, Cassera MA, Reavis KM, Dunst CM, Swanström LL. Trans-oral cricomyotomy using a flexible endoscope: technique and clinical outcomes. Surg Endosc. 2016; 30: 1784−9.

[80] Perbtani Y, Suarez A, Wagh MS. Techniques and efficacy of flexible endoscopic therapy of Zenker's diverticulum. World J Gastrointest Endosc. 2015; 7: 206−12.

[81] Ishaq S, Hassan C, Antonello A, et al. Flexible endoscopic treatment for Zenker's diverticulum: a systematic review and meta-analysis. Gastrointest Endosc. 2016; 83: 1076−1089.e5.

[82] Gölder SK, Brueckner J, Ebigbo A, Messmann H. Double incision and snare resection in symptomatic Zenker's diverticulum: a modification of the stag beetle knife technique. Endoscopy. 2018; 50: 137−41.

[83] Pang M, Koop A, Brahmbhatt B, Bartel MJ, Woodward TA. Comparison of flexible endoscopic cricopharyngeal myectomy and myotomy approaches for Zenker diverticulum repair. Gastrointest Endosc. 2019; 89: 880−6.

[84] Ishaq S, Sultan H, Siau K, Kuwai T, Mulder CJ, Neumann H. New and emerging techniques for endoscopic treatment

of Zenker's diverticulum: State-of-the-art review. Dig Endosc. 2018; 30: 449−60.

[85] Beard K, Swanström LL. Zenker's diverticulum: flexible versus rigid repair. J Thorac Dis. 2017; 9: S154−62.

[86] Yang J, Zeng X, Yuan X, et al. An international study on the use of peroral endoscopic myotomy (POEM) in the management of esophageal diverticula: the first multicenter D-POEM experience. Endoscopy. 2019; 51: 346−9.

[87] Li Q-L, Chen W-F, Zhang X-C, Cai M-Y, Zhang Y-Q, Hu J-W, He M-J, Yao L-Q, Zhou P-H, Xu M-D. Submucosal tunneling endoscopic septum division: a novel technique for treating Zenker's diverticulum. Gastroenterology. 2016; 151: 1071−4.

[88] Brieau B, Leblanc S, Bordacahar B, Barret M, Coriat R, Prat F, Chaussade S. Submucosal tunneling endoscopic septum division for Zenker's diverticulum: a reproducible procedure for endoscopists who perform peroral endoscopic myotomy. Endoscopy. 2017; 49: 613−4.

[89] Hernández Mondragón OV, Solórzano Pineda MO, Blancas Valencia JM. Zenker's diverticulum: submucosal tunneling endoscopic septum division (Z-POEM). Dig Endosc. 2018; 30: 124.

[90] Chang CY, Payyapilli RJ, Scher RL. Endoscopic staple diverticulostomy for Zenker's diverticulum: review of literature and experience in 159 consecutive cases. Laryngoscope. 2003; 113: 957−65.

[91] Palanivelu C, Rangarajan M, Senthilkumar R, Velusamy M. Combined thoracoscopic and endoscopic management of mid-esophageal benign lesions: use of the prone patient position: Thoracoscopic surgery for mid-esophageal benign tumors and diverticula. Surg Endosc. 2008; 22: 250−4.

[92] Cross FS, Johnson GF, Gerein AN. Esophageal diverticula. Associated neuromuscular changes in the esophagus. Arch Surg. 1961; 83: 525−33.

[93] Chan DSY, Foliaki A, Lewis WG, Clark GWB, Blackshaw GRJC. Systematic review and meta-analysis of surgicaltreatment of Non-Zenker's Oesophageal diverticula. J Gastrointest Surg. 2017; 21: 1067−75.

[94] Fernando HC, Luketich JD, Samphire J, Alvelo-Rivera M, Christie NA, Buenaventura PO, Landreneau RJ. Minimally invasive operation for esophageal diverticula. Ann Thorac Surg. 2005; 80: 2076−80.

[95] Mou Y, Zeng H, Wang Q, Yi H, Liu W, Wen D, Tang C, Hu B. Giant mid-esophageal diverticula successfully treated by per-oral endoscopic myotomy. Surg Endosc. 2016; 30: 335−8.

[96] Baker ME, Zuccaro G, Achkar E, Rice TW. Esophageal diverticula: patient assessment. Semin Thorac Cardiovasc Surg. 1999; 11: 326−36.

[97] Abdollahimohammad A, Masinaeinezhad N, Firouzkouhi M. Epiphrenic esophageal diverticula. J Res Med Sci. 2014; 19: 795−7.

[98] Nehra D, Lord RV, DeMeester TR, Theisen J, Peters JH, Crookes PF, Bremner CG. Physiologic basis for the treatment of epiphrenic diverticulum. Ann Surg. 2002; 235: 346−54.

[99] Soares R, Herbella FA, Prachand VN, Ferguson MK, Patti MG. Epiphrenic diverticulum of the esophagus. From pathophysiology to treatment. J Gastrointest Surg. 2010; 14: 2009−15.

[100] Effler DB, Barr D, Groves LK. Epiphrenic diverticulum of the esophagus: surgical treatment. Arch Surg. 1959; 79: 459−67.

[101] Rice TW, Goldblum JR, Yearsley MM, Shay SS, Reznik SI, Murthy SC, Mason DP, Blackstone EH. Myenteric plexus abnormalities associated with epiphrenic diverticula. Eur J Cardiothorac Surg. 2009; 35: 22−7; discussion 27.

[102] Fasano NC, Levine MS, Rubesin SE, Redfern RO, Laufer I. Epiphrenic diverticulum: clinical and radiographic findings in 27 patients. Dysphagia. 2003; 18: 9−15.

[103] Debas HT, Payne WS, Cameron AJ, Carlson HC. Physiopathology of lower esophageal diverticulum and its implications for treatment. Surg Gynecol Obstet. 1980; 151: 593−600.

[104] Varghese TK, Marshall B, Chang AC, Pickens A, Lau CL, Orringer MB. Surgical treatment of epiphrenic diverticula: a 30-year experience. Ann Thorac Surg. 2007; 84: 1801−9; discussion 1801−1809.

[105] Altorki NK, Sunagawa M, Skinner DB. Thoracic esophageal diverticula. Why is operation necessary? J Thorac Cardiovasc Surg. 1993; 105: 260−4.

[106] Fékéte F, Vonns C. Surgical management of esophageal thoracic diverticula. Hepato-Gastroenterology. 1992; 39: 97−9.

[107] Benacci JC, Deschamps C, Trastek VF, Allen MS, Daly RC, Pairolero PC. Epiphrenic diverticulum: results of surgical treatment. Ann Thorac Surg. 1993; 55: 1109−13; discussion 1114.

[108] Orringer MB. Epiphrenic diverticula: fact and fable. Ann Thorac Surg. 1993; 55: 1067−8.

[109] Tapias LF, Morse CR, Mathisen DJ, Gaissert HA, Wright CD, Allan JS, Lanuti M. Surgical management of esophageal epiphrenic diverticula: a transthoracic approach over four decades. Ann Thorac Surg. 2017; 104: 1123−30.

[110] Kao AM, Arnold MR, Schlosser KA, Siddiqui SL, Prasad T, Colavita PD, Heniford BT. Epiphrenic diverticulum: 20-year single-institution experience. Am Surg. 2018; 84: 1159−63.

[111] Klaus A, Hinder RA, Swain J, Achem SR. Management of epiphrenic diverticula. J Gastrointest Surg. 2003; 7: 906−11.

[112] Streitz JM, Glick ME, Ellis FH. Selective use of myotomy for treatment of epiphrenic diverticula. Manometric and clinical analysis. Arch Surg. 1992; 127: 585−7; discussion 587−88.

[113] Inoue H, Minami H, Kobayashi Y, Sato Y, Kaga M, Suzuki M, Satodate H, Odaka N, Itoh H, Kudo S. Peroral endoscopic myotomy (POEM) for esophageal achalasia. Endoscopy. 2010; 42: 265−71.

[114] Demeter M, Bánovčin P, Ďuriček M, Kunda R, Hyrdel R. Peroral endoscopic myotomy in achalasia and large epiphrenic diverticulum. Dig Endosc. 2018; 30: 260−2.

[115] Hudspeth DA, Thorne MT, Conroy R, Pennell TC. Management of epiphrenic esophageal diverticula. A fifteen-year experience. Am Surg. 1993; 59: 40−2.

[116] Castrucci G, Porziella V, Granone PL, Picciocchi A. Tailored surgery for esophageal body diverticula. Eur J Cardiothorac Surg. 1998; 14: 380−7.

[117] Jordan PH, Kinner BM. New look at epiphrenic diverticula. World J Surg. 1999; 23: 147−52.

[118] van der Peet DL, Klinkenberg-Knol EC, Berends FJ, Cuesta MA. Epiphrenic diverticula: minimal invasive approach and repair in five patients. Dis Esophagus. 2001; 14: 60−2.

[119] Matthews BD, Nelms CD, Lohr CE, Harold KL, Kercher KW, Heniford BT. Minimally invasive management of epiphrenic esophageal diverticula. Am Surg. 2003; 69:

465−70; discussion 470.

[120] Tedesco P, Fisichella PM, Way LW, Patti MG. Cause and treatment of epiphrenic diverticula. Am J Surg. 2005; 190: 891−4.

[121] D'Journo XB, Ferraro P, Martin J, Chen L-Q, Duranceau A. Lower oesophageal sphincter dysfunction is part of the functional abnormality in epiphrenic diverticulum. Br J Surg. 2009; 96: 892−900.

[122] Melman L, Quinlan J, Robertson B, Brunt LM, Halpin VJ, Eagon JC, Frisella MM, Matthews BD. Esophageal manometric characteristics and outcomes for laparoscopic esophageal diverticulectomy, myotomy, and partial fundoplication for epiphrenic diverticula. Surg Endosc. 2009; 23: 1337−41.

[123] Soares RV, Montenovo M, Pellegrini CA, Oelschlager BK. Laparoscopy as the initial approach for epiphrenic diverticula. Surg Endosc. 2011; 25: 3740−6.

[124] Fumagalli Romario U, Ceolin M, Porta M, Rosati R. Laparoscopic repair of epiphrenic diverticulum. Semin Thorac Cardiovasc Surg. 2012; 24: 213−7.

[125] Zaninotto G, Parise P, Salvador R, Costantini M, Zanatta L, Rella A, Ancona E. Laparoscopic repair of epiphrenic diverticulum. Semin Thorac Cardiovasc Surg. 2012; 24: 218−22.

[126] Rossetti G, Fei L, del Genio G, et al. Epiphrenic diverticula mini-invasive surgery: a challenge for expert surgeons — personal experience and review of the literature. Scand J Surg. 2013; 102: 129−35.

[127] Bagheri R, Maddah G, Mashhadi MR, Haghi SZ, Tavassoli A, Ghamari MJ, Sheibani S. Esophageal diverticula: analysis of 25 cases. Asian Cardiovasc Thorac Ann. 2014; 22: 583−7.

[128] Gonzalez-Calatayud M, Targarona EM, Balague C, Rodriguez-Luppi C, Martin AB, Trias M. Minimally invasive therapy for epiphrenic diverticula: systematic review of literature and report of six cases. J Minim Access Surg. 2014; 10: 169−74.

[129] Hauge T, Johnson E, Sandstad O, Johannessen H-O, Trondsen E. Surgical treatment of epiphrenic oesophageal diverticulum. Tidsskr Nor Laegeforen. 2014; 134: 1047−50.

[130] Allaix ME, Borraez Segura BA, Herbella FA, Fisichella PM, Patti MG. Is resection of an esophageal epiphrenic diverticulum always necessary in the setting of achalasia? World J Surg. 2015; 39: 203−7.

[131] Bowman TA, Sadowitz BD, Ross SB, Boland A, Luberice K, Rosemurgy AS. Heller myotomy with esophageal diverticulectomy: an operation in need of improvement. Surg Endosc. 2016; 30: 3279−88.

[132] Macke RA, Luketich JD, Pennathur A, Bianco V, Awais O, Gooding WE, Christie NA, Schuchert MJ, Nason KS, Levy RM. Thoracic esophageal diverticula: a 15-year experience of minimally invasive surgical management. Ann Thorac Surg. 2015; 100: 1795−802.

[133] Brandeis AE, Singhal S, Lee TH, Mittal SK. Surgical management of epiphrenic diverticulum: a single-center experience and brief review of literature. Am J Surg. 2018; 216: 280−5.

[134] Kroh M, Reavis KM, editors. Chap. 18: Endoscopic interventions for the thoracic esophagus: Zenker's and other diverticula. In: The SAGES manual: operating through the endoscope. Cham: Springer; 2016. https://doi.org/10.1007/978-3-319-24,145-6_18.

[135] Conigliaro R, Frazzoni M, editors. Chap. 11: Endoscopic and surgical management of Zenker's diverticulum: new approaches. In: Diagnosis and endoscopic management of digestive diseases. Cham: Springer; 2017. https://doi.org/10.1007/978-3-319-42,358-6_11.

[136] Fisichella P, Patti M, editors. Chap. 11: Operations for Zenker's diverticulum. In: Atlas of esophageal surgery. Cham: Springer; 2015.

第 16 章

下段食管憩室的手术治疗
Surgical Techniques for Lower Esophageal Diverticula

Francesca M. Dimou and Alfons Pomp

李志刚　潘杰　译

引言

　　食管膈上憩室是食管远端膈肌上 10 cm 内发生的食管黏膜和黏膜下层膨出形成的与食管腔相通的囊袋。膈上憩室常继发于胃食管交界处流出道梗阻，也可继发于食管下段解剖结构异常。食管运动障碍患者常发生膈上憩室，其中最常见于贲门失弛缓症[1-3]。

　　膈上憩室的临床表现为吞咽困难、上腹痛、反流、反酸、吸入性肺炎或持续性咳嗽。患者也可能无症状，或在进行食管运动障碍评估时偶然发现。膈上憩室患者的术前检查包括内镜检查、钡剂造影和食管测压。

　　膈上憩室的标准治疗方法为手术治疗，但对于不同术式的使用存在很大争议。本章内容对膈上憩室的微创手术方式进行讨论。

手术治疗

　　无论采取何种手术方式，治疗膈上憩室主要有三个目标：憩室切除、肌层切开及部分胃底折叠。本章将介绍三种手术方法：腹腔镜、胸腔镜和机器人手术。

腹腔镜手术

　　腹腔镜手术是治疗膈上憩室最常见的手术方式。具体的手术细节如患者体位、缝合技术和打孔位置，因术者各自的偏好而异。以下是笔者进行膈上憩室切除术时的具体操作描述。

　　（1）患者体位：患者取仰卧位，四肢伸直外展；如此，术者可以站在患者两腿之间。注意对患者的手臂和下肢进行保护，安装足板，患者两腿为倾斜角度较大的反 Trendelenburg 卧位。

　　（2）打孔位置：如无既往腹部手术史，可在左上象限 Palmer 点（左锁骨中线肋缘下 2 cm）使用 5 mm 戳卡打孔，30° 腹腔镜进入腹腔。首先检查腹部是否有损伤或粘连，然后在直视下于脐上打一个 5 mm 的孔。摄像头从此孔进入，在上腹部做一个 5 mm 切口并放置 Nathanson 肝脏拉钩。另外，在右上象限和左腹部各插入一

F. M. Dimou・A. Pomp (✉)
Department of Surgery, Weill Cornell Medicine/New York Presbyterian Hospital,
New York, NY, USA
e-mail: alfons.pomp.chum@ssss.gouv.qc.ca

© Springer Nature Switzerland AG 2021
N. Zundel et al. (eds.), *Benign Esophageal Disease*,
https://doi.org/10.1007/978-3-030-51489-1_16

个 5 mm 戳卡。打孔完毕后，患者体位调整为反Trendelenburg 卧位。

（3）腹腔镜关键技术：游离远端食管前须先离断肝胃韧带。笔者常用的能量设备为 5 mm 超声刀。沿食管前部向右膈脚进行分离，注意不要损伤迷走神经前支。然后分离食管后部，注意保护迷走神经后支。分离食管环周后部应直至看到左膈脚为止。在食管套带，有利于食管牵拉和游离。

在纵隔内进行解剖分离，找到憩室并从胸膜剥离。需完全分离憩室到达颈部，以利于完全切除，这一步很重要。

在食管内小心地插入一个 54～58 Fr 的尖端锥形探条，用于撑食管并防止狭窄。然后将 5 mm 的戳卡孔扩大为 12 mm，以便腹腔镜吻合器进入。进入腹腔镜切割吻合器，从憩室颈部将憩室离断，切割缝缘处再加一层间断丝线缝合。

在食管对侧进行肌切开术可减轻远端梗阻；钝性分离、电钩烧灼和超声刀相结合用于肌纤维的分离。肌切开应足够长，以确保梗阻解除；对于贲门失弛缓症患者，我们通常在食管远端做 6～7 cm 的肌切开，并向远端延伸 2～3 cm 至胃。如果在分离过程中有任何潜在的穿孔可能，应进行术中消化道内镜检查。

最后一步应包括食管裂孔关闭和部分胃底折叠，以减少术后反流的可能性。建议关闭裂孔时应无张力、永久缝合。我们通常使用间断丝线缝合。胃底折叠术推荐 Dor 术式，注意分离胃短血管。将胃底与右膈肌脚顶部和肌切开处缝合，形成胃底折叠。胃底同时也缝合到左膈肌脚，前方缝合到膈裂孔。缝合方法是用 3-0 丝线在腔内缝合（图 16.1、图 16.2 和表 16.1）。

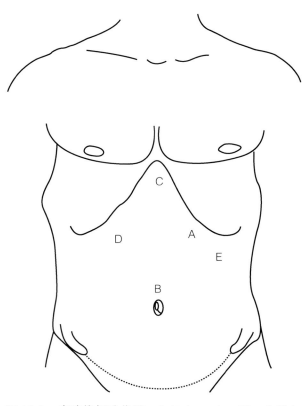

图 16.1　腹腔镜打孔位置。A. Palmer 点：第一个戳卡的位置；B. 5 mm 脐上孔；C. 上腹部位置：Nathanson 肝牵开器；D. 5 mm 右上象限孔；E. 5 mm 左腹部孔

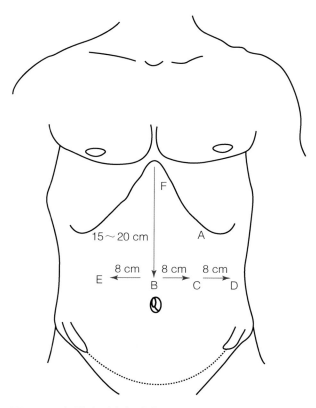

图 16.2　机器人手术打孔位置。A. Palmer 点；B. 初始参考点；C. 3 臂位点；D. 4 臂位点；E. 1 臂位点；F. Nathanson 肝牵开器位点

表 16.1　关键技术要点和可能的失误

关键技术要点	可能的失误
食管游离和显露	打孔位置过低可能导致难以到达憩室颈层面
憩室颈的完全暴露	肌层切开不充分
食管支架放置	电刀灼烧时易造成医源性穿孔
肌层切开	胃短血管游离导致脾脏损伤
部分胃底折叠	

胸腔镜手术

对于膈上憩室位置靠上不宜采用腹腔镜手术的患者，首选胸腔镜手术。需要双腔气管内插管进行单肺通气。

（1）患者体位：患者采用侧卧位；具体左侧还是右侧取决于憩室在哪一边。比如右侧憩室的患者应采用左侧卧位。需要注意减轻压力点，调整手术台以打开肋间隙，以便放置戳卡。

（2）戳卡位置：首先，先后在腋后线第七肋间隙、腋前线第五肋间隙和肩胛骨下尖端处放置 5 mm 戳卡。应在第四肋间隙处做一个前切口，用于吻合器放入和标本取出。

（3）关键胸腔镜技术：断开下肺韧带。寻找并游离食管，分离出憩室，注意不要损伤迷走神经。使用 Penrose 引流管提起食管。憩室分离出来后，用与腹腔镜手术相同的原则进行切除，包括放置探条。而完成胃底折叠和肌切开术部分，需要用腹腔镜路径。

机器人手术

尽管机器人手术提供了一种替代的微创技术，但这类患者机器人手术治疗的适应证还没有得到很好的研究。机器人手术的优点包括 3D 可视化、更优的人体工程学，以及通过腹腔进入食管近端的能力。根据我们的经验，在上消化道手术中使用机器人技术主要使用的是达芬奇机器人平台。

（1）患者体位：在机器人手术中，患者采用仰卧位，双臂外展，放置踏足板。完成患者准备并铺好巾过后，将患者置于反 Trendelenburg 卧位，左侧朝上。在 Palmer 点放置一根 Veress 针

打气腹。然后将患者置于仰卧位进行戳卡放置。

（2）打孔位置：腹部以如下方式标记：在中线剑突下 13～15 cm 处标记一个参考点。在参考点左侧 2 cm 处，在直视下插入 8 mm 戳卡（2 臂）。检查腹部是否有损伤，取出 Veress 针。接下来，另一个 12 mm 戳卡放置在患者左侧 8 cm 处（3 臂，用于吻合器吻合）。再从 3 臂孔向左 8 cm 打孔（4 臂）。最后一个孔在参考点右侧 8 cm 处标记（1 臂）。所有戳卡放置好后，将患者置于反 Trendelenberg 卧位。在上腹部做一个 5 mm 的切口，放置 Nathanson 肝牵开器。我们通常将牵开器放置在患者的右侧并调整肝牵开器的支架使其尽可能靠近患者，以防止与机器人手臂发生碰撞。然后进行机器人对接（可以在患者的右侧或左侧完成）。2 臂作为摄像头接口；1 臂和 4 臂用于使用小型牵引钳。3 臂用超声刀游离于胃大弯、食管、裂孔和纵隔。

游离的过程需要应用超声刀，憩室游离出来后，使用机器人 SureForm 吻合器进行憩室切除术。完成这一操作并进行肌切开术后，使用机器人电钩或 Maryland 双极钳精细地解剖肌纤维。进行机器人手术时，我们也会做部分胃底折叠，特别是 Dor 的胃底折叠。同样，用丝线缝合来加强包绕并将其固定在裂孔上。

术后护理

患者于术前一天收入院，开始进流食，第二天早上开始完全的流食。进行微创手术。术后第一天给予少量麻醉剂，出院。非临床研究状况相关的情况下，我们通常不进行常规术后对比研究。

结论

尽管切除膈上憩室的手术方法多样，但技术原则是相同的。不仅要切除憩室，而且要通过肌层切开术解除远端梗阻。没有一种方法绝对优于其他，每一种微创技术都依赖于外科医师的技能和学习曲线。最重要的是，在治疗这些患者时采取微创策略可获得良好的长期疗效。

参考文献

[1] Herbella FAM, Patti MG. Modern pathophysiology and treatment of esophageal diverticula. Langenbeck's Arch Surg. 2012; 397(1): 29−35. https://doi.org/10.1007/s00423-011-0843-2.

[2] Nehra D, Lord RV, DeMeester TR, et al. Physiologic basis for the treatment of epiphrenic diverticulum. Ann Surg. 2002; 235(3): 346−54. https://doi.org/10.1097/00000658-200203000-00006.

[3] Melman L, Quinlan J, Robertson B, et al. Esophageal manometric characteristics and outcomes for laparoscopic esophageal diverticulectomy, myotomy, and partial fundoplication for epiphrenic diverticula. Surg Endosc. 2009; 23(6): 1337−41. https://doi.org/10.1007/s00464-008-0165-9.

[4] Andrási L, Paszt A, Simonka Z, Ábrahám S, Rosztóczy A, Lázár G. Laparoscopic surgery for epiphrenic esophageal diverticulum. JSLS. 2018; 22(2): e2017.00093. https://doi.org/10.4293/JSLS.2017.00093.

第 17 章

Barrett 食管的医学评估
Medical Evaluation of Barrett's Esophagus

Brian Hodgens, Reid Sakamoto, and Dean Mikami

曹庆东　甘向峰　译

引言

Barrett 食管（Barrett's esophagus，BE）是食管黏膜因慢性炎症和过度刺激引起的食管病理状态。这种长期存在的慢性炎症会引起食管黏膜上皮化生，正常的复层鳞状上皮转化为含杯状细胞的异常柱状上皮。随着时间的推移，持续的化生会导致上皮不典型增生，进而使患者易患食管腺癌（esophageal adenocarcinoma，EAC）。BE 的病因主要是，在胃食管反流病（GERD）时食管黏膜暴露于胃酸和胆汁中，导致的食管黏膜慢性炎症。GERD 本身是一种非常常见的疾病，目前已经有几个较为明确的危险因素。然而目前尚不清楚的是，将这些高危患者（以及其他被诊断为 BE 的患者）纳入严格的筛查和监测计划是否能带来生存获益。虽然对这种癌前病变的监测是合理且必要的，但这些检查方法往往是侵入性的、耗时的，并且可能引起患者的焦虑情绪，而且可能实际上并不能改善食管癌患者的死亡率[1, 2]。

定义

自 20 世纪 90 年代以来，GERD 发病率一直在持续增高。在北美，GERD 的患病率推测为 18.1%～27.8%，受该病影响的人可能比真正确诊的患者更多[3]，并且 GERD 患者有 10%～15% 发生 BE 的风险（即从近端正常食管的复层鳞状上皮到远端食管的柱状上皮，并且出现至少 1 cm 或更大范围的化生）[4]。在美国，BE 的患病率约为 5.6%[5]，继发于 BE 的食管腺癌已成为食管癌的最常见原因[6]。

肠上皮化生是一种可以发生于食管和胃的病理改变，所累及的黏膜长度与是否进展为不

B. Hodgens (✉)
Department of Surgery, University of Hawaii, Honolulu, HI, USA
e-mail: bhodgens@hawaii.edu

R. Sakamoto
Department of Surgery, John A. Burns School of Medicine, Honolulu, HI, USA

D. Mikami
Department of Surgery, The Queen's Medical Center, Honolulu, HI, USA

© Springer Nature Switzerland AG 2021
N. Zundel et al. (eds.), *Benign Esophageal Disease*,
https://doi.org/10.1007/978-3-030-51489-1_17

典型增生直接相关。位于食管-胃交界处小于 1 cm 的黏膜改变，仅被归为肠上皮化生，进展为 EAC 的风险较低。BE 进一步可分为短段 BE（化生长度为 1～3 cm）和长段 BE（化生长度大于 3 cm）。这两者之间有一些重要的区别，影响到临床决策。由于这些疾病分类是由距离胃食管交界处（GEJ）的距离来划分的，因此至关重要的是，内镜医师诊断和检查 Barrett 食管患者时，必须非常精确地定位 Z 线、GEJ、辨别裂孔疝及近端上皮化生的位置。

在 GEJ 处的化生可以分为贲门型或肠型化生。2003 年，在 Dresner 等的一项研究中，接受了食管切除术的患者在随后进行的胃镜随访过程中，几乎所有患者的食管黏膜组织都在 27 个月内因为严重的反流出现从正常黏膜到贲门型黏膜到肠型黏膜的化生模式[7]。这一发现有助于明确在反流时发生在食管远端的变化过程，并且也有助于证实，无论哪种类型的非分层鳞状上皮黏膜存在于 GEJ 处都是异常的。不过现有的研究表明，从超短段化生到 EAC 的风险是最小的，但是目前并没有关于这一类患者的临床决策指导意见。

短段和长段 BE 在黏膜受累长度、患病率、症状严重程度和是否进展为 EAC 的风险方面存在差异。在 GERD 患者中，短节段 BE 约占 6.4%，长节段 BE 约占 1.5%[8]。短段 BE 患者严重反流的发生率较低，往往没有 GERD 症状，而长段患者往往有仰卧或直立反流及更频繁的 GERD 症状。与长节段患者相比，短节段患者也倾向于有更高的 LES 压力和更强的食管蠕动[9]，并且进展为不典型增生和癌症的风险与所涉及的黏膜长度直接相关。几项比较长段和短段 BE 中不典型增生和 EAC 发病率的研究表明，长段 BE 中不典型增生和 EAC 的发病率高近 3 倍[8, 10]。

风险因素

目前已经确定了几个促进 BE 进展的危险因素：慢性 GERD（＞5 年）、食管裂孔疝、中央型肥胖、男性、年龄＞50 岁、高加索人种、吸烟、一级亲属的 BE 或 EAC 病史[4, 11-13]。一些病例对照研究表明，GERD 症状发生的频率与 EAC 的发展之间存在直接关系[14]；但是在研究中也发现，EAC 患者中有约 40% 没有 GERD 症状。鉴于上述和与 EAC 相关的一些其他研究数据，尚不清楚这些高危因素的哪一种组合最令人关注，以及哪些患者可以从筛查中获益最大。

治疗和随访监测

建议 BE 患者终身使用质子泵抑制剂（PPI）治疗。有研究显示，诊断 BE 后长期使用 PPI（2～3 年），可以降低约 71% EAC 或 BE 相关性重度不典型增生的发生率（OR 0.29；95%CI=0.12～0.71）[15]。由于组胺受体拮抗剂并没有显示出对 EAC 进展的保护作用，所以 PPI 是首选的降酸疗法（HR 0.83；95%CI=0.11～6.03）[16]。

参与 BE 随访监测项目的患者，如果进展为 EAC 可以得到早期确诊，这可以改善食管癌患者整体死亡率。Kalsteliein 在一个监测计划中发现，EAC 患者的 5 年生存率为 74%（95% CI=60%～87%），而在一般人群中仅为 17%[17]。接受监测的患者中只有 4% 死于 EAC，大多数死亡原因是心血管疾病或其他恶性肿瘤。并且在参与随访监测计划的患者进展为 EAC 时，肿瘤的分期较早（Ⅰ期 vs. Ⅳ期；HR=0.19；95%CI=0.16～0.23）[18]。虽然目前尚未确定最佳获益人群和监测频率，但随访监测仍然是 EAC 早诊早治的一个重要方面。

对 BE 和 EAC 的早期诊断能够改善总体死亡率，但是随访监测的成本效益尚未得到证实[17, 18]。约 43.7% 的 BE 患者没有明显反流症状，所以仅基于 GERD 症状的筛查可能并不可靠[19]。但是推荐在慢性（＞5 年）和频繁 GERD 症状（每周或更多），并且具有 2 个或更多的危险因素的 BE 的患者中进行筛查[4]。一般不建议对女性进行筛查，若有必要，可考虑在具有多种危险因素的女性进行个体化筛查；一般不建议在普通人群中进行筛查。

对于需要接受内镜筛查的患者，高清晰度／

高分辨率白光食管胃十二指肠镜（EGD）是鉴别 BE 和 EAC 的金标准。内镜评估应包括四象限活检，包括每 2 cm 在正常黏膜处，以及每 1 cm 在不典型增生黏膜处的活检。如果对 BE 患者初始内镜检查提示为阴性，则不建议进一步评估。但是如果在初次内镜检查中发现食管炎，则应接受 PPI 治疗，并且在 8～12 周后复查内镜。在那些不合并不典型增生的 BE 患者中，内镜监测应每 3～5 年进行一次。

在最初内镜检查中发现不典型增生的患者，应接受 PPI 抑酸治疗 3～6 个月。3 个月后复查内镜，最迟不应超过 6 个月。如果在复查中发现轻度不典型增生，首选内镜干预，随后建议每 12 个月内镜随访监测。如果发现无黏膜下浸润的重度不典型增生或黏膜内癌，建议内镜治疗。所有病理结果应由至少 2 名病理学家审核，其中一名应具有胃肠病理专业背景。

内镜检查应规范地进行，根据 Prague C&M 标准描述，内镜报告应包括化生的周向（C）程度，以及 GEJ 上方黏膜化生的最大（M）范围[20]。例如，C4M7 病变将描述 4 cm 的环向化生，最长的化生长度达到 7 cm。此外，内镜检查时间应大于每厘米 1 分钟，以进一步识别可疑病变、重度不典型增生和 EAC[21]。

非镇静经鼻内镜（unsedated transnasal endoscopy, uTNE）是一种安全和耐受性都较好的，可以替代白光内镜（WLE）的检查方式，在 BE 的评价中显示出有效性。与传统 EGD 相比，由于内镜探头较小（小于 6 mm），uTNE 已被患者证明具有更好的耐受性。经鼻内镜（TNE）不触及舌根，降低了呕吐反流发生率，并减少了镇静的需要[22]。并且 uTNE 对经标准内镜证实的 BE 的内镜鉴别，具有 100% 的敏感性和特异性。但是组织学诊断显示仅有 66.7% 的敏感性和 100% 的特异性，这可能是由于 TNE 的活检钳较小[23]。美国胃肠病学学院推荐 uTNE 作为常规内镜检查 BE 的一种可接受的替代方法[4]。

还有其他几种方法可用于 BE 的内镜和组织学评估。胶囊内镜是一种将内镜传入食管的方法，在行进过程中获得图像以评估 BE。胶囊内镜具有很好的耐受性，但它并不具备充分的特异性或敏感性，建议筛查时使用[4, 23, 24]。

细胞海绵（Cytosponge）是一种外罩明胶胶囊的自膨胀海绵，进入胃后胶囊融化释放出海绵，然后通过回收海绵，收集远端食管的细胞学样本。然后对样品进行三叶因子 3 蛋白（TTF3）染色，TTF3 能够区分 BE 细胞和其他消化道细胞。结合免疫组化结果，Cytosponge 的敏感性为 73%，特异性为 94%[25]。Cytosponge 可以为 BE 提供一种廉价和方便的筛选方式，目前正在进行的随机对照试验已经开始验证这一新技术[26]。

与仅使用 WLE 相比，乙酸色谱法比亚甲基蓝和靛蓝胭脂红的内镜检查显示出更高的诊断率[22]。与常规内镜检查和活检相比，乙酸色谱法也显示出对肿瘤更高的检测阳性率。醋酸会使单纯 BE 组织变白，而合并有不典型增生的 BE 组织将迅速失去乙酰美白作用[22, 27, 28]。然而尚未常规推荐此类使用图像增强技术来筛选 BE。

结论

随着 GERD 的发病率不断升高，食管腺癌发病率不断增加，以及内镜诊断和治疗方法的进步，BE 的诊断、随访监测和临床管理策略仍然是外科医师和消化科医师的一个重要课题。早期诊断不典型增生和 EAC 的好处是显而易见的，然而找到合适的目标人群进行随访监测仍然是一个充满争议的话题。定期内镜检查和活检有其自身的风险，并且依然可能错过发展中的癌症。展望未来，新技术可能提供一个更少侵入性和更敏感的测试方法来检测不典型增生，这可能会使目前存在一定风险的较频繁的内镜检查逐渐边缘化。

参考文献

[1] Corley DA, Mehtani K, Quesenberry C, et al. Impact of endoscopic surveillance on mortality from Barrett's esophagus-associated esophageal adenocarcinomas. Gastroenterology. 2013; 145: 312−9.

[2] Garside R, Pitt M, Somerville M, et al. Surveillance of Barrett's oesophagus: exploring the uncertainty through systematic review, expert workshop and economic modeling. Health Technol Assess. 2006; 10: 1−6.

[3] El-SeragHB,SweetS, WinchesterCC, etal. Update on the epidemiology of gastro-oesophageal reflux disease: a systematic review. Gut. 2014; 63: 871−80.

[4] Shaheen NJ, Falk GW, Iyer PG, et al. ACG clinical guideline: diagnosis and management of Barrett's esophagus. Am J Gastroenterol. 2016; 111: 30−50.

[5] Hayeck TJ, Kong CY, Spechler SJ, et al. The prevalence of Barrett's esophagus in the US: estimates from a simulation model confirmed by SEER data. Dis Esophagus. 2010; 23: 451−7.

[6] Barret M, Prat F. Diagnosis and treatment of superficial esophageal cancer. Ann Gastroenterol. 2018; 31: 256−65.

[7] Dresner SM, Griffin SM, Waymn J, et al. Human model of duodenogastro-oesophageal reflux in the development of Barrett's metaplasia. Br J Surg. 2003; 90: 1120−8.

[8] Hirota WK, Loughney TM, Lazas DJ, et al. Specialized intestinal metaplasia, dysplasia, cancer of the esophagus and esophagogastric junction: prevalence and clinical data. Gastroenterology. 1999; 116: 277.

[9] Loughney T, Maydonovitch CL, Wong RK. Esophageal manometry and ambulatory 24-hour pH monitoring in patients with short and long segment Barrett's esophagus. Am J Gastroenterol. 1998; 93: 916.

[10] Weston AP, Krmpotich PT, Cherian R, et al. Prospective long-term endoscopic and historical follow-up of short segment Barrett's esophagus: comparison with traditional long segment Barrett's esophagus. Am J Gastroenterol. 1997; 92: 407.

[11] Cook MB, Wild CP, Forman D. A systematic review and meta-analysis of the sex ratio for Barrett's esophagus, erosive reflux disease, and nonerosive reflux disease. Am J Epidemiol. 2005; 162: 1050−61.

[12] Thrift AP, Kramer JR, Qureshi Z, et al. Age at onset of GERD symptoms predicts risk of Barrett's esophagus. Am J Gastroenterol. 2013; 108: 915−22.

[13] Spechler SJ, Sharma P, Souza RF, et al. American Gastroenterological Association technical review on the management of Barrett's esophagus. Gastroenterology. 2011; 140: 18.

[14] Rubenstein JH, Taylor JB. Meta-analysis: the association of oesophageal adenocarcinoma with symptoms of gastro-oesophageal reflux. Aliment Pharmacol Ther. 2010; 32: 1222.

[15] Singh S, Garg SK, Singh PP, et al. Acid-suppressive medications and risk of oesophageal adenocarcinoma in patients with Barrett's oesophagus: a systematic review and meta-analysis. Gut. 2014; 63: 1229−37.

[16] Kastelein F, Spaander MCW, Steyerberg EW, et al. Proton pump inhibitors reduce the risk of neoplastic progression in patients with Barrett's esophagus. Clin Gastroenterol Hepatol. 2013; 11: 382−8.

[17] Kastelein F, van Olphen SH, Steyerberg EW, et al. Impact of surveillance for Barrett's oesohagus on tumor stage and survival of patients with neoplastic progression. Gut. 2016; 65: 548−54.

[18] Verbeek RE, Leenders M, ten Kate FJW, et al. Surveillance of Barrett's esophagus and mortality from esophageal adenocarcinoma: a population-based cohort study. Am J Gastroenterol. 2014; 109: 1215−22.

[19] Ronkainen J, Aro P, Storskrubb T, et al. Prevalence of Barrett's esophagus in the general population: an endoscopic study. Gastroenterology. 2005; 129: 1825−31.

[20] Sharma P, Dent J, Armstrong D, et al. The development and validation of an endoscopic grading system for Barrett's esophagus: the Prague C&M criteria. Gastroenterology. 2006; 131: 1392−9.

[21] Gupta N, Gaddam S, Wani SB, et al. Longer inspection time is associated with increased detection of high-grade dysplasia and esophageal adenocarcinoma in Barrett's esophagus. Gastrointest Endosc. 2012; 76: 531−8.

[22] di Pietro M, Canto MI, Fitzgerald RC. Clinical endoscopic management of early adenocarcinoma and squamous cell carcinoma of the esophagus (screening, diagnosis and therapy). Gastroenterology. 2018; 154: 421−36.

[23] Shariff MK, Varghese S, O'Donovan M, et al. Pilot randomized cross-over study comparing the efficacy of transnasal disposable endosheath to standard endoscopy to detect Barrett's oesophagus. Endoscopy. 2016; 48: 110−6.

[24] Bhardwaj A, Hollenbeak CS, Pooran N, et al. A meta-analysis of the diagnostic accuracy of esophageal capsule endoscopy for Barrett's esophagus in patients with gastroesophageal reflux disease. Am J Gastroenterol. 2009; 104: 1533−9.

[25] Ross-Innes CS, Debiram-Beecham I, O'Donovan M, et al. Evaluation of a minimally invasive cell sampling device coupled with assessment of trefoil factor 3 expression for diagnosing Barrett's esophagus: a multi-center case-control study. PLoS Med. 2015; 12: 1−19.

[26] Offman J, Muldrew B, O'Donovan M, et al. Barrett's oESophagus trial 3 (BEST3): study protocol for a randomized controlled trial comparing the Cytosponge-TFF3 test with usual care to facilitate the diagnosis of oesophageal pre-cancer in primary care patients with chronic acid reflux. BMC Cancer. 2018; 18: 784.

[27] Thorloor S, Bhattacharyya R, Tsagkournis O, et al. Acetic acid chromoendoscopy in Barrett's esophagus surveillance is superior to the standardized random biopsy protocol: results from a large cohort study (with video). Gastrointest Endosc. 2014; 80: 417−24.

[28] Longcroft-Wheaton G, Duku M, Mead R, et al. Acetic acid spray is an effective tool for the endoscopic detection of neoplasia in patients with Barrett's esophagus. Clin Gastroenterol Hepatol. 2010; 8: 843−7.

第 18 章

Barrett 食管的消融治疗
Ablative Therapies in Barrett's Esophagus

Audrey C. Pendleton and W. Scott Melvin

曹庆东　甘向峰　译

引言

正常情况下，远端食管黏膜为分层的鳞状上皮，Barrett 食管（BE）是该鳞状上皮被具有胃和肠特征的化生柱状上皮代替。它通常是由长期存在的胃食管反流病（GERD）对食管黏膜的持续损伤引起的，并使患者易患食管腺癌（EAC），EAC 在过去 40 年中发病率显著增加。GERD 是 EAC 相关危险因素（包括吸烟和肥胖等）中最重要的一个，与一般人群相比，BE 患者发展为 EAC 的概率将升高 30～125 倍[1]。在所有接受内镜检查的患者中，BE 的患病率为 1%～2%，在接受内镜检查的具有 GERD 症状的患者中，BE 的患病率为 5%～15%[2]。虽然 BE 患者的 EAC 发生率较高，但仅有一小部分 BE 患者进展癌变，年度患病风险为 0.1%～0.5%[3, 4]。

BE 的流行病学

在发达国家，BE 最常影响老年人，主要为白种人男性[5]。虽然确诊年龄差异很大，但大多数确诊患者在 60～79 岁[6]。BE 真正的患病率很难确定，因为许多具有 BE 的患者是无症状的。事实上，对 BE 最初的评估数据之一来自尸检研究。Cameron 和他的同事估计，长段 BE（long-segment，LSBE）的患病率约为 0.4%，只有一小部分病例具有明显的临床症状[7]。一些来自三级内镜中心的研究一直试图量化 BE 的真实患病率，在一项研究中，961 例接受常规结肠镜检查的患者进行了上消化道内镜检查，发现 65 例患者合并有 BE；研究结果提示，BE 总患病率为 6.8%，1.2% 的患者有 LSBE；在有胃灼热的患者中，BE 患病率较高为 8.3%，但大多数内镜下确诊的 BE 患者无明显症状[8]。

风险因素
胃食管反流病（GERD）

GERD 是 BE 发生的主要危险因素。一些病例对照研究表明，GERD 患者中 BE 的发病率会升高 6～8 倍，并且症状持续时间与 BE 的风险增加呈正相关[9-11]。一项系统回顾发现，反流

A. C. Pendleton (✉) · W. Scott Melvin
Department of Surgery, Montefiore Medical Center, Bronx, NY, USA

© Springer Nature Switzerland AG 2021
N. Zundel et al. (eds.), *Benign Esophageal Disease*,
https://doi.org/10.1007/978-3-030-51489-1_18

症状与短节段 BE（short-segment，SSBE）之间没有关联，但有反流症状的患者发生 LSBE 的概率增加[12]。研究表明，BE 患者有明显异常的酸暴露条件，如更长的酸暴露时间、较低的 pH、较弱的食管蠕动收缩和较低的食管下括约肌（LES）张力[13, 14]。虽然有一些数据表明使用质子泵抑制剂（PPI）可能降低患癌的风险，但这些药物对 BE 进展的影响尚不清楚[15]。

临床管理策略

BE 的治疗目的是防止其演进为重度不典型增生（high-grade dysplasia，HGD），最终进展为 EAC 并由此带来较差的预后。传统上临床管理集中于减轻食管黏膜损伤、治疗 GERD 症状、防止糜烂性损伤并进行内镜随访监测以及时发现黏膜不典型增生[16-18]。研究表明，发生不典型增生的 BE 具有向 HGD 和 EAC 进展的可能，发生率分别为 0.9% 和 0.5%[19-26]。

内镜消融治疗

在过去的 10 年中，BE 的治疗发生了变化。从历史上看，BE 患者，特别是合并有不典型增生的患者，都接受了食管切除术，这是一种与围手术期并发症发病率和死亡率显著相关的手术。但是现在内镜治疗已逐渐被接受，并已取代食管切除术作为此类疾病的主要治疗方式。不伴有不典型增生的 BE 患者采用内镜随访监测，以及时发现不典型增生或腺癌[27]。内镜手术分为两大类：内镜黏膜切除术（EMR），将在下一章中讨论；内镜消融术，如射频消融治疗（radiofrequency ablation，RFA）、氩气等离子体凝固治疗（argon plasma coagulation，APC）或冷冻治疗[28]。

射频消融治疗（RFA）

RFA 包括使用射频能量并将其直接应用于 BE 上皮，通常使用 350～500 kHz。高频能量能够局限于黏膜层，不涉及黏膜下层或固有肌层，

这降低了随后形成狭窄的风险。该能量要么使用基于球囊的 360° 导管环向传递，要么使用内镜进行局部聚焦传递[29]。一项比较这两种技术的研究发现，与球囊相比，用聚焦处理方式会大大降低射频消融治疗 BE 长度的下限[30]。

目前对 RFA 的疗效进行了较为全面的研究，其中开创性研究是"消融治疗肠上皮化生"（ablation of intestinal metaplasia，AIM）。这一里程碑式的研究是第一个随机对照试验，以明确 RFA 能否作为治疗合并不典型增生 BE 患者的治疗手段。在本研究中，127 例 BE 合并不典型增生患者，包括重度不典型增生（high-grade dysplasia，HGD）和轻度不典型增生（low-grade dysplasia，LGD），随机接受 RFA 或安慰性治疗。结果表明，在经 RFA 治疗的 LGD 组和 HGD 组的新生物根除率分别为 90.5% 和 81%；而安慰性治疗组则分别为 22.7% 和 19%。此外，77.4% 的人完全根除肠上皮化生（complete eradication of intestinal metaplasia，CE-IM），而安慰性治疗组为 2.3%[31]。后来其他的研究遵循了这一里程碑式的试验，并加强了 RFA 的有效性。有研究回顾性分析了 244 例 BE 相关肿瘤患者的 RFA 治疗，发现 80% 的患者获得 CE-IM，87% 的患者完全根除不典型增生（complete eradication of dysplasia，CE-D）；另外，尽管接受了 RFA，仍有 4 例患者进展为癌症[32]。一项大宗 meta 分析进一步支持了这些研究结果，这项分析包括了美国、英国和欧洲的 18 项研究，包含 3 000 多名患者，91% 的患者接受了 RFA，78% 的患者显示出 CE-IM[33]。

这些里程碑式的研究初步显示出令人鼓舞的结果，接下来是验证持续性和检验长期结果。AIM 试验进行了 3 年的随访，发现在随访患者中，98% 有 CE-D，91% 有 CE-IM[34]。Orman 等的研究指出：在接受了 RFA 的 262 例患者中，共 155 人年，复发率为 5.2%/ 年，进展率为 1.9%/ 年[33]。Gupta 等在一项超过 8 年纳入了 592 例患者的研究中发现，接受了根治的患者中，2 年后的复发率在 33% 左右[35]。在一项研究中评估在英国接受 RFA 的患者时发现，治疗

后 19 个月时肠化生复发率为 5.1%[36]。这些数据表明，虽然 RFA 提供了较高的短期成功率，但仍然存在复发的风险，治疗后必须继续监测。

RFA 亦存在一定的并发症，一项大型 meta 分析统计了 37 项研究，超过 9 000 例患者，结果显示不良事件发生率为 8.8%，最常见的是狭窄，发生率为 5.6%。其他并发症发生率较低，如出血为 1%，穿孔 0.6%。发生并发症的危险因素包括较长的 BE 长度和同期 RFA+ESD[37]。

冷冻疗法

冷冻疗法主要是通过极冷的温度来破坏异常组织，最常用的冷冻剂主要是液氮和二氧化碳[28]。

目前有几项研究已经验证了冷冻疗法的疗效，一项多中心前瞻性研究指出，在 LGD 患者中，获得 CE-D 和 CE-IM 的分别占 81% 和 65%，在 HGD 患者中，获得 CE-D 和 CE-IM 的分别也是 81% 和 65%。该项研究还研究了短节段 BE，发现在这些患者中，获得 CE-D 和 CE-IM 的分别占 97% 和 77%[38]。一项回顾性非随机研究指出，在 RFA 治疗失败后接受冷冻治疗作为挽救性治疗的患者，1 年后疾病缓解率为：癌，77%；不典型增生，89%；HGD，94%[39]。

一项单中心回顾性研究评估了 3 年和 5 年的复发率。肠上皮化生、不典型增生和 HGD 患者复发率分别为 12.2%、4% 和 1.4%，其中进展为腺癌的很少见，大多数复发患者均接受了进一步诊治[40]。

总的来说，冷冻治疗较为安全，并发症最少，患者对治疗过程的耐受性也较好。回顾性分析国家冷冻治疗数据库的结果表明，没有穿孔及死亡病例，仅有一例患者出现了无须治疗的狭窄表现[41]。

氩气等离子体凝固疗法（APC）

APC 使用非接触式热量来消融组织，一个探针用于电离氩气，电流通过电离的氩气射流进行传导使组织凝固。为了减轻狭窄的发生风险，术中常使用混合 APC（hybrid APC），并在黏膜下层注射生理盐水，这样就将大大降低术中损伤到食管深部肌层的可能性[28]。

有几项研究分析了 APC 的疗效，APE 试验是一项随机研究，比较了 BE 患者接受 APC 与 EMR 后的监测结果。研究纳入了 63 例患者，提示 APC 组继发性损伤发生率明显较低，结果分别为 3% 和 36.7%（$P=0.005$）[42]。

不同的 APC 长期随访研究显示出不同的结果，由 Kahaleh 等完成的一项研究纳入了 39 例患者，经 APC 治疗后以内镜随访，并获得组织学资料，中位随访时间 36 个月，结果显示复发率为 50%[43]。然而在另一项对 19 例 BE 患者的小样本研究中，2 年内 70% 的经 APC 治疗的患者获得完全治愈[44]。但是这些研究的样本量都很小，需要更多的研究来评估 APC 的长期结果。此外，至今尚没有研究分析混合 APC（hybrid APC）的随访结果。

结论

对于伴有不典型增生的 BE，内镜下的消融治疗已经取代食管切除术成为标准疗法。但这是一个不断动态发展的过程，需要更多的长期数据支持。虽然在伴有肉眼可见的结节性不典型增生的 BE 中，EMR 是最多应用的；但在扁平 BE 患者中，消融治疗是标准治疗方法。在这些疗法中 RFA 研究最广泛，虽然冷冻治疗已被证明是有前景的，并有良好的安全性，但研究数据有限，目前仅作为 RFA 治疗失败时的一种挽救治疗措施。APC 也较有前途，虽然与混合技术一起使用时非常安全，但目前还缺乏关于这种联合技术有效性的长期数据。最后，因为复发一直是可能存在的，所以无论使用哪种消融技术，随访时的内镜监测依旧是至关重要的。

参考文献

[1] Cameron AJ, Ott BJ, Payne WS. The incidence of adenocarcinoma in columnar-lined (Barrett's) esophagus. N Engl J Med. 1985; 313(14): 857−9.

[2] Shaheen NJ, Richter JE. Barrett's oesophagus. Lancet. 2009; 373: 850−61.

[3] Lund O, et al. Risk stratification and long-term results after surgical treatment of carcinomas of the thoracic esophagus and cardia. A 25-year retrospective study. J Thorac Cardiovasc Surg. 1990; 99(2): 200−9.

[4] Siegel R, Naishadham D, Jemal A. Cancerstatistics, 2013. CA Cancer J Clin. 2013; 63(1): 11−30.

[5] Spechler SJ. Barrett's esophagus and esophageal adenocarcinoma: pathogenesis, diagnosis, and therapy. Med Clin North Am. 2002; 86(6): 1423−45.

[6] van Blankenstein M, et al. Age and sex distribution of the prevalence of Barrett's esophagus found in a primary referral endoscopy center. Am J Gastroenterol. 2005; 100(3): 568−76.

[7] Cameron AJ, et al. Prevalence of columnar-lined (Barrett's) esophagus. Gastroenterology. 1990; 99(4): 918−22.

[8] Rex DK, et al. Screening for Barrett's esophagus in colonoscopy patients with and without heartburn. Gastroenterology. 2003; 125(6): 1670−7.

[9] Conio M, et al. Risk factors for Barrett's esophagus: a case-control study. Int J Cancer. 2002; 97(2): 225−9.

[10] Johansson J, et al. Risk factors for Barrett's oesophagus: a population-based approach. Scand J Gastroenterol. 2007; 42(2): 148−56.

[11] Anderson LA, et al. Risk factors for Barrett's oesophagus and oesophageal adenocarcinoma: results from the FINBAR study. World J Gastroenterol. 2007; 13(10): 1585.

[12] Taylor JB, Rubenstein JH. Meta-analyses of the effect of symptoms of gastroesophageal reflux on the risk of Barrett's esophagus. Am J Gastroenterol. 2010; 105(8): 1730−7.

[13] Brandt MG, Darling GE, Miller L. Symptoms, acid exposure and motility in patients with Barrett's esophagus. Can J Surg. 2004; 47(1): 47.

[14] Singh P, Taylor RH, Colin-Jones DG. Esophageal motor dysfunction and acid exposure in reflux esophagitis are more severe if Barrett's metaplasia is present. Am J Gastroenterol. 1994; 89(3): 349−56.

[15] El-Serag HB, et al. Proton pump inhibitors are associated with reduced incidence of dysplasia in Barrett's esophagus. Am J Gastroenterol. 2004; 99(10): 1877−83.

[16] Shaheen N, Ransohoff DR. Gastroesophageal reflux, Barrett's esophagus and esophageal cancer. JAMA. 2002; 287: 1972−81.

[17] Provenzale D, Kemp JA, Arora S, et al. A guide for surveillance of patients with Barrett's esophagus. Am J Gastroenterol. 1994; 89: 670−80.

[18] Sampliner RE. Updated guidelines for the diagnosis, surveillance, and therapy of Barrett's esophagus. Am J Gastroenterol. 2002; 97: 1888−95.

[19] Shaheen NJ, Crosby MA, Bozymski EM, et al. Is there a publication bias in reporting cancer risk in Barrett's esophagus? Gastroenterology. 2000; 119: 333−8.

[20] Sharma P, Falk GW, Weston AP, et al. Dysplasia and cancer in a large multicenter cohort of patients with Barrett's esophagus. Clin Gastroenterol Hepatol. 2006; 4: 566−72.

[21] Drewitz DJ, Sampliner RE, Garewal HS. The incidence of adenocarcinoma in Barrett's esophagus: a prospective study of 170 patients followed 4.8 years. Am J Gastroenterol. 1997; 92: 212−5.

[22] Rudolph RE, Vaughan TL, Storer BE, et al. Effect of segment length on risk for neoplastic progression in patients with Barrett's esophagus. Ann Intern Med. 2000; 132: 612−20.

[23] O'Connor JB, Falk GW, Richter JE. The incidence of adenocarcinoma and dysplasia in Barrett's esophagus: report on the Cleveland Clinic Barrett's Esophagus Registry. Am J Gastroenterol. 1999; 94: 2037−42.

[24] Robertson CS, Mayberry JF, Nicholson DA, et al. Value of endoscopic surveillance in the detection of neoplastic change in Barrett's esophagus. Br J Surg. 1988; 75: 760−3.

[25] Hameeteman W, Tytgat GN, Houthoff HJ, et al. Barrett's esophagus: development of dysplasia and adenocarcinoma. Gastroenterology. 1989; 96: 1249−56.

[26] Vaughan TL, Dong LM, Blount PL, et al. Non-steroidal anti-inflammatory drugs and risk of neoplastic progression in Barrett's oesophagus: a prospective study. Lancet Oncol. 2005; 6: 945−52.

[27] Triadafilopoulos G. Radiofrequency ablation for dysplastic and nondysplastic Barrett esophagus. Gastroenterol Hepatol (N Y). 2016; 12(9): 576−8.

[28] Hamade N, Sharma P. Ablation therapy for Barrett's esophagus: new rules for changing times. Curr Gastroenterol Rep. 2017; 19: 48.

[29] Visrodia K, et al. Radiofrequency ablation of Barrett's esophagus: efficacy, complications, and durability. Gastrointest Endosc Clin N Am. 2017; 27(3): 491−501.

[30] Brown J, Alsop B, Gupta N, Buckles DC, Olyaee MS, Vennalaganti P, et al. Effectiveness of focal vs. balloon radiofrequency ablation devices in the treatment of Barrett's esophagus. United European Gastroenterol J. 2016; 4(2): 236−41.

[31] Shaheen NJ, Sharma P, Overholt BF, Wolfsen HC, Sampliner RE, Wang KK, et al. Radiofrequency ablation in Barrett's esophagus with dysplasia. N Engl J Med. 2009; 360(22): 2277−88.

[32] Bulsiewicz WJ, Kim HP, Dellon ES, Cotton CC, Pasricha S, Madanick RD, et al. Safety and efficacy of endoscopic mucosal therapy with radiofrequency ablation for patients with neoplastic Barrett's esophagus. Clin Gastroenterol Hepatol. 2013; 11(6): 636−42.

[33] Orman ES, Li N, Shaheen NJ. Efficacy and durability of radiofrequency ablation for Barrett's esophagus: systematic review and meta-analysis. Clin Gastroenterol Hepatol. 2013; 11(10): 1245−55.

[34] Shaheen NJ, Overholt BF, Sampliner RE, et al. Durability of radiofrequency ablation in Barrett's esophagus with dysplasia. Gastroenterology 2011; 141(2): 460−8.

[35] Gupta M, Iyer PG, Lutzke L, Gorospe EC, Abrams JA, Falk GW, et al. Recurrence of esophageal intestinal metaplasia after endoscopic mucosal resection and radiofrequency ablation of Barrett's esophagus: results from a US Multicenter consortium. Gastroenterology. 2013; 145(1): 79−86.e1.

[36] Haidry RJ, Dunn JM, Butt MA, Burnell MG, Gupta A, Green S, et al. Radiofrequency ablation and endoscopic mucosal resection for dysplastic Barrett's esophagus and early esophageal adenocarcinoma: outcomes of the UK National Halo RFA Registry. Gastroenterology. 2013;

145(1): 87−95.

[37] Qumseya BJ, Wani S, Desai M, Qumseya A, Bain P, Sharma P, et al. Adverse events after radiofrequency ablation in patients with Barrett's esophagus: a systematic review and meta-analysis. Clin Gastroenterol Hepatol. 2016; 14(8): 1086−95.e6.

[38] Ghorbani S, Tsai FC, Greenwald BD, Jang S, Dumot JA, McKinley MJ, et al. Safety and efficacy of endoscopic spray cryotherapy for Barrett's dysplasia: results of the National Cryospray Registry. Dis Esophagus. 2016; 29(3): 241−7.

[39] Sengupta N, Ketwaroo GA, Bak DM, Kedar V, Chuttani R, Berzin TM, et al. Salvage cryotherapy after failed radiofrequency ablation for Barrett's esophagus-related dysplasia is safe and effective. Gastrointest Endosc. 2015; 82(3): 443−8.

[40] Ramay FH, Cui Q, Greenwald BD. Outcomes after liquid nitrogenspray cryotherapy in Barrett's esophagus-associated high-grade dysplasia and intra mucosal adenocarcinoma: 5-year follow-up. Gastrointest Endosc.

2017; 86(4): 626−32.

[41] Desai M, Saligram S, Gupta N, Vennalaganti P, Bansal A, Choudhary A, et al. Efficacy and safety outcomes of multi-modal endoscopic eradication therapy in Barrett's esophagus-related neoplasia: a systematic review and pooled analysis. Gastrointest Endosc. 2017; 85(3): 482−95.

[42] Manner H, Rabenstein T, Pech O, Braun K, May A, Pohl J, et al. Ablation of residual Barrett's epithelium after endoscopic resection: a randomized long-term follow-up study of argon plasma coagulation vs. surveillance (APE study). Endoscopy. 2014; 46(1): 6−12.

[43] Kahaleh M, Van Laethem JL, Nagy N, Cremer M, Deviere J. Long-term follow-up and factors predictive of recurrence in Barrett's esophagus treated by argon plasma coagulation and acid suppression. Endoscopy. 2002; 34(12): 950−5.

[44] Sharma P, Wani S, Weston AP, Bansal A, Hall M, Mathur S, et al. A randomised controlled trial of ablation of Barrett's oesophagus with multipolar electrocoagulation versus argon plasma coagulation in combination with acid suppression: long term results. Gut. 2006; 55(9): 1233−9.

第 19 章

内镜下黏膜切除术
Endoscopic Mucosal Resection

Terence Jackson, David Faugno-Fusci, Aric Wogsland, and Jeffrey Marks

张鹏　译

背景

1955 年首次在人类乙状结肠的体外模型中对基于黏膜下注射的内镜下黏膜切除术（endoscopic submucosal resection，EMR）进行了研究。研究表明，注射生理盐水以形成黏膜下水垫对于防止热烧灼导致的并发症具有保护作用[1]。1973 年，Deyhle 等描述了第一次使用环状电刀对于基于黏膜下注射的活体行内镜黏膜切除术，他们报道了 7 例结肠广基息肉切除，所有病例无术后并发症[2]。此方法随后于 1974 年由日本 Soetikno 率先用于早期胃癌的治疗[3]。自此以后，内镜下黏膜切除术的应用范围扩大到 Barrett 食管（BE）、食管不典型增生和早期食管癌。

随着越来越多地使用内镜进行检查，现在我们经常能够发现适合内镜治疗的食管病变。由 BE 进展为食管癌风险与其异型增生的程度直接相关，没有异型增生的 BE 患者食管癌的发生率为 0.12%～0.5%[4, 5]。而 EMR 提供的这一种微创技术，可以通过直接去除良性和早期恶性浅表病变来降低这种风险。此外，EMR 不仅可以用作治疗手段，还可以通过提供足够的组织进行诊断和精准分期。

通过结合射频消融（RFA）和冷冻疗法等消融技术，EMR 显著降低了具有高风险病理特征 BE 的异时性病变和复发性病变的发生率。一些国家指南也证明了这一点：如果发现高级别异型增生（high-grade dysplasia，HGD）和黏膜内癌（intramucosal carcinoma，ImCa），推荐对 BE 所有残余的病灶进行 EMR 联合消融[5, 6]。针对单独的 BE 疾病，结合多学科治疗方法[7]，内镜治疗在 HGD 和早期食管癌治疗中的有效性和安全性已被报道证实与食管切除术相当[8-10]。这将使内镜治疗成为非典型增生 BE 和早期食管腺癌的标准治疗方法[11, 12]。

适应证

在食管病变的评估中，EMR 可用于诊断和治疗。在治疗中，它适用于所有结节性、局灶

T. Jackson・D. Faugno-Fusci・A. Wogsland・J. Marks (✉)
Department of General Surgery, University Hospitals of Cleveland, Cleveland, OH, USA
e-mail: jeffrey.marks@uhhospitals.org

© Springer Nature Switzerland AG 2021
N. Zundel et al. (eds.), *Benign Esophageal Disease*,
https://doi.org/10.1007/978-3-030-51489-1_19

性、短节段性和环周性 BE 病变；短节段非典型增生性 BE；无淋巴结或远处转移征象的早期食管浅表腺癌（T1a）。日本胃肠病学会发布了以下适用于进行 EMR 的病变的标准[13]。

（1）直径≤ 2 cm 的病变。

（2）小于食管周长 1/3 的病变。

（3）食管黏膜内癌（ImCa）。

通过提供足够的组织，EMR 可以对疾病进行明确的分期，并且是内镜鉴别 BE 中 HGD 和食管癌的最终诊断方法。低风险病变（T1a/T1sm1）认为适合内镜治疗[14]，当达到 R0 切除时，EMR 也可以被认为是治愈性的，可提供 95% 的 5 年缓解率[15]。然而在考虑 EMR 之前，评估病变深度是关键，可以使用内镜超声或通过寻找注射时的"非抬举"征来评估深度。

相较于 T1a 病变的淋巴结转移风险低于 5%，而病变深度为 T1b 的患者淋巴结转移率高于 30%，因此如果病变深度评估显示为 T1b，将不建议进行内镜切除[14, 16]。此外，EMR 后病理显示若有高危特征，例如，肿瘤侵犯黏膜下层或更深的深度、肿瘤直径＞ 3 cm、淋巴血管侵犯和病理提示低分化[17]，建议行食管切除术。因此，明确区分 T1a 和 T1b 病灶是非常必要的。内镜下完整切除可以帮助我们进行浸润深度的鉴别。

术前准备

必须征得患者的知情同意，手术适应证、预期疗效和风险（出血、穿孔和狭窄）也必须提前充分告知患者。该手术是在中度镇静或全身麻醉，心电监护的环境中进行的。全身麻醉用于心肺风险较高的患者、难以镇静的患者，以及预计需要手术时间较长的患者。

除了配备高清白光电子染色内镜设备（如窄带成像）（图 19.1），还必须准备好其他辅助设备，如注射针（图 19.2）、远端附件（图 19.3）、凝血钳、电灼圈套器（图 19.4），以及用于关闭黏膜切口和止血的内镜夹。

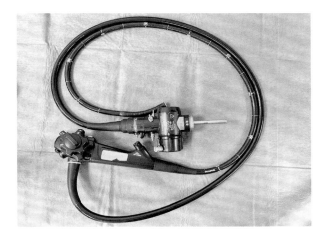

图 19.1　内镜

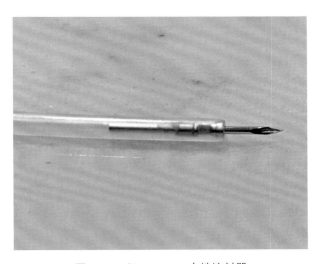

图 19.2　Olympus 一次性注射器

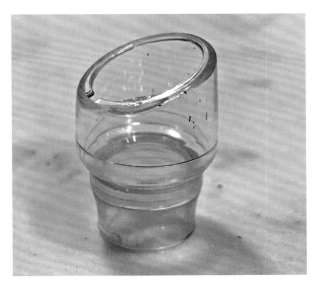

图 19.3　Olympus 一次性远端附件

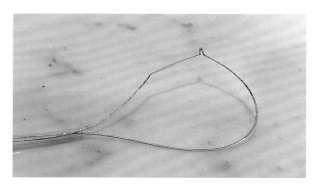

图 19.4　Olympus 一次性电外科圈套器

技术方法

　　首先必须完成对计划切除病变的彻底检查。可视化辅助手段，如染色内镜检查、近焦可视化和图像放大，可用于勾画出病灶的边缘。烧灼装置用于标记距离病灶边缘 2～5 mm 清晰的外部轮廓。确定切除的边缘后，可以使用多种不同的方法进行切除。EMR 对于小于 10 mm 的病灶通常是非常成功的，这使得整块切除成功率最高。在动物模型中，已描述了 EMR 在 20 mm 的病灶中的应用[18]；但是，分块切除不能确认切缘阴性。表 19.1 提供了所描述的各种技术的全面分类。

表 19.1　内镜下黏膜切除（EMR）技术的分类

套扎辅助 EMR： "吸"和"切"	注射辅助 EMR： "抬举"和"切除"
单环套扎 EMR	传统的抬举切除术
多环套扎黏膜切除术	帽辅助 EMR
根治性 EMR	条带活检

套扎辅助 EMR

　　1. 单环套扎 EMR　这是内镜环套装置的最初版本，现已被多环装置淘汰。这是指在没有任何黏膜下注射的情况下应用曲张静脉结扎器。一旦确定了要切除的病变，就将其吸入结扎装置，并在其基部应用结扎带，从而形成假性息肉。然后撤回内镜来移除结扎装置，再重新放入传统的圈套器。最后用电灼圈套器将假性息肉切除并取出标本。

　　2. 多环套扎黏膜切除术　该方法使用一种改良版的结扎装置（Duette multi-band mucosectomy device: Wilson-Cook，Winston-Salem，NC），该装置包含 6 条结扎带和一个通过内镜通道专用的六边形 7 法式圈套器。该装置适用于从 9.5 mm 到 14 mm 不等外径的内镜。能够发出多个结扎带，并同时进行切除，而不需要将内镜从患者体内取出。与帽辅助切除术相比，该方法术中用时更短，中位手术时间为 37 分钟 vs. 50 分钟，每次切除的医疗时间为 6 分钟 vs. 12 分钟[19]。在多环套扎黏膜切除术组中，切除标本也明显更大。同时，即使不使用黏膜下注射，该手术的穿孔风险也非常低[20]。

　　多环套扎黏膜切除术的真正优势在于，不需要在每次切除间隙将内镜从患者体内取出，因此是一种更快、更方便的过程，并且并发症少。它也不需要盖帽或注射。然而，在需要分片切除的较大病变中，总是可能会发生不完全切除的情况，因此可能需要消融治疗来避免不完全切除并减少复发或切缘阳性。

　　3. 根治性 EMR/ 环周 EMR　该技术使用更大的 30 mm × 50 mm Erlangen 型息肉切除圈套器，并使用纯切割电灼进行切除。如果在之前的边缘发现肿瘤性改变，应进行切除部位之间重叠几毫米的环周切除。一次切除的最大尺寸为长度 30～40 mm 及环绕周长的 3/4。该操作每 3～4 周重复一次，以确保根除病灶[21]。这也被描述为不使用帽或套管[22]。使用这种技术，可以达到 32 个月的完全根治率为 95%[26]。虽然该技术已成功使用，但会增加狭窄的风险[23-25]。

注射辅助 EMR

　　1. 传统的抬举切除术　该技术将液体注入黏膜下间隙，在黏膜病变和黏膜下层之间形成一层分离层，一方面最大限度地减少了对深层的烧灼损伤的风险，另一方面通过形成水垫，也便于黏膜切除。然后在抬高的水垫周围进行圈套息肉切除术。

有多种注射溶液可供选择。理想的注射液必须具备以下特性。

（1）对周围组织呈中性，不与周围的组织发生反应或生物化学改变。

（2）不能太快被吸收，必须在黏膜下水垫层中保持足够长的时间，以便完成手术。

（3）必须有助于止血并防止更深层的组织损伤。

不同的机构研究并使用了许多不同的溶液[27]。生理盐水是最常用的注射剂，但是消散很快。其他选项包括：50% 葡萄糖、透明质酸钠、4% 琥珀酰明胶、羟丙基甲基纤维素和纤维蛋白原溶液。稀释的肾上腺素可以添加到溶液中，以减少流向该区域的血液量，从而减少消散和出血。

2. 帽辅助 EMR　该方法也使用黏膜下注射来抬高目标病变区域。在内镜尖端安装一个透明帽，将其推进到病变处，然后将专用的六边形圈套器通过内镜放置在透明帽的凹口中，最后将病变吸进帽中，并使用电灼术切除[28]。斜帽通常用于补偿内镜相对于食管病变的平行定位。

使用这种方法，可安全切除最大 23 mm 的病变。对于出现的出血和穿孔，均可通过内镜得到控制[29]。当病变周围存在瘢痕组织时，帽辅助 EMR 效果更好。调整透明帽中的圈套器可能具有一定的难度。多次切除也需要多次注射，因此可能很耗时。与环状切除术进行比较，结果没有显著差异[30]。

3. 条带活检　这是一种使用双通道内镜和黏膜下注射的技术。切除后，将钳子穿过第二个通道来抓取标本[31]。

EMR 的优势

EMR 的好处在于其简单性。它为复杂的疾病提供了一种微创的治疗方法，否则只能给这些疾病选择并发症更多的治疗方式。EMR 还提供了一个获取病理样本以进行准确分期的绝佳选择。与内镜下黏膜剥离术（endoscopic submucosal dissection，ESD）相比，EMR 耗时少得多，且并发症少[32]。

EMR 的局限性

与 ESD 相比，EMR 具有更高的复发率和更低的整块切除率，特别是在涉及较大的病变且需要进行分片切除时。该手术的主要局限性是多灶性肿瘤的存在及发生同步性和异时性病变的相关风险。

术后注意事项

EMR 通常作为门诊手术在中度镇静或全身麻醉下进行。有时由于并发症或切除较大区域可能需要住院进行监测。在整个围手术期中，必须将质子泵抑制剂维持在高剂量。一些作者建议患者在术后第一天限制为清流质饮食，然后在耐受的情况下改变饮食状态。围手术期的抗凝剂需求必须在患者不同个体上仔细权衡。

并发症

据报道，出血是最常见的并发症，发生率高达 7%～8%[33]。大多数出血是通过内镜使用止血夹、注射和凝血来处理的。

在内镜切除手术中，1%～5% 的病例发生穿孔[34-37]。当进行分片切除时，发生穿孔的风险更高。与 ESD 相比，EMR 的穿孔发生率更低（1.34% vs. 4%）。大多数小的穿孔通过非手术治疗或内镜治疗的效果很好。纵隔气肿也是常见的并发症，但通常可以自主吸收，不需要额外治疗。

内镜切除术后也可能发生狭窄，总发生率为 1%～4.6%[39, 40]。然而，在环周 EMR 的病例中，发生率可高达 26%～37%[21, 41, 42]。当进行更长的节段或环周切除术时，狭窄的风险更高[43]，通常内镜下扩张能成功处理。帽辅助技术和结扎辅助方法在并发症发生率方面显示没有差异[30]。

肿瘤疗效

对于患有 BE 伴不典型增生和早期食管癌的患者，EMR 具有非常好的肿瘤学获益。与外科手术相比，手术风险明显降低，并且发症发生率显著降低[15, 39, 44-48]。对于具有低风险特征的患者，EMR 可提供 95% 的肿瘤根治率和 98% 的 5 年生存率。在具有高风险特征的患者中，大约 80% 的病例可达到完全根治[15, 34, 38, 45, 46, 49, 50]。6%～30% 的患者存在异时性和复发性病变的相关风险。与复发相关的因素是大病灶、长段 BE 节段、分片切除、多灶性病变的存在和肿瘤切缘阳性。大多数复发可以通过内镜安全地处理[34]。使用消融治疗，如射频消融，联合 EMR 显示出相似的根治率。在具有高风险特征或进行分片切除的情况下，它可能会很有用。与标准 EMR 相比，消融确实降低了出血、穿孔和狭窄形成的风险[51]。

结论

总之，内镜下黏膜切除术是一种用于精准分期和根治 Barrett 食管炎伴异型增生及早期食管癌的微创手段。低并发症发生率和良好的肿瘤学效益使其成为治疗食管异型增生和早期癌变的重要方式。

参考文献

[1] Rosenberg N. Submucosal saline wheal as safety factor in fulguration of rectal and sigmoidal polypi. AMA Arch Surg. 1955; 70: 120-2.

[2] Deyhle P, Jenny S, Fumagalli I. Endoskopische Polypektomie im proximalen Kolon. DMW Dtsch Med Wochenschr. 1973; 98(05): 219-20.

[3] Soetikno RM, Gotoda T, Nakanishi Y, Soehendra N. Endoscopic mucosal resection. Gastrointest Endosc. 2003; 57(4): 567-78.

[4] Hvid-Jensen F, Pedersen L, Drewes AM, Sørensen HT, Funch-Jensen P. Incidence of adenocarcinoma among patients with Barrett's esophagus. N Engl J Med. 2011; 365(15): 1375-83.

[5] American Gastroenterological Association, Spechler SJ, Sharma P, Souza RF, Inadomi JM, Shaheen NJ. American Gastroenterological Association medical position statement on the management of Barrett's esophagus. Gastroenterology. 2011; 140(3): 1084-91.

[6] Fitzgerald RC, et al. British Society of Gastroenterology guidelines on the diagnosis and management of Barrett's oesophagus. Gut. 2014; 63: 7-42.

[7] Cameron GR, Hons M, Hons B, Macrae FA, Hons M, Desmond PV. Detection and staging of esophageal cancers within Barrett's esophagus is improved by assessment in specialized Barrett's units. Gastrointest Endosc. 2014; 80(6): 971-83.e1.

[8] Pech O, et al. Long-term results and risk factor analysis for recurrence after curative endoscopic therapy in 349 patients with high-grade intraepithelial neoplasia and mucosal adenocarcinoma in Barrett's oesophagus. Gut. 2008; 57: 1200-6.

[9] Nijhawan PK, Wang KK. Endoscopic mucosal resection for lesions with endoscopic features suggestive of malignancy and high-grade dysplasia within Barrett's esophagus. Gastrointest Endosc. 2000; 52(3): 328-32.

[10] Galey KM, Wilshire CL, Watson TJ, Schneider MD. Endoscopic management of early esophageal neoplasia: an emerging standard. J Gastrointest Surg. 1728-1735; 15: 2011.

[11] Evans JA, et al. The role of endoscopy in the assessment and treatment of esophageal cancer. Gastrointest Endosc. 2013; 77(3): 328-34.

[12] Bennett C, et al. Consensus statements for management of Barrett's dysplasia and early-stage esophageal adenocarcinoma, based on a Delphi process. Gastroenterology. 2012; 143(2): 336-46.

[13] Takeshita K, et al. Endoscopic treatment of early oesophageal or gastric cancer. Gut. 1997; 40: 123-7.

[14] Manner H, et al. Early Barrett's carcinoma with low-risk submucosal invasion: long-term results of endoscopic resection with a curative intent. Am J Gastroenterol. 2008; 103(10): 2589-97.

[15] Pech O, et al. Long-term results and risk factor analysis for recurrence after curative endoscopic therapy in 349 patients with high-grade intraepithelial neoplasia and mucosal adenocarcinoma in Barrett's oesophagus. Gut. 2008; 57(9): 1200-6.

[16] Herrero LA, et al. Risk of lymph node metastasis associated with deeper invasion by early adenocarcinoma of the esophagus and cardia: study based on endoscopic resection specimens. Endoscopy. 2010; 42: 1030-6.

[17] Buskens CJ, Westerterp M, Lagarde SM, Bergman JJGHM, Kate FJW, Van Lanschot JJB. Prediction of appropriateness of local endoscopic treatment for high-grade dysplasia and early adenocarcinoma by EUS and histopathologic features. Gastrointest Endosc. 2001; 60(5): 703-10.

[18] Yamasaki M, Kume K, Yoshikawa I, Otsuki M. A novel method of endoscopic submucosal dissection with blunt abrasion by submucosal injection of sodium carboxymethylcellulose: an animal preliminary study. Gastrointest Endosc. Dec. 2006; 64(6): 958-65.

[19] Peters FP, et al. Multiband mucosectomy for endoscopic resection of Barrett's esophagus: feasibility study with matched historical controls. Eur J Gastroenterol Hepatol. 2007; 19(4): 311-5.

[20] Herrero LA, et al. Safety and efficacy of multiband mucosectomy in 1060 resections in Barrett's esophagus. Endoscopy. 2011; 43: 177-83.

[21] Seewald S, et al. Circumferential EMR and complete removal of Barrett's epithelium: a new approach to management of Barrett's esophagus containing high-grade intraepithelial neoplasia and intramucosal carcinoma.

Gastrointest Endosc. Jun. 2003; 57(7): 854−9.

[22] Soehendra N, et al. Endoscopic snare mucosectomy in the esophagus without any additional equipment: a simple technique for resection of flat early cancer. Endoscopy. Jun.1997; 29(5): 380−3.

[23] Lopes CV, et al. Endoluminal/Transluminal circumferential endoscopic resection of Barrett esophagus with high-grade dysplasia or early adenocarcinoma. Surg Endosc. 2007; 21: 820−4.

[24] Giovannini M, et al. Circumferential endoscopic mucosal resection in Barrett's esophagus with high-grade intraepithelial neoplasia or mucosal cancer. Preliminary results in 21 patients. Endoscopy. 2004; 36(9): 782−7.

[25.] Gerke H, Siddiqui J, Nasr I, Van Handel DM. Efficacy and safety of EMR to completely remove Barrett's esophagus: experience in 41 patients. YMGE. 2011; 74(4): 761−71.

[26] Pouw RE, et al. Stepwise radical endoscopic resection for eradication of Barrett's oesophagus with early neoplasia in a cohort of 169 patients. Gut. 2010; 59(9): 1169−77.

[27] Fujishiro M, et al. Comparison of various submucosal injection solutions for maintaining mucosal elevation during endoscopic mucosal resection. Endoscopy. 2004; 36(7): 579−83.

[28] Inoue H, Endo M, Takeshita K, Yoshino K, Muraoka Y, Yoneshima H. A new simplified technique of endoscopic esophageal mucosal resection using a cap-fitted panendoscope (EMRC).Surg Endosc. 1992; 6(5): 264−5.

[29] Peters FP, et al. Endoscopic cap resection for treatment of early Barrett's neoplasia is safe: a prospective analysis of acute and early complications in 216 procedures. Dis Esophagus.2007; 20: 510−5.

[30] May A, Gossner L, Behrens A, Kohnen R, Vieth M. A prospective randomized trial of two different endoscopic resection techniques for early stage cancer of the esophagus. Gastrointest Endosc. 2003; 58(2): 167−75.

[31] Tada M, Murata M, Murakami F. Development of strip-off biopsy. Gastroenterol Endosc.1984; 26: 833−9.

[32] Oka S, Tanaka S, Kaneko I, Mouri R, Hirata M. Advantage of endoscopic submucosal dissection compared with EMR for early gastric cancer. Gastrointest Endosc. 2006; 64(6): 18−23.

[33] Coda S, Lee S, Gotoda T. Endoscopic mucosal resection and endoscopic submucosal dissection as treatments for early gastrointestinal cancers in Western countries. Gut Liver. 2007; 1(1): 12−21.

[34] Pech O, et al. Long-term efficacy and safety of endoscopic resection for patients.Gastroenterology. 2014; 146(3): 652−60.

[35] Higuchi K, Tanabe S, Azuma M. Clinical endoscopy a phase II study of endoscopic submucosal dissection for superficial esophageal neoplasms (KDOG 0901). Gastrointest Endosc.2013; 78(5): 704−10.

[36] Oyama T, et al. Endoscopic submucosal dissection of early esophageal cancer. Clin Gastroenterol Hepatol. 2005; 3: 67−70.

[37] Toyonaga T, James MM, Eisei EE, Wataru N. 1,635 endoscopic submucosal dissection cases in the esophagus, stomach, and colorectum: complication rates and long-term outcomes. Surg Endosc. 2013; 27: 1000−8.

[38] Guo H, et al. Endoscopic submucosal dissection vs endoscopic mucosal resection for superficial esophageal cancer. World J Gastroenterol. 2014; 20(18): 5540−7.

[39] Chennat J, et al. Complete Barrett's eradication endoscopic mucosal resection: an effective treatment modality for high-grade dysplasia and intramucosal carcinoma — an American Single-Center Experience. Am J Gastroenterol. 2009; 104(11): 2684−92.

[40] Kim HP, et al. Focal endoscopic mucosal resection before radiofrequency ablation is equally effective and safe compared with radiofrequency ablation alone for the eradication of Barrett's esophagus with advanced neoplasia. Gastrointest Endosc. 2012; 76(4): 733−9.

[41] Tomizawa Y, Iyer PG, Wong LM, Song K, Navtej S. Safety of endoscopic mucosal resection for Barrett's esophagus. Am J Gastroenterol. 2013; 108(9): 1−15.

[42] Larghi A, Lightdale CJ, Memeo L, Bhagat G. EUS followed by EMR for staging of high-grade dysplasia and early cancer in Barrett's esophagus. Gastrointest Endosc. 2005; 62(1): 16−23.

[43] Katada C, Muto M, Manabe T, Boku N, Ohtsu A. Esophageal stenosis after endoscopic mucosal resection of superficial esophageal lesions. Gastrointest Endosc. 2003; 57(2): 165−9.

[44] Prasad G, et al. Endoscopic and surgical treatment of mucosal (T1a) esophageal adenocarcinoma in Barrett's esophagus ganapathy. Gastroenterol Endosc. 2009; 137(3): 1−18.

[45] Ell C, et al. Endoscopic mucosal resection of early cancer and high-grade dysplasia in Barrett's esophagus. Gastroenterology. 2000; 118(4): 670−7.

[46] Ell C, May A, Pech O, Gossner L, Guenter E. Curative endoscopic resection of early esophageal adenocarcinomas (Barrett's cancer). Gastrointest Endosc. 2007; 65(1): 3−10.

[47] Pech O, Bollschweiler E, Manner H, Leers J, Ell C, Hölscher AH. Comparison between endoscopic and surgical resection of mucosal esophageal adenocarcinoma in Barrett's esophagus at two high-volume centers. Ann Surg. 2011; 254(1): 67−72.

[48] Wu J, Pan Y, Wang T, Gao D, Hu B. Endotherapy versus surgery for early neoplasia in Barrett's esophagus: a meta-analysis. Gastrointest Endosc. 2014; 79(2): 233−41.e2.

[49] Peters FP, Kara MA, Rosmolen WD, Aalders MCG. Endoscopic treatment of high-grade dysplasia and early stage cancer in Barrett's esophagus. Gastrointest Endosc. 2005; 61(4): 506−14.

[50] Moss A, et al. Endoscopic resection for Barrett's high-grade dysplasia and early esophageal adenocarcinoma: an essential staging procedure with long-term therapeutic benefit. Am J Gastroenterol. Jun. 2010; 105(6): 1276−83.

[51] Desai M, Saligram S, Gupta N, Vennalaganti P. Efficacy and safety outcomes of multimodal endoscopic eradication therapy in Barrett's esophagus-related neoplasia: a systematic review and pooled analysis. Gastrointest Endosc. 2017; 85(3): 482−95.e4.

第20章

化学伤后食管狭窄的外科治疗

Surgical Management of Esophageal Strictures
After Caustic Ingestion

Derek Moore, Georgios Orthopoulos, and John R. Romanelli

张鹏　译

引言

根据美国毒物控制协会的年度报告，2016年美国有 195 715 例（7.54%）人接触清洁剂（家庭）的案例，这是构成人类中毒相关的第二大最常见物质类别。这些案例中有 29 例导致死亡，17 例企图自杀。发病年龄呈双峰分布，第一个峰值出现在儿童（≤ 5 岁）年龄组，第二个峰值出现在青少年和青年（≥ 21 岁）年龄组。更具体地说，绝大多数儿童病例与接触家庭清洁剂有关，据报道，其数量达 115 701 例[1]。儿童更有可能意外吞食腐蚀性物质，而青少年和青年则是尝试自杀的更多，而这可能导致更广泛的损伤[2]。

腐蚀性物质在性质上可以是碱性或酸性的。碱性物质是西方国家最常摄入的腐蚀性物质，因为它存在于各种家用漂白剂、马桶清洁剂、洗涤剂和洗碗剂中。此外，与腐蚀性摄入有关的含酸物质可以在防锈化合物、游泳池清洁剂和马桶清洁剂中发现（表 20.1）。

pH 小于 2 或大于 12 的溶液具有很强的腐蚀性，会对上消化道造成严重损伤。酸性和碱性物质通过不同的病理生理机制诱导组织损伤。碱性制剂通常无色无味，因此摄入量往往比较大。它们通过与蛋白质反应并诱导脂肪转化为蛋白酶和脂肪酸盐而发生液化坏死。这会导致更深的组织穿透及更大可能造成透壁性损伤[2]。

酸性制剂通常具有明显的气味和难闻的味道，因此通常限制了大量的摄入。它们诱导凝固性坏死并形成焦痂；因此，透壁性扩散通常会减少，从而导致全层损伤的发生率降低。通常，组织损伤在摄入后数分钟内迅速进展，其特征是小血管的血栓形成；组织损伤持续数日，最终在摄入腐蚀性物质后 4～7 天发生黏膜脱落；随后是细菌入侵、炎症反应和肉芽组织的形成。胶原的沉积通常在摄入后 3 周开始，在此之前愈合组织

D. Moore・G. Orthopoulos・J. R. Romanelli (✉)
University of Massachusetts Medical School－Baystate Medical Center,
Springfield, MA, USA
e-mail: john.romanelli@baystatehealth.org

© Springer Nature Switzerland AG 2021
N. Zundel et al. (eds.), *Benign Esophageal Disease*,
https://doi.org/10.1007/978-3-030-51489-1_20

的拉伸强度是最低的。因此，建议在摄入腐蚀性物质后的第 5～15 天避免内镜检查[3]。在这段时间之后，会发生瘢痕收缩并持续几个月，最终导致狭窄形成、食管受累段缩短、食管下段压力改变。这最终会导致严重的胃食管反流，进一步加重现有的黏膜损伤并加速狭窄的形成[4]。

基于摄入腐蚀性物质后的内镜检查结果制订了分级系统（表 20.1）。已经注意到损伤程度和狭窄形成之间的直接相关性。近 30% 的 2 级烧伤患者可能会出现狭窄，而超过 80% 的 3 级烧伤患者会出现狭窄[5]。

表 20.1　腐蚀性食管损伤的内镜分级（Zargar 法）

0 级	内镜检查结果正常
Ⅰ 级	水肿，黏膜充血
ⅡA 级	质脆、水泡、出血、糜烂、白膜、渗出和浅表溃疡
ⅡB 级	2a 级 + 深层弥漫性或环周性溃疡
ⅢA 级	散在的多发性溃疡和坏死的小块区域（棕黑色或灰色）
ⅢB 级	广泛性坏死

临床表现

影响损伤程度的因素包括腐蚀剂的量和浓度、组织接触的时间长短、腐蚀剂的 pH 和物理形态。晶体和固体物质会黏附在口咽黏膜上，对这些区域造成严重的损伤，但对食管的损伤有限。另外，液体腐蚀剂可以更快地被吞咽，并对食管和胃造成严重损伤。症状的表现取决于损伤的部位。

声音嘶哑和喘鸣通常是喉或会厌受累的表现，而吞咽困难和吞咽疼痛则提示食管损伤。由于在受损伤后的前 2 周胶原沉积减少，在此期间任何时候都可能发生食管穿孔。因此，如果最初稳定的病情急剧恶化并突然出现腹痛或胸痛，应立即进行彻底的评估，以排除可能导致死亡的内脏穿孔的可能性[4]。

吞食腐蚀性物质的晚期后遗症包括狭窄形成、胃流出道梗阻和恶变。食管狭窄形成的患者可能在损伤发生后的 3 个月内甚至长达 1 年内出现症状。与固体晶体相比，摄入碱性液体通常会引起更高的狭窄发生率和狭窄长度。症状通常包括吞咽困难和胸骨后压迫感。食管癌是众所周知的腐蚀剂摄入的后果，尤其是在摄入碱性剂后，因为液化性坏死会导致损伤穿透得更深。

诊断

通常主要的实验室检查结果异常并不能诊断腐蚀性物质的摄入，除非它们与食管或胃的穿孔有关。可以利用不同的成像方式来确定病变节段的范围。

在摄入后的急性期，胸部平片可能显示纵隔或膈下有空气，分别提示食管或胃的穿孔。如果怀疑有穿孔，则应使用水溶性造影剂行上消化道造影，如泛影葡胺（Gastrografin），因为与硫酸钡相比，它对纵隔和腹腔的刺激性较小。作为后续措施钡剂检查有助于评估并发症，比如狭窄，因为钡剂可以揭示狭窄节段的范围。CT 已被广泛接受为可以评估食管损伤程度的无创成像方式，尤其在早期阶段。它可以显示坏死的深度和常见的透壁损伤，使临床医师可以评估损伤的程度。其他影像学检查，如内镜超声和磁共振成像（magnetic resonance imaging，MRI），在评估腐蚀性损伤方面并无优势。

除了上述无创诊断技术，食管胃十二指肠镜检查（EGD）仍然是评估早期腐蚀性损伤最重要的诊断工具，尤其是在摄入后的前 48 小时内。如前所述，由于愈合期组织易碎，通常不建议在腐蚀剂摄入后 5～15 天内进行内镜检查。在开始内镜检查之前，需要检查口咽部。下咽部的Ⅲ度烧伤是内镜检查的禁忌证，以及血流动力学不稳定、严重的呼吸系统损伤和疑似穿孔[2]。对于哪些患者需要内镜评估，没有严格的指导原则。然而，强烈建议对于故意吞食大量腐蚀剂的有症状患者进行内镜检查，但需考虑在吞食后的 5～15 天内应避免内镜检查[3]。内镜检查被认为是指导腐蚀剂摄入的治疗的最重要手段，因为它可以提供一个基于黏膜外观的分级系统。最常用的分级系统是 Zargar 等创建的[5]（表 20.1）。基于该系统，0 级、Ⅰ级和ⅡA 级的食管烧伤通常可以从损伤中恢复，同时不伴有任何不良事件，而大多数ⅡB 级和Ⅲ级烧伤最终会出现严重的并发症，包括狭窄。

吞食腐蚀剂的初始治疗

治疗腐蚀性损伤的主要方法包括复苏的同时维持气道和血流动力学稳定。由于上呼吸道直接暴露于腐蚀剂，应立即考虑插管。偶尔需要在纤维喉镜下进行插管以避免对该区域造成进一步损伤，如果会厌和喉部有明显水肿，也应考虑行气管切开术。

中和剂

使用中和剂（弱酸性或弱碱性制剂）曾经被认为是治疗吞食腐蚀剂的最重要的第一步[6]。然而，这种做法已经被舍弃，因为服用中和剂会产生化学反应，从而导致热损伤和整体组织损伤的增加。此外，诸如牛奶或木炭等物质会覆盖食管黏膜，并可能影响随后的内镜检查。

鼻胃管和胃酸抑制剂

内镜检查食管黏膜之前，常规的尽早插入鼻胃管被认为是必要的步骤，以清除残留的腐蚀性物质。然而，由于可能引起呕吐并使食管进一步暴露于腐蚀性物质，这种方法已被放弃。此外，鼻胃管可导致长狭窄的形成或作为一个感染灶，这可能导致黏膜愈合延迟[2]。

应使用静脉注射质子泵抑制剂来抑制胃酸，以加快黏膜愈合并预防应激性溃疡[7]。此外，由于硫糖铝可以防止食管黏膜暴露于腐蚀性物质而促进黏膜愈合，因此目前普遍用于吞食腐蚀剂的治疗。一些小型的随机对照研究也表明，硫糖铝可能会降低腐蚀性物质摄入后狭窄形成的概率[2, 8]。

抗生素

没有关于腐蚀性物质摄入后使用抗生素的具体数据。目前的实践主张接受类固醇治疗的患者应同时接受抗生素治疗，但是尚无对照试验对此进行过研究。Howell 等对来自总共 13 项研究的 361 例受试者进行了 meta 分析，并得出结论，未接受皮质类固醇和抗生素的患者与接受皮质类固醇和抗生素的患者相比，狭窄发生率有统计学差异（40% vs. 19%）。尽管尚不清楚观察到的差异是否可归因于皮质类固醇或抗生素的使用，但共识显示接受皮质类固醇治疗的腐蚀剂摄入患者也应接受抗生素治疗[9]。

泼尼松龙和丝裂霉素-C

病灶内皮质类固醇注射已被提出作为腐蚀剂摄入引起狭窄的一种辅助治疗手段。Kochhar 等建议病灶内注射泼尼松龙可减少内镜扩张次数，与未接受类固醇注射的患者相比，吞咽困难评分有统计学意义的改善[10, 11]。丝裂霉素-C 是另一种已用于腐蚀性损伤后食管狭窄治疗方案的药物。有人提出，鉴于丝裂霉素-C 的抗成纤维细胞活性，局部应用丝裂霉素-C 可以改善长节段食管狭窄。El-Asmar 等评估了儿童人群中内镜下食管扩张后局部应用丝裂霉素-C 治疗长节段（> 3 cm）食管狭窄的效果。该研究显示通过临床、放射学和内镜检查评估狭窄，85.7% 的研究人群没有任何短期或中期复发或并发症[12]。

全身应用类固醇

关于使用类固醇预防吞食腐蚀剂后狭窄的研究尚无定论。其中大多数研究是在儿科人群中进行的，并显示出相互矛盾的结果。Usta 等的结论认为，应用高剂量的甲泼尼龙 [1 g/（1.73 m^2·d），共 3 天] 可以减少患有Ⅱb 级食管烧伤的儿童的狭窄形成[13]。此外，Bautista 等研究表明，与接受泼尼松龙 [2 mg/（kg·d）] 的儿童相比，对儿童给予地塞米松 [1 mg/（kg·d）] 可预防狭窄并显著减少扩张次数[14]。

然而，一项对 60 例儿童进行的为期 18 年的前瞻性研究的结论显示，使用类固醇治疗吞食腐蚀剂的儿童没有任何益处[15]。在对共 328 例吞食腐蚀剂后发生Ⅱ级食管烧伤的患者进行的系统汇总分析中也发现了类似的结果。该研究表明，在腐蚀剂诱导的 Ⅱ 级食管烧伤患者中使用类固醇没有额外的益处[16]。皮质类固醇的使用仍然是一个有争议的问题；然而，大多数医师认为皮质类固醇在 Ⅰ 级烧伤中是不必要的，但在 Ⅲ 级食管烧伤中使用皮质类固醇可能有一定的适应证[3]。

内镜

EGD 除了用于腐蚀性损伤的评估和诊断，在后续治疗中也有重要的作用。一般而言，Zargar Ⅰ 级或 ⅡA 级患者需要住院观察，并在 24～48 小时内逐步改善饮食。 ⅡB 级或更严重的食管烧伤患者需要密切监测，可能需要在内镜引导下放置鼻肠饲管，以利于向坏死区域的远端进行营养支持[2]。

食管狭窄是吞食腐蚀性物质后常见的晚期并发症之一。Katz 等报道，高达 70% 的 ⅡB 级损伤和超过 90% 的 Ⅲ 级损伤患者最终会发展为食管狭窄[17]。食管狭窄的治疗可以通过内镜或手术来完成。内镜下可采取的措施主要包括扩张（使用探条或球囊扩张器）和支架置入（自膨式金属、塑料或可生物降解支架），而手术选择包括部分或全食管切除术，同期胃上提术或结肠间置术。

内镜治疗已在前一章中进行了描述。我们将重点介绍最常用的食管切除术。

食管狭窄的外科治疗

食管狭窄是腐蚀性损伤的迟发性后遗症，如果狭窄节段较长或难以扩张，则可能需要手术治疗。扩张时医源性穿孔也是急诊手术治疗的指征。鉴于广泛的细胞损伤和腐蚀剂摄入引起恶变的可能性，食管切除术是手术的金标准。 通常需要用胃替代食管，如果胃不是一个可行的选择，也可以选用结肠或空肠间置。食管切除术有三种常见的手术入路：胸-腹 Ivor Lewis、三切口 McKeown 和经裂孔的食管切除术。每一种方法都有其优点，应考虑腐蚀性损伤的位置及外科医师进行手术的便捷性。

Ivor Lewis 食管切除术

该方法于 1946 年由 Ivor Lewis[18] 首次提出，作为一个两阶段的手术，便于在胸部和腹部进行手术，并且具有避免颈部切口的好处。最初是先进行腹部手术，然后在 10～15 天后进行开胸手术。目前是一期完成手术，其可用于中段和下段食管狭窄，并采用胸内吻合技术。可以进行开放式手术，也可以使用腹腔镜、胸腔镜或机器人技术进行微创手术。首先进行腹部部分手术，完全游离胃和远端食管。此时也可在腹部行空肠造瘘术和幽门成形术。将标本远端游离并切断，将食管胃近端与标本远端缝合。然后将它们放置在裂孔处，将患者重新摆体位为左侧卧位以进行胸部阶段的手术。在右侧胸腔内，游离剩余的食管，取出标本，在胸腔内牵拉管胃到合适长度并与近端胸内食管进行吻合，最常见的是通过端端吻合器（end-to-end anastomotic，EEA）进行端端吻合[19]。

操作步骤：微创

腹腔部分

步骤 1a：腹腔镜入路平台（port）位置：直视下大约从剑突到脐部的 2/3 距离处，在中线略偏右处放置一个 10 mm 或 12 mm 的平台。这将作为术者的右手操作孔。然后在腹腔镜视野下放置另外 4 个平台。首先是术者左手的一个 5 mm 的右肋缘下操作孔，然后助手右手的一个 5 mm 的左肋缘下操作孔。在右侧放置一个 5 mm 或 10 mm 的平台以放置肝脏牵开器，第四个 5 mm 平台放置在中线左侧，就在原来的镜头的 10 mm 平台的尾部（如果首选 10 mm 腹腔镜，该平台可选用 10 mm port）。具体的平台位置可能需要根据患者的身体状况进行调整，然后将患者置于较陡的头高脚低位（图 20.1）。

步骤 1b：机器人入路平台（port）位置：在直视下于剑突下 18 cm 处放置一个 12 mm 的平台。与 12 mm port 在同一水平，将两个 8 mm 平台放置在患者的左侧，每个平台之间的间距约

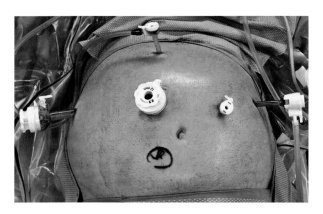

图 20.1　腹腔镜平台位置

为 9 cm，将一个 8 mm 平台放置在 12 mm 摄像头平台的右侧 9 cm 处。以与腹腔镜手术相同的方式为肝脏牵开器放置一个 5 mm 的平台。在右下象限中放置一个 12 mm 的辅助平台，以与摄像头和机器人左臂平台创建一个 9 cm 的等边三角形[20]。

如果术者对腹腔镜下操作不满意，则可以在腹部手术操作中使用上腹部正中开放性切口。

步骤 2：牵拉肝脏：通过右侧平台放置肝脏牵开器，并将肝左叶向头侧牵拉。

步骤 3：游离胃：分离胃肝韧带并确认右侧膈肌脚。然后在前方从右向左解剖裂孔，直到识别出左侧膈肌脚。然后通过使用超声刀或双极能量器械切断胃短血管来游离胃大弯。之后，随着胃向前牵拉，所有剩余的胃结肠韧带及周围组织和胃后周围组织被解剖分离。在解剖过程中注意胃网膜右动脉及其血管弓的保护，因为它将是管胃的主要血供。然后识别并切断胃左动脉，这应该是胃完全游离的最后一步。

步骤 4：幽门成形术：在游离幽门周围组织之后，进行 Heineke-Mikulicz 幽门成形术[21]，其中包括纵向肌层切开、横向间断缝合和大网膜覆盖。内镜下注射肉毒毒素是幽门成形术的一种非手术替代方法，在小规模试验中显示了疗效，并且没有额外的并发症。

步骤 5：制作管胃：向头侧牵拉胃底，向足侧牵拉胃窦，沿着胃小弯连续用切割吻合器将胃裁剪形成直径约 5 cm 的管胃（图 20.2）。如果可能，应保留胃右动脉，但必要时可切断。

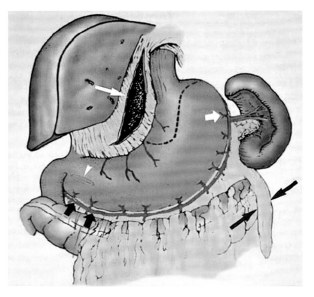

图 20.2　管胃的制作。图示胃网膜右动脉（黑色短箭头）、可能的大网膜瓣（黑色长箭头）、肝胃韧带（白色长箭头）、幽门肌切开术部位（箭头）、胃短动脉（白色短箭头）（经 Kim 等许可改编[29]）

步骤 6：放置空肠造瘘管：采用 Witzel 法放置空肠造瘘管[23]。

步骤 7：完成管胃：将胃的标本部分用缝线固定到管胃的近端。然后游离开膈食管韧带，将标本和近端管胃通过裂孔送入胸腔。在之前不存在食管裂孔疝的情况下，可能需要通过手术扩大裂孔。如果可能的话，还可以制作一个大网膜瓣并将其送入胸腔。根据管胃的大小，缝合关闭后侧膈肌脚以防止将来发生疝。

胸腔部分

步骤 8a：重新摆体位并放置胸部入路平台（port）：将患者置于左侧卧位以进行胸腔部分的手术。该阶段使用 4 个胸腔镜切口。首先，在第七肋间腋中线做一个 10 mm 的腔镜观察孔。在第八肋间腋后线做第二个 10 mm 的操作孔，用于术者的右手，然后在第四肋间腋前线再做一个 10 mm 的操作孔，以用于向前牵拉肺。最后，在肩胛下角后方做一个 5 mm 的操作孔，用于术者的左手。于膈肌中心腱放置牵引缝线，并使用腹腔镜缝线穿引器通过小切口穿过胸壁。

步骤 8b：机器人胸部入路平台（port）位置：

与电视辅助胸腔镜手术（video-assisted thoracoscopic surgery，VATS）一样，将患者置于左侧卧位。在腋前线的腋毛区边缘正下方标记机器人右侧机械臂的鞘管位置。在这个标记的平台位置下方 9 cm 处稍偏后放置一个 8 mm 的腔镜平台。插入镜头以评估胸膜腔是否有粘连。然后将 8 mm 的工作平台放置在先前标记的位置（右侧工作臂）。在摄像头平台下方 9 cm 处稍向后放置第三个 8 mm 平台（左侧工作臂 1）。在第三个平台后方 10 cm 处放置一个 5 mm 的平台（左侧工作臂 2），在前方放置一个 12 mm 的辅助平台，与摄像头平台和第三个平台形成一个 9 cm 的等边三角形[20]。

如果术者对微创操作不满意，可采用右侧开胸。

步骤 9：游离食管：使用超声刀或双极能量器械切开下肺韧带。分离覆盖食管的纵隔胸膜向上至奇静脉，并使用装有血管吻合钉的腔镜吻合器离断奇静脉。然后环周游离食管。可以环绕食管套一个 Penrose 引流管，牵拉以帮助维持解剖时的张力。迷走神经在奇静脉水平向两侧分开。然后可在损伤 / 狭窄水平以上离断食管。此时扩大第八肋间切口以便取出标本。将管胃的其余部分带入胸腔，注意保持正确的方向。

步骤 10：胸腔内吻合术：将 28 mm EEA 砧座放置在近端食管中，并通过两层荷包线缝合固定。在胃底处切开，送入 EEA 吻合器，行食管胃端端吻合。于直视下放置鼻胃管。然后使用腹腔镜直线型胃肠（gastrointestinal anastomotic，GIA）吻合器关闭胃切口，尽可能多地保留剩余的管胃，胸腔内注水，同时内镜下胃管腔吹气法检测有无吻合口瘘。如有可能，将大网膜瓣缝合覆盖于吻合口上，并在吻合口后方放置引流管。最后，将管胃固定在右侧膈肌脚上。

McKeown 食管切除术

Kenneth McKeown 首先描述了采用腹部、胸部和颈部技术的三野食管切除术[24]。它适用于近端食管狭窄，与经裂孔食管切除术相比，其主要优势是可以在直视下进行胸内食管的游离。与 Ivor Lewis 手术一样，它也适用于微创或开胸手术。对于这种方法，首先进行胸腔食管游离。然后进行腹部远端食管和胃的游离，然后通过左侧颈部切口进行吻合[25]。

操作步骤

步骤 1：首先使用与 Ivor Lewis 食管切除术相同的技术进行胸腔部分的手术，不同的是将食管游离至胸廓入口，并注意保护喉返神经和胸导管。食管在胸腔内并不进行离断，只是游离。

步骤 2：以与 Ivor Lewis 食管切除术相同的方式进行腹部操作，同样以切开膈食管韧带作为最后一步。

步骤 3：在颈部正中线稍偏左侧做一个 4～6 cm 的横切口，作为食管前外侧入路。将颈段食管向下游离至胸廓入口，在那里应与胸腔解剖平面相会。由于喉返神经位于气管食管沟内，必须小心避开喉返神经。如有需要，可将带状肌肉切断以提供足够的暴露。

步骤 4：通过颈部切口取出标本，在环咽肌下方 1～2 cm 处离断食管。使用 25 mm EEA 吻合器以类似于 Ivor Lewis 手术的方式进行食管胃吻合术。对于颈段食管一般使用比胸中段食管稍小的砧座。

步骤 5：重新检查腹部，以评估管胃是否扭转。然后将管胃固定在右侧膈肌脚以防止形成疝。

经裂孔食管切除术

经食管裂孔入路的方法可以追溯到 1933 年[26]，但在 1978 年由 Mark Orringer 应用并重新流行起来[27]。它仅通过颈部和腹部切口进行手术，并且必须使用足够大的切口，以使术者的手能够穿过，以手进行胸内食管的盲操作解剖游离。类似地，可扩大食管裂孔以进行手动食管游离，然后必要时需缝合食管裂孔。主要优点是避免了开胸。如果食管周围有明显的瘢痕使组织平面扭曲或闭锁，则该技术可能不可行。在解剖特别困难的情况下，可能需要对裂孔处的组织进行整块结扎，以防止胸导管瘘和随后的乳糜胸。与McKeown食管切除术一样，通过左侧颈部切口取出标本并进行吻合[28]。

操作步骤

步骤1：通过上腹部正中切口进入腹腔。腹腔内手术的操作与其他食管切除术相似，但需通过腹部开放性切口而不是腹腔镜来完成。

步骤2：通过腹部游离食管远端10 cm，然后填塞该腔隙以帮助止血。

步骤3：以与McKeown食管切除术相同的方法做颈部切口。使用手指对食管进行环周的钝性游离。然后环绕食管放置一个Penrose引流管以向头侧牵引。

步骤4：然后将手放置在食管后方，手背沿着脊柱，手掌朝前穿过膈裂孔进行游离（图20.3）。如果膈肌裂孔不够大而不能容纳术者的手，则必须在此步骤中扩大裂孔。

步骤5：从颈部切口朝着位于先前游离的下胸腔的手的方向钝性游离食管。

步骤6：重复此操作以在前方和侧方游离食管表面的组织。

步骤7：用GIA吻合器将颈段食管离断，将标本拉向头侧并通过颈部切口取出。然后从各个方向用纱布填塞纵隔间隙。

步骤8：将管胃置于胸前以评估合适的长度。然后手动推动管胃通过裂孔并穿过颈部切口（图20.4）。可使用EEA或GIA吻合器进行吻合（如Orringer所述[28]）。此时可缝合膈肌脚予以关闭扩大的裂孔。

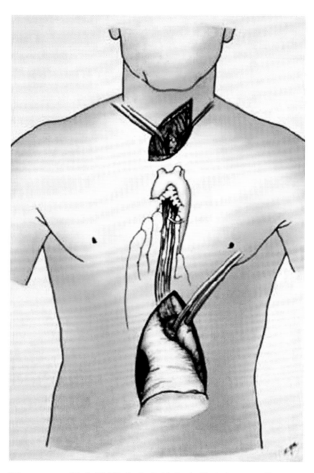

图20.3 经食管裂孔手动游离食管（经Kim等许可改编[29]）

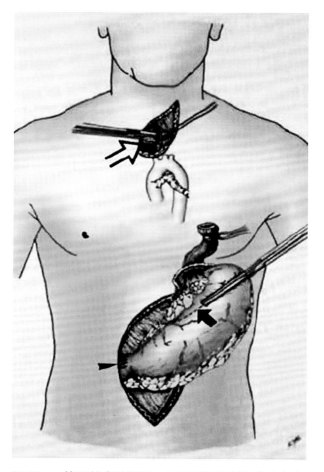

图20.4 管胃长度的评估。图示颈部解剖部位（空心箭头）、幽门切开部位（箭头）和管胃分界线（黑色短箭头）（经Kim等许可改编[29]）

结论

吞食腐蚀剂在美国很常见，尤其是在儿童和青少年人群中。在没有食管穿孔的情况下，对腐蚀剂摄入的早期处理主要是内科药物治疗。不幸的是，食管狭窄是常见的远期后遗症之一。可以首先通过药物和内镜来治疗这种病理改变，但是对于持续性或难治性狭窄，则需要进行食管切除术。有多种技术用于食管切除术，每种技术的主要适应证取决于狭窄的位置及外科医师对于微创手术或机器人手术技术步骤的把握和经验。

参考文献

[1] Gummin DD, Mowry JB, Spyker DA, Brooks DE, Fraser MO, Banner W. 2016 Annual Report of the American Association of Poison Control Centers' National Poison Data System (NPDS): 34th annual report. Clin Toxicol (Phila). 2017; 55(10): 1072−252.

[2] De Lusong MAA, Timbol ABG, Tuazon DJS. Management of esophageal caustic injury.World J Gastrointest Pharmacol Ther. 2017; 8(2): 90−8.

[3] Ramasamy K, Gumaste VV. Corrosive ingestion in adults. J Clin Gastroenterol. 2003; 37(2): 119−24.

[4] Contini S, Scarpignato C. Caustic injury of the upper gastrointestinal tract: a comprehensive review. World J Gastroenterol. 2013; 19(25): 3918−30.

[5] Zargar SA, Kochhar R, Mehta S, Mehta SK. The role of fiberoptic endoscopy in the management of corrosive ingestion and modified endoscopic classification of burns. Gastrointest Endosc. 1991; 37(2): 165−9.

[6] Chibishev A, Pereska Z, Simonovska N, Chibisheva V, Glasnovic M, Chitkushev LT. Conservative therapeutic approach to corrosive poisonings in adults. J Gastrointest Surg. 2013; 17(6): 1044−9.

[7] Cakal B, Akbal E, Köklü S, Babalı A, Koçak E, Taş A. Acute therapy with intravenous omeprazole on caustic esophageal injury: a prospective case series. Dis Esophagus. 2013; 26(1): 22−6.

[8] Gümürdülü Y, Karakoç E, Kara B, Taşdoğan BE, Parsak CK, Sakman G. The efficiency of sucralfate in corrosive esophagitis: a randomized, prospective study. Turk J Gastroenterol. 2010; 21(1): 7−11.

[9] Howell JM, Dalsey WC, Hartsell FW, Butzin CA. Steroids for the treatment of corrosive esophageal injury: a statistical analysis of past studies. Am J Emerg Med. 1992; 10(5): 421−5.

[10] Kochhar R, Ray JD, Sriram PV, Kumar S, Singh K. Intralesional steroids augment the effects of endoscopic dilation in corrosive esophageal strictures. Gastrointest Endosc. 1999; 49(4 Pt1): 509−13.

[11] Kochhar R, Poornachandra KS. Intralesional steroid injection therapy in the management of resistant gastrointestinal strictures. World J Gastrointest Endosc. 2010; 2(2): 61−8.

[12] El-Asmar KM, Hassan MA, Abdelkader HM, Hamza AF. Topical mitomycin C can effectively alleviate dysphagia in children with long-segment caustic esophageal strictures. Dis Esophagus. 2015; 28(5): 422−7.

[13] Usta M, Erkan T, Cokugras FC, Urganci N, Onal Z, Gulcan M, et al. High doses of methylprednisolone in the management of caustic esophageal burns. Pediatrics. 2014; 133(6): E1518−24.

[14] Bautista A, Varela R, Villanueva A, Estevez E, Tojo R, Cadranel S. Effects of prednisolone and dexamethasone in children with alkali burns of the oesophagus. Eur J Pediatr Surg. 1996; 6(4): 198−203.

[15] Anderson KD, Rouse TM, Randolph JG. A controlled trial of corticosteroids in children with corrosive injury of the esophagus. N Engl J Med. 1990; 323(10): 637−40.

[16] Fulton JA, Hoffman RS. Steroids in second degree caustic burns of the esophagus: a systematic pooled analysis of fifty years of human data: 1956−2006. Clin Toxicol (Phila). 2007; 45(4): 402−8.

[17] Kluger Y, Ishay OB, Sartelli M, Katz A, Ansaloni L, Gomez CA, et al. Caustic ingestion management: world society of emergency surgery preliminary survey of expert opinion. World J Emerg Surg. 2015; 10: 48.

[18] Lewis I. The surgical treatment of carcinoma of the esophagus with special reference to a new operation for growths of the middle third. Br J Surg. 1946; 34: 18−31.

[19] Pennathur A, Awais O, Luketich JD. Technique of minimally invasive Ivor Lewis esophagectomy. Ann Thorac Surg. 2010; 89(6): S2159−62.

[20] Broussard B, Evans J, Wei B, Cerfolio R. Robotic esophagectomy. J Vis Surg. 2016; 2: 139.

[21] Mikulicz. Archiv für klinische Chirurgie. 1888; xxxvii: 79.

[22] Fuchs HF, Broderick RC, Harnsberger CR, Divo FA, Coker AM, Jacobsen GR, Sandler BJ, Bouvet M, Horgan S. Intraoperative endoscopic Botox injection during total esophagectomy prevents the need for pyloromyotomy or dilatation. J Laparoendosc Adv Surg Tech A. 2016; 26(6): 433−8.

[23] Witzel O. Zur Technik der Magenfistelanlegung. Zentralbl Chir. 1891; 18: 601−4.

[24] McKeown KC. Total three-stage oesophagectomy for cancer of the oesophagus. Br J Surg.1976; 63−4: 259−62.

[25] Luketich JD, Alvelo-Rivera M, Buenaventura PO, Christie NA, McCaughan JS, Litle VR, et al. Minimally invasive esophagectomy: outcomes in 222 patients. Ann Surg. 2003; 238(4): 486−94; discussion 94−5.

[26] Turner GG. Excision of thoracic esophagus for carcinoma with construction of extrathoracic gullet. Lancet. 1933; 2: 1315−6.

[27] Orringer MB, Sloan H. Esophagectomy without thoracotomy. J Thorac Cardiovasc Surg.1978; 76: 643−54.

[28] Orringer MB. Transhiatal esophagectomy: how I teach it. Ann Thorac Surg.2016; 102(5): 1432−7.

[29] Kim SH, et al. Esophageal resection: indications, techniques, and radiologic assessment. Radiographics. 2001; 21(5): 1119−37.

第21章

食管穿孔的内镜治疗
Endoscopic Management of Esophageal Perforations

Naomi Berezin

王知非　毛金磊　译

引言

在过去的 10 年里，食管穿孔的治疗模式发生了转变。以前根据不同的标准采取保守或积极的手术治疗穿孔，现在内镜治疗和广泛引流已成为治疗的主要手段，这大大减少了患者的发病率和死亡率。然而，尽管治疗方法发生了转变，食管穿孔仍然是一种高病死率和致命性的疾病。接下来的内容将讨论食管穿孔的病因、表现、检查、治疗和预后。

病因

食管穿孔的发生率总体上不明确。相关文献报道差异很大，由于这种情况相对罕见，大多基于单中心研究或独立人群进行估计。例如，在加拿大，食管穿孔发病率约为每年 3.1/100 万[1]。随着上消化道内镜检查数量的增加，这一数字每年都在上升[2]。

医源性损伤是全球食管穿孔的主要原因，最常发生在内镜检查中，占所有穿孔的 60%[3]。总体而言，上消化道内镜检查有 0.033% 的穿孔风险，治疗性内镜检查比诊断性内镜检查更容易导致穿孔[4]。其他医源性原因，如上消化道手术中的损伤或腹部、胸部、颈部和脊柱的非食管相关手术，以及其他器械（如鼻胃管放置）也已被描述可能造成食管穿孔。

摄入的异物，如鱼骨或禽骨，占颈部食管穿孔的 80%[5]。

穿透伤是另一个常见的食管穿孔原因，最常见的原因是刺伤（15%～20%）或枪击（70%～80%）[6]。

Boerhaave 综合征是自发性穿孔最常见的原因，是食管破裂的第二大原因，占穿孔的 8%～56%[3]。自发性穿孔的其他病因与各种医疗诊断和治疗有关，包括贲门失弛缓症、感染、炎症和自身免疫性疾病、放射和药物治疗。恶性肿瘤约占穿孔的 1%[5]。

最后，在儿童中，腐蚀性物质的摄入是穿孔的主要原因，而这种损伤几乎总是意外事故[7]。

N. Berezin (✉)
General Surgery, Montefiore Medical Center/Albert Einstein College of Medicine, Bronx, NY, USA

© Springer Nature Switzerland AG 2021
N. Zundel et al. (eds.), *Benign Esophageal Disease*,
https://doi.org/10.1007/978-3-030-51489-1_21

相反，在成人中，腐蚀性摄入相对较少，更多地被认为是自杀未遂中故意摄入的结果[8]。家用清洁剂是最常见的罪魁祸首，占病例的 80%，碱性溶液比酸性溶液更容易导致穿孔[9]。

位置

无论是治疗方法还是结果，食管穿孔的位置都是最重要的。根据食管与解剖分区的关系，食管分为三个区域：颈段食管、胸段食管和腹段食管。胸段食管穿孔占总数的 72.6%，其次是颈部，占 15.2%，最后是腹部，占 12.5%[10]。器械造成的穿孔最有可能发生在胸部（45%），而自发性穿孔和手术穿孔更常见于腹部（分别为 60% 和 75%），外伤和异物穿孔主要发生在颈部（分别为 80% 和 85%）[5]。

体征和症状

出现的体征和症状取决于食管穿孔的位置和时间。通常情况下，食管穿孔患者会讲述一个诱因。颈部穿孔的患者会出现颈部疼痛、上消化道症状或皮下气肿[10]。

大体上，胸段食管穿孔的患者会出现胸痛，这是胸膜源性的，并辐射到背部或肩部[10]。尤其是 Boerhaave 综合征的患者，可能会出现 Mackler 三联征：先是呕吐，然后是胸痛，最后是皮下气肿，尽管这种情况的发生率只有 14%[11]。

最后，腹段食管穿孔的患者会出现腹痛，典型的是上腹痛或明显的腹膜炎[12]。由于该病的自然病程进展迅速，迟发表现（> 24 小时）通常是非特异性的，可陆续表现为肺炎、脓毒症、多器官功能障碍和休克[13, 14]。

诊断

高度怀疑因素对食管穿孔的诊断至关重要。仔细的病史询问和体检通常会发现一些诱发性事件，如最近的内镜检查、呕吐、骨摄入、窒息或外伤，或体检结果如皮下气肿或腹膜炎[15]。实验室检查可能显示白细胞增多，核左移与感染过程一致。胸部 X 线可能显示纵隔气肿、肺炎或气胸。在胸部穿孔中，90% 的患者常规肺部 X 线检查是异常的，尽管这些通常是非特异性的[3]。

更具体地说，有三种成像方式通常用于明确诊断食管穿孔。CT 是首选的初始诊断测试，因为它快速且在任何医院都容易进行。CT 可提示穿孔的位置，如颈部、胸部或腹部邻近食管的腔外气体、纵隔或气胸，或胸膜腔、纵隔积液。服用口服造影剂后，灵敏度可提高到 92%～100%[16]。在怀疑穿孔的情况下，造影剂应是水溶性的，因为钡剂可以引起不可逆转的纵隔炎 / 纤维化。此外，CT 有助于排除其他混淆的诊断。

荧光透视或经口食管造影同样可以显示口服造影剂的外渗，但在较小的中心很难进行检查。虽然一些研究主张透视检查优于 CT 检查，但另一些研究表明口服造影剂后增强 CT 检查要优越得多，透视检查对颈部穿孔的灵敏度仅为 50%，对胸部穿孔的敏感度为 75%～80%[5, 17]。

最后，内镜检查是一种很好的方式，因为它既可以进行诊断，也可以进行治疗。内镜检查可以直接观察到缺损，并能够进行特征性描述和治疗计划的制订，以解决急性症状和任何潜在问题[18]。

治疗和结果

食管穿孔的早期诊断和治疗是降低并发症和死亡率的关键。食管穿孔的总死亡率约为 11.9%。然而，对于需要手术干预的患者，死亡率仍为 20%[3, 19]。不过，24 小时内的诊断和治疗可将死亡率降低高达 50%[20, 21]。

颈部穿孔的总死亡率为 5.9%，胸部穿孔为 10.9%，腹内穿孔为 13.2%。异物继发食管穿孔死亡率为 2.1%，医源性穿孔死亡率为 13.2%，自发性穿孔死亡率为 14.8%[19]。

首先也是最重要的是，支持治疗、禁食禁饮和广谱抗生素使用应在诊断时开始。抗生素应覆盖上消化道（GI）菌群，包括革兰阳性菌、革兰阴性菌和真菌，并应根据培养结果缩小范围[13]。干预应尽早地进行，以缩短持续污染的范围，并应侧重于污染源控制，在可能的情况下闭合或覆盖缺损，在有指征的情况下对相应的缺损口进行引流[20, 21]。内镜检查或手术时发现的穿孔应立即治疗。客观地说，及时的诊断和治疗较轻穿孔患者疗效最好[22]。

在干预时，应考虑肠内营养，因为许多患者需要较长一段时间内禁食、禁饮[22]。

恶性疾病引起穿孔的治疗需要特别考虑，本章不再讨论。

内镜检查和外科手术

没有比上消化道内镜更好的可以同时诊断和治疗的方法了。外科手术的侵袭性要大得多，需要颈部切开、开胸手术、腹腔镜手术或可能的开腹手术。因此，如果选择适当的患者，内镜检查应该被认为是首选的初步干预措施[18]。在过去的 10 年里，非手术治疗的食管穿孔患者的数量急剧上升，以至于现在使用手术干预的病例不到全部病例的一半，而且这个数字每年都在持续下降[10]。如果急诊或由于非手术或内镜治疗失败，需要考虑手术干预，食管修复术的一般原则是适用的。无论位置如何，这些措施包括暴露、清创不能存活的组织、分两层关闭缺损、使用垫片和置管引流[6]。

手术方法和技术将在下一章中讨论。

内镜技术

食管穿孔的内镜治疗是一个不断发展的领域，根据专家的内镜熟练度和舒适度，不同中心的技术也不同。这些损伤只能在有内镜专家及熟悉食管穿孔处理和手术修复的胸外科或消化外科医师的大手术量专科中心处理。在缺乏这些资源的中心，应该尽快稳定和转移患者。虽然内镜检查是一种很好的单独治疗方法，但当发现食管穿孔时，通常必须立即假设存在严重污染的情况，联合引流操作以实现准确的污染源控制。内镜治疗成功的预测指标是较小的缺损和较短的诊断和治疗时间[23, 24]。

夹子

在穿孔周围炎症较小的情况下，内镜下夹子置入是处理此类小穿孔的一种很好的方法。有两种夹子被应用在这一治疗方法中。小夹子可以通过内镜的工作孔道实施，而类似捕熊器的超范围夹子（OTSC®）系统（德国图宾根的 Ovesco 内镜股份公司）提供更大的夹子，限制更少。后一种夹子适用于长达 30 mm 的病变，并对闭合处施加的力量更大[25]。与通过镜下释放的普通夹子相比，OTSC 系统的手术干预率更低[26]。使用内镜夹子除了故障和失败，几乎没有什么特别的并发症。

总体而言，夹子成功封闭了 56%～100% 的穿孔，不需要任何手术干预或重复进行内镜检查[18]。此外，当夹子被用作一线治疗时，其成功率比在另一种治疗失败后再应用此种治疗方式的成功率更高[27]。其限制因素包括穿孔的大小和周围组织的情况。根据这些因素，关闭慢性穿孔和窦道失败的风险更大[28]。使用内镜夹子成功闭合的平均病损大小为 8 mm，大于 13 mm 的缺损失败率显著增加[29, 30]。

支架

内镜支架已经成为治疗太大或太久的穿孔而不适合内镜夹闭的食管穿孔的主要方法。支架适用于几乎所有类型的食管损伤，但成功率因损伤的大小和位置不同而不同。总的来说，内镜支架置入术的技术成功率为 91%，临床成功率为 81%。塑料支架的支架移位率明显高于金属支架，分别为 27% 和 11%，而金属支架更容易引起术后狭窄。由于支架移位的不同，使用塑料支架的患者需要更多的再干预[31]。裸露的金属支架容易黏膜长入，因此非常适合永久放置，如对于恶性肿瘤患者。覆膜支架是可回收的，因此应该优先使用自膨胀型覆膜金属支架。

有四个因素预测支架失败的可能性：颈段近端食管损伤、胃食管连接处的损伤、损伤长度大于 6 cm，以及与远端管状胃相关的吻合口瘘[32]。

尽管最初在技术上取得了成功，但由于持续

的渗漏，一些患者在支架取出后仍需要手术。几项研究表明，自膨胀式金属支架的成功率从 77% 到 100% 不等。支架失败要么必须长期重复支架置入，要么需要手术[33, 34]。

不足为奇的是，支架移位是最常见的并发症，占 8.8%～40%，其他并发症包括组织增生、糜烂 / 溃疡、出血、吸入、穿孔、瘘和反流相对较少[35, 36]。与开放修补术相比，支架置入术的并发症发生率为 4%，而不是 43%。住院时间、需要禁食时间和费用也显著降低[32]。

腔内负压治疗

鉴于食管穿孔非手术治疗结果的改善，新技术即将问世，即使是那些原本不符合内镜治疗标准的患者，也有可能避免手术的需要。其中一种治疗方法是腔内真空治疗，它利用一块真空海绵，通过内镜将其放入穿孔腔内。Endo-Sponge® 尚未被 FDA 批准用于食管穿孔，有关其有效性的研究仍在进行中。目前，它仅被批准用于治疗直肠吻合口瘘。

参考文献

[1] Bhatia P, et al. Current concepts in the management of esophageal perforations: a twenty-seven year Canadian experience. Ann Thorac Surg. 2011; 92(1): 209−15.

[2] Peery AF, et al. Burden of gastrointestinal disease in the United States: 2012 update. Gastroenterology. 2012; 143(5): 1179−1187. e3.

[3] Chirica M, et al. Esophageal perforations. J Visc Surg. 2010; 147(3): e117−28.

[4] Merchea A, et al. Esophagogastroduodenoscopy-associated gastrointestinal perforations: a single-center experience. Surgery. 2010; 148(4): 876−82.

[5] Brinster CJ, et al. Evolving options in the management of esophageal perforation. Ann Thorac Surg. 2004; 77(4): 1475−83.

[6] Sudarshan M, Cassivi SD. Management of traumatic esophageal injuries. J Thorac Dis. 2019; 11(Suppl 2): S172.

[7] Betalli P, et al. Update on management of caustic and foreign body ingestion in children. Diagn Ther Endosc. 2009; 2009: 969868.

[8] Cheng H-T, et al. Caustic ingestion in adults: the role of endoscopic classification in predicting outcome. BMC Gastroenterol. 2008; 8(1): 31.

[9] Chirica M, et al. Caustic ingestion. Lancet. 2017; 389(10083): 2041−52.

[10] Sdralis EIK, et al. Epidemiology, diagnosis, and management of esophageal perforations: sys-tematic review. Dis Esophagus. 2017; 30(8): 1−6.

[11] Mackler SA. Spontaneous rupture of the esophagus; an experimental and clinical study. Surg Gynecol Obstet. 1952; 95(3): 345−56.

[12] Aronberg RM, et al. Esophageal perforation caused by edible foreign bodies: a systematic review of the literature. Laryngoscope. 2015; 125(2): 371−8.

[13] Shaker H, et al. The influence of the "golden 24-h rule" on the prognosis of oesophageal per-foration in the modern era. Eur J Cardiothorac Surg. 2010; 38(2): 216−22.

[14] Søreide JA, Viste A. Esophageal perforation: diagnostic work-up and clinical decision-making in the first 24 hours. Scand J Trauma Resusc Emerg Med. 2011; 19(1): 66.

[15] Herrera A, Freeman RK. The evolution and current utility of esophageal stent placement for the treatment of acute esophageal perforation. Thorac Surg Clin. 2016; 26(3): 305−14.

[16] di Castelguidone EdL, et al. Esophageal injuries: spectrum of multidetector row CT findings. Eur J Radiol. 2006; 59(3): 344−8.

[17] Makhani M, et al. Pathogenesis and outcomes of traumatic injuries of the esophagus. Dis Esophagus. 2014; 27(7): 630−6.

[18] Watkins JR, Farivar AS. Endoluminal therapies for esophageal perforations and leaks. Thorac Surg Clin. 2018; 28(4): 541−54.

[19] Biancari F, et al. Current treatment and outcome of esophageal perforations in adults: system-atic review and meta-analysis of 75 studies. World J Surg. 2013; 37(5): 1051−9.

[20] Onat S, et al. Factors affecting the outcome of surgically treated non-iatrogenic traumatic cervical esophageal perforation: 28 years experience at a single center. J Cardiothorac Surg. 2010; 5(1): 46.

[21] V allbohmer D, et al. Options in the management of esophageal perforation: analysis over a 12-year period. Dis Esophagus. 2010; 23(3): 185−90.

[22] Madanick RD. Medical management of iatrogenic esophageal perforations. Curr Treat Options Gastroenterol. 2008; 11(1): 54−63.

[23] van Halsema EE, et al. Stent placement for benign esophageal leaks, perforations, and fistulae: a clinical prediction rule for successful leakage control. Endoscopy. 2018; 50(2): 98−108.

[24] El H II, et al. Treatment of esophageal leaks, fistulae, and perforations with temporary stents: evaluation of efficacy, adverse events, and factors associated with successful outcomes. Gastrointest Endosc. 2014; 79(4): 589−98.

[25] Gubler C, Bauerfeind P. Endoscopic closure of iatrogenic gastrointestinal tract perforations with the over-the-scope clip. Digestion. 2012; 85(4): 302−7.

[26] Khater S, et al. Over-the-scope clip (OTSC) reduces surgery rate in the management of iatro-genic gastrointestinal perforations. Endosc Int Open. 2017; 5(5): E389−94.

[27] Haito-Chavez Y, et al. International multicenter experience with an over-the-scope clip-ping device for endoscopic management of GI defects (with video). Gastrointest Endosc. 2014; 80(4): 610−22.

[28] Disibeyaz S, et al. Endoscopic closure of gastrointestinal defects with an over-the-scope clip device. A case series and review of the literature. Clin Res Hepatol Gastroenterol.

2012; 36(6): 614−21.

[29] Sulz MC, et al. Multipurpose use of the over-the-scope-clip system（"Bear claw"）in the gastrointestinal tract: Swiss experience in a tertiary center. World J Gastroenterol. 2014; 20(43): 16287−92.

[30] Hagel AF, et al. Over-the-scope clip application yields a high rate of closure in gastrointestinal perforations and may reduce emergency surgery. J Gastrointest Surg. 2012; 16(11): 2132−8.

[31] Dasari BV, et al. The role of esophageal stents in the management of esophageal anastomotic leaks and benign esophageal perforations. Ann Surg. 2014; 259(5): 852−60.

[32] Freeman RK, et al. Analysis of unsuccessful esophageal stent placements for esophageal per-foration, fistula, or anastomotic leak. Ann Thorac Surg. 2012; 94(3): 959−64;

discussion 964−5.

[33] Johnsson E, Lundell L, Liedman B. Sealing of esophageal perforation or ruptures with expand-able metallic stents: a prospective controlled study on treatment efficacy and limitations. Dis Esophagus. 2005; 18(4): 262−6.

[34] Fischer A, et al. Nonoperative treatment of 15 benign esophageal perforations with self-expandable covered metal stents. Ann Thorac Surg. 2006; 81(2): 467−72.

[35] Speer E, et al. Covered stents in cervical anastomoses following esophagectomy. Surg Endosc. 2016; 30(8): 3297−303.

[36] Turkyilmaz A, et al. Complications of metallic stent placement in malignant esophageal stric-ture and their management. Surg Laparosc Endosc Percutan Tech. 2010; 20(1): 10−5.

第22章

食管穿孔的外科治疗
Surgical Treatment of Esophageal Perforation

Thomas C. Tsai, Christopher R. Morse, and David W. Rattner

孙益峰　何毅　译

引言

　　食管穿孔是一种罕见但潜在高致死性的事件。其治疗关键在于快速诊断和处理。延误诊断和治疗通常会导致高并发症和死亡率的纵隔感染。食管穿孔的治疗应根据穿孔位置、穿孔时间、穿孔破口大小和脓毒症程度进行个体化选择治疗方案。食管切除术最常见的并发症是颈部或胸内吻合口瘘，这一章将聚焦在食管破裂穿孔而不是吻合口瘘。尽管最近内镜技术的进步，如内镜夹、支架和负吸海绵等拓宽了治疗的选择方式，但手术修复仍然是治疗良性食管穿孔的重要手段。

病因

　　食管有三个解剖狭窄区域：环咽肌（距门齿14～16 cm）、主动脉气管分叉水平狭窄（距门齿22～24 cm）和胃食管交界处狭窄（距门齿40～45 cm）。

　　虽然穿孔可以发生在食管的任何部位，但大多数医源性损伤都与这三个解剖狭窄有关。在食管胃十二指肠镜检查（EGD）中，穿孔与Killian三角有关，Killian三角是由环咽肌下方和下缩肌上方相邻的后间隙。这个区域是食管上括约肌的区域，在内镜检查中，内镜通过该区域时用力过猛会导致食管破裂穿孔。

　　医源性原因包括那些发生在常规上消化道内镜检查及治疗过程中造成的损伤。上消化道内镜检查导致穿孔发生率为1/11 000～1/2 500[1, 2]。其他导致穿孔增加的风险因素为Zenker憩室、食管狭窄和恶性肿瘤。治疗期间的穿孔通常与良性狭窄的扩张有关。使用Maloney扩张器扩张复杂的狭窄性瘢痕，穿孔率为2%～10%[3]。随着

T. C. Tsai・D. W. Rattner (⊠)
Division of General and Gastrointestinal Surgery, Massachusetts General Hospital,
Boston, MA, USA
e-mail: drattner@mgh.harvard.edu

C. R. Morse
Division of Thoracic Surgery, Department of Surgery, Massachusetts General Hospital,
Boston, MA, USA

© Springer Nature Switzerland AG 2021
N. Zundel et al. (eds.), *Benign Esophageal Disease*,
https://doi.org/10.1007/978-3-030-51489-1_22

内镜下黏膜切除术应用于 Barrett 食管及内镜下黏膜下剥离术（ESD）应用的增加，食管穿孔的发生率也有所增加，即使在拥有大手术量的专科中心[4]，食管穿孔的发生率也约为 2%。食管附近的手术，如颈椎手术、肺和纵隔肿物切除、抗反流手术、贲门失弛缓症的食管胃肌层切开术等，都有食管穿孔风险。良性食管穿孔的典型非医源性原因是食管自发性破裂（Boerhaave 综合征）。Boerhaave 综合征可视为食管压力升高而导致食管穿孔损伤的一种形式。其他少见的非医源性原因包括食管异物导致的钝性和穿透性创伤。

诊断

对于临床上出现以下症状，应高度怀疑食管穿孔。典型表现为与颈部、胸部或上腹部食管穿孔的解剖位置相关的疼痛、发热、心动过速等是穿孔的早期征象。颈部穿孔较少进展为脓毒症，但胸内和腹内食管穿孔，如果不早期干预，当诊断和治疗延迟超过 24 小时后，可迅速发展为脓毒症，使用水溶性造影剂行上消化道造影即可诊断。如果没有看到穿孔，可进一步使用稀钡上消化道造影。静脉或口服造影剂食管断层扫描（CT）已经成为目前的主要诊断方法（图 22.1）。及时的上消化道内镜检查也可以帮助诊断。在手术治疗的情况下，可以在术中进行内镜检查，以帮助穿孔部位的定位和治疗。

手术处理原则

食管穿孔的外科治疗主要是及时诊断、稳定病情、静脉注射抗生素，以及决定是否行手术。回顾性研究表明，诊断延迟大于 24 小时，总死亡率从 14% 增加到 27%（表 22.1）[5]。初始管理包括使患者禁食；应用广谱抗生素，如哌拉西林 / 他唑巴坦（3.375 g/6 h）；抗真菌药物覆盖（如每日福康唑 400 mg）；如果患者出现血流动力学不稳定或早期脓毒症需转移到重症监护室。

在大多数情况下，一旦确诊，建议立即选择食管修补。因为穿孔周围的组织因炎性水肿会

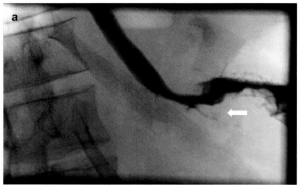
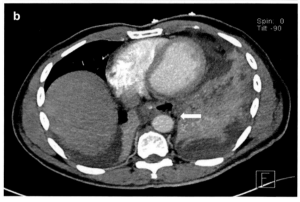

图 22.1　钡剂造影提示胸段食管穿孔。62 岁男性患者，有酗酒病史，因急性食管穿孔收治到我院，伴有 Boerhaave 综合征。a. 吞钡显示造影剂呈线性渗出（箭头所指）；b. CT 显示左侧胸腔积液、纵隔积液、纵隔食管腔外积气（箭头）。此患者行食管支架加胸腔引流

表 22.1　食管穿孔死亡率相关的预后变量

预后变量	死亡率（%）
病因（$n=431$）	
自发性	36
医源性	19
创伤性	7
解剖部位（$n=397$）	
颈段	6
胸段	27
腹段	21
诊断时间（$n=396$）	
< 24 小时	14
> 24 小时	27

迅速变得脆弱，组织形态改变；穿孔后，接受手术治疗的时间间隔越长，成功找到可用组织的机会就越小，所以及时手术是最重要的。一期修复的原则包括对失活组织进行清创；纵向切开食管肌层，充分暴露食管损伤黏膜，一般采取两层缝合法：黏膜层可吸收缝线间断缝合与肌层采用不可吸收缝线间断缝合；用带蒂的组织或脂肪（通常是肋间肌）覆盖或包裹修补处。特殊情况包括可以仅靠引流处理的颈段食管穿孔，和过大的无法对合的穿孔。如果出现较大的食管穿孔，纵隔受到严重污染，可能需要通过颈部食管造口术和胃造瘘引流来控制脓毒症。如果患者在疾病的这一阶段存活下来，就可以进行上消化道重建。如果同期行食管切除并重建消化道，其术后并发症的发生率高达 68%，因此这个过程是不建议的。

颈段食管穿孔

　　考虑到穿孔位置较表浅，这段食管穿孔的最佳处理方法是食管后间隙的开放引流。除外胃镜或影像学检查确定的右颈部穿孔的患者，通常在左颈部沿着胸锁乳突肌（SCM）前缘做切口。通过向外侧牵拉 SCM 和颈动脉鞘，切断甲状腺中静脉和肩胛舌骨肌游离颈段食管；暴露出食管

的各个侧面。如果穿孔清晰可见，则可初步修复，但鉴于颈段食管损伤在充分引流、补充营养和抗生素应用的情况下会自行愈合的倾向，不需要进行广泛的剥离来确定黏膜撕裂。引流既可以采用食管后间隙的烟卷引流管，也可以采用负压球引流。软组织可以覆盖引流管，但在严重污染的情况下，伤口可以保持开放，用湿-干敷料填充，最终转化为负压伤口治疗（真空辅助闭合）。

胸段食管穿孔

　　胸段食管穿孔位置的确定对于手术计划至关重要。在以下两种情况下可以考虑保守治疗：① 穿孔局限包裹无脓毒症征象；② 黏膜和肌层之间的壁内穿孔[7]。对于大多数胸段食管穿孔，一致认为早期手术干预可获得最佳的临床效果。食管中段穿孔首选经第六或第七肋间隙右侧开胸，食管远端穿孔首选经第八肋间左开胸。然而，应该根据穿孔的侧偏性以及与胸腔入口或膈肌的距离的远近进行调整。在开胸术中应注意保存肋间肌，作为肌瓣的备选方案。一旦确诊穿孔，切开纵行和环形肌纵向延长缺损，以确保充分显示黏膜缺损（图 22.2）。清除失活组织。然后用可吸收缝合线（如 4-0 Vicryl）间断缝合黏膜。第二层闭合可通过不可吸收缝合线（如 3-0

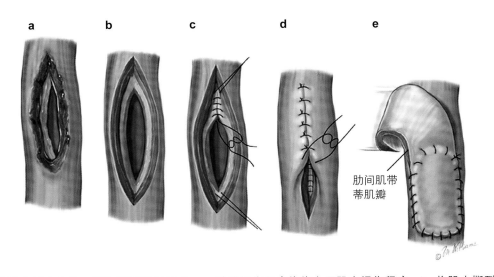

肋间肌带蒂肌瓣

图 22.2　胸段食管穿孔的一期加强型修复技术。a. 黏膜损伤程度往往大于肌肉损伤程度；b. 将肌肉撕裂口延长，充分暴露黏膜损伤，并将两者边缘清创到健康组织；c. 黏膜用 4-0 可吸收缝线缝合；d. 第二层间断缝合封闭肌肉；e. 在修复部位周围缝合带蒂肋间肌，以加强一期修复切口（经许可转载[7]。版权所有，McGraw-Hill Education）

丝线）间断关闭肌层。穿孔关闭后患者病情将平稳。

由良好血供的带蒂肌瓣包裹在食管修复过程中是非常重要的。最常见的是使用肋间肌肌瓣。用不可吸收缝合线间断缝合肋间肌肌瓣固定并覆盖缺损。虽然胸膜也可以使用，但胸膜太薄或太脆而不能作为有效的肌瓣，而且胸膜不如肋间肌血供丰富。其他替代性的组织包括网膜、心包脂肪或穿孔处远端的胃壁。对于 > 24 小时后出现的晚期穿孔，另一种策略是使用 T 管插入穿孔，同时进行手术引流和胸膜剥除[8, 9]。可以使用 16F 胆道 T 管同时行经皮内镜胃造瘘管[9]。T 管穿过胸壁，用肋间肌包裹，形成一个可控的瘘管。在穿孔后 4～6 周，T 管可以在慢慢退出。然而，随着内镜支架的出现，晚期胸段食管穿孔的 T 管置入术在很大程度上已经不再受欢迎。

腹段食管穿孔

如果有足够的微创肠道手术经验，腹内食管穿孔可以通过腹腔镜进行处理。肝胃韧带打开暴露裂孔右侧面。胃短血管沿胃底向上离断。然后通过打开膈食管韧带完全暴露胃食管交界处。然后进行纵隔游离腹段食管。与胸部食管穿孔相似，食管破裂处肌肉先行清创。纵行肌肉切开术以充分暴露穿孔的黏膜。黏膜修复采用 4-0 Vicryl，肌层修复采用 3-0 丝线。根据穿孔的位置，可以采用 Dor 前向胃底折叠或后向部分胃底折叠来加固修复。然后放置负压球引流。对于贲门失弛缓症患者，必须使食管下括约肌完全切断，通常是通过穿孔对侧食管进行肌切开术。如果食管排空有任何阻力，食管修复将失败。

术后处理

患者保持禁食 5～7 天。然后进行上消化道透视系列检查，以评估是否存在渗漏或梗阻。抗生素通常持续 1 周。对于胸部和腹部食管穿孔，术中可放置鼻胃管。根据穿孔程度、污染程度和患者术前营养状况，我们选择性放置空肠造瘘管进行肠内营养。在早期修补小穿孔的情况下，空肠造瘘术通常是不必要的。针对上消化道系穿孔

的问题，我们从术后 1 天开始进食清流质，第一周内完全过渡到液体饮食，然后是软性饮食。术后 3 周恢复正常饮食。

手术修复之外的治疗

即使早期诊断和治疗，开放性手术修复食管仍伴有显著的发病率和死亡率。虽然本章的重点是食管穿孔的外科修复，但最近随着内镜的发展，在内镜下的治疗方法已经从根本上改变了食管穿孔的治疗模式。在适当的情况下，支架植入术是主要的治疗方式。在回顾性研究中，多达 89% 的患者使用食管支架成功地隔离食管穿孔达到治疗的目的[10, 11]。然而，支架植入后通常需反复调整支架位置。在没有狭窄的情况下，支架位置很难维持住。因此，即使成功放置支架，也需要同时通过开胸对胸腔进行清创，去除坏死组织，或行胸膜切除，这就抵消了单靠支架治疗方法带来的益处[12]。支架安装的禁忌证包括颈部食管穿孔、胃食管交界处穿孔且穿孔大于 6 cm[13]。总的来说，对于合适的患者来说，支架置入治疗食管穿孔可以降低成本，缩短住院时间（缩短 5 天的住院时间并能够进行早期的口服营养）[14]。

随着经口内镜下肌切开术（POEM）治疗贲门失弛缓症和复杂的 ESD 的普及，内镜下钛夹已成为一种替代的内镜操作来关闭壁缺黏膜损。内镜夹闭最适合于实时诊断的医源性损伤，且腔外污染最小。近年来，内镜下真空海绵治疗已被用于治疗早期和晚期食管穿孔。内镜下真空海绵治疗仍处于研究阶段，其闭合率通常低于支架置入或手术入路[15, 16]。它的优点是可以很好地控制纵隔脓毒症，并有助于脓肿腔的逐渐闭合。

结论

食管穿孔是一种高死亡率的疾病。虽然内镜干预已成为一种重要的治疗策略，但手术治疗仍然是食管良性穿孔患者的关键治疗选择。手术的主要原则包括：正确识别穿孔的解剖位置；对失活组织进行清创；食管穿孔的部位进行两层缝

合；用带蒂的组织瓣覆盖；充分的外科引流。食管穿孔获得最佳治疗结果的最重要的关键是及时

诊断和干预，以防止消化液外渗导致组织坏死进一步发展为纵隔炎。

参考文献

[1]　Sieg A, Hachmoeller-Eisenbach U, Eisenbach T. Prospective evaluation of complications in outpatient GI endoscopy: a survey among German gastroenterologists. Gastrointest Endosc. 2001; 53(6): 620−7.

[2]　Quine MA, Bell GD, McCloy RF, Matthews HR. Prospective audit of perforation rates following upper gastrointestinal endoscopy in two regions of England. Br J Surg. 1995; 82(4): 530−3.

[3]　Patterson DJ, Graham DY, Smith JL, Schwartz JT, Alpert E, Lanza FL, et al. Natural history of benign esophageal stricture treated by dilatation. Gastroenterology. 1983; 85(2): 346−50.

[4]　Sato H, Inoue H, Ikeda H, Grace RSE, Yoshida A, Onimaru M, et al. Clinical experience of esophageal perforation occurring with endoscopic submucosal dissection. Dis Esophagus. 2014; 27(7): 617−22. https://doi.org/10.1111/dote.12125.

[5]　Brinster CJ, Singhal S, Lee L, Marshall MB, Kaiser LR, Kucharczuk JC. Evolving options in the management of esophageal perforation. Ann Thorac Surg. 2004; 77(4): 1475−83. https://doi.org/10.1016/j.athoracsur.2003.08.037.

[6]　Barkley C, Orringer MB, Iannettoni MD, Yee J. Challenges in reversing esophageal discontinuity operations. Ann Thorac Surg. 2003; 76(4): 989−94; discussion 95.

[7]　Blasberg JD, Wright CD. Management of esophageal perforation. In: Sugarbaker DJ, Bueno R, Colson YL, Jaklitsch MT, Krasna MJ, Mentzer SJ, et al., editors. Adult chest surgery. 2nd ed. New York: McGraw-Hill Education; 2015.

[8]　Bufkin BL, Miller JI Jr, Mansour KA. Esophageal perforation: emphasis on management. Ann Thorac Surg. 1996; 61(5): 1447−51; discussion 51−2. https://doi.org/10.1016/0003-4975(96)00053-7.

[9]　Linden PA, Bueno R, Mentzer SJ, Zellos L, Lebenthal A, Colson YL, et al. Modfied T-tube repair of delayed esophageal perforation results in a low mortality rate similar to that seen with acute perforations. Ann Thorac Surg. 2007; 83(3): 1129−33. https://doi.org/10.1016/j.athoracsur.2006.11.012.

[10]　Freeman RK, Van Woerkom JM, Vyverberg A, Ascioti AJ. Esophageal stent placement for the treatment of spontaneous esophageal perforations. Ann Thorac Surg. 2009; 88(1): 194−8. https://doi.org/10.1016/j.athoracsur.2009.04.004.

[11]　D'Cunha J, Rueth NM, Groth SS, Maddaus MA, Andrade RS. Esophageal stents for anastomotic leaks and perforations. J Thorac Cardiovasc Surg. 2011; 142(1): 39−46 e1. https://doi.org/10.1016/j.jtcvs.2011.04.027.

[12]　Koivukangas V, Biancari F, Merilainen S, Ala-Kokko T, Saarnio J. Esophageal stenting for spontaneous esophageal perforation. J Trauma Acute Care Surg. 2012; 73(4): 1011−3. https://doi.org/10.1097/TA.0b013e318265d176.

[13]　Freeman RK, Ascioti AJ, Giannini T, Mahidhara RJ. Analysis of unsuccessful esophageal stent placements for esophageal perforation, fstula, or anastomotic leak. Ann Thorac Surg. 2012; 94(3): 959−64; discussion 64−5. https://doi.org/10.1016/j.athoracsur.2012.05.047.

[14]　Freeman RK, Herrera A, Ascioti AJ, Dake M, Mahidhara RS. A propensity-matched comparison of cost and outcomes after esophageal stent placement or primary surgical repair for iatrogenic esophageal perforation. J Thorac Cardiovasc Surg. 2015; 149(6): 1550−5. https://doi.org/10.1016/j.jtcvs.2015.01.066.

[15]　Kuehn F, Loske G, Schiffmann L, Gock M, Klar E. Endoscopic vacuum therapy for various defects of the upper gastrointestinal tract. Surg Endosc. 2017; 31(9): 3449−58. https://doi.org/10.1007/s00464-016-5404-x.

[16]　Heits N, Stapel L, Reichert B, Schafmayer C, Schniewind B, Becker T, et al. Endoscopic endoluminal vacuum therapy in esophageal perforation. Ann Thorac Surg. 2014; 97(3): 1029−35. https://doi.org/10.1016/j.athoracsur.2013.11.014.